현대 건강 백과 5

□ 뼈는 일생의 반려자, 강한 뼈로 활력을 되찾는다 □

골다공증 예방과 치료요법

황 종 찬 편저

太乙出版社

■ 머리말

40세 이후의 골다공증 대책

　여러분 주위의 직장동료나 이웃사람 중에서 골절을 당했다는 사람을 본 적은 없습니까?
　아직 젊은 여성인데 지하도 계단에서 넘어져서 팔뼈가 부러지거나 도로변의 하수구를 헛디디서 다리뼈가 부러져 버렸다는 얘기를 들은 적은 없습니까?
　골절이라는 것은 교통사고나 스포츠 등의 큰 충격으로 발생하는 사고라고 생각하고 있는 사람이 많으리라고 여겨진다.
　하지만 주위를 잘 둘러보면 노인이 아닌 젊은 사람들이 어쩌다가 골절되는 경우가 늘어나고 있는 것 같다. 신문지상을 통해서도 최근 골절되는 학생수가 많다는 기사를 종종 본다.
　그럼, 정말로 이렇게 요즘 젊은이들은 골절되기 쉬운 것일까.
　유감스럽게도 이 사실을 정확하게 증명할 만한 데이타는 없다.
　하지만 요 10년에서 20년 간을 뒤돌아봐도, 젊은이의 골절이 눈에 띄게 두드러지고 있는 것만은 확실하다. 그런 현상이 두드러지는 이유로 자동차 문화가 일반화된 사회현상과 보다

활동적인 라이프 스타일을 선택하는 사람이 늘어난 점, 학교나 회사 등에서 다쳤을 때에 보다 작은 골절까지 발견할 수 있게 된 점 등을 들 수 있다.

그뿐만은 아니다. 외국의 한 보건당국의 발표를 참고하자면 학생들 뼈의 칼슘량을 측정한 결과 6명 중의 1명은 노인과 다름없을 정도로 뼈에서 칼슘이 감소해 있었다고 한다.

다만, 젊은 사람의 경우 뼈의 칼슘량이 노인과 다름없을 정도라도 별로 골절되지 않는 까닭은 뼈의 강도를 유지하고 있는 칼슘 이외의 또 하나의 성분인 콜라겐이 튼튼하기 때문이라고 한다.

어린이나 젊은이의 뼈는 탄력성이 있어서 부러질 만큼 큰 힘이 가해져도 뼈가 휘기 때문에 골절까지는 안 된다.

그러나 노인이 되면 뼈의 콜라겐도 물러져서 뚝하고 부러지는 것이다.

따라서 젊은 여성들이 뼈의 칼슘량은 적지만, 골절되지 않으니까 괜찮다고 생각하는 것은 큰 오산이다. 나이가 들면서 뼈 속의 단백질인 콜라겐이 노화하고 게다가 칼슘량의 감소가 수반되면 차츰 뼈도 부러지기 쉬워지는 것이다.

따라서 뼈의 칼슘량이 적은 젊은 사람은 앞으로 골절되기 쉽다는 '골다공증 예비군'이라고도 불리우는데 이와 관련하여 재미있는 학계의 조사가 발표된 바 있다.

옛날 미국 인디언 여성의 뼈가 동굴 속에서 다량으로 발견되었는데, 그 뼈는 같은 나이 또래의 현대 여성의 뼈보다도 칼슘량이 많다는 사실이 밝혀졌다.

아무래도 현대의 젊은 사람, 특히 여성은 뼈의 칼슘량이 적고 더욱이 그 중 몇 퍼센트에 해당하는 사람은 비록 골절상 같은 것은 당하지 않았지만 뼈의 칼슘량이 노인과 비슷한 수준이라고 하는데 그렇다면 이렇게 된 원인은 어디에 있는가.

첫째는 육체노동의 종류나 그 양이 줄어들었기 때문이다. 옛날 여성은 어릴 때부터 아기 돌보기나 가사, 부업 등으로 육체에 부담스러운 일을 이것저것 해왔다.

하지만 요즘의 젊은 사람들은 고등학교나 대학을 졸업할 때까지 출·퇴근길이나 등·하교길에 시달리는 일, 학생가방 등을 드는 것 외에는 거의 육체에 부담을 주지 않고 있는 경우가 많기 때문이다.

평소에 일상적으로 주고 있는 육체의 부담과 뼈의 강도와의 관계를 비교한 조사가 있다.

조사 방법은 대상자들이 직업, 취미활동, 가사일, 각각에서 어느 정도 육체를 사용하고 있느냐에 대해서 각각 1점부터 6점까지 6단계로 채점하여 그 합계점과 그 사람들의 요골(腰骨)의 칼슘량을 비교한 것이다.

그것에 따르면 활동적인 생활을 하고 있는 사람들이 그렇지 않은 사람들보다 요골(腰骨)의 칼슘량이 많다는 사실이 증명되었다.

이 보고처럼 일상의 라이프 스타일이나 일의 내용이 조금만 달라도 뼈의 강도에 영향을 미치므로 육체를 사용할 일이 적은 요즘 젊은 사람들의 뼈의 칼슘량이 적어지는 것은 당연한 일이라고 생각된다.

둘째 이유는 식생활의 영향이라고 생각된다. 현대는 포식의 시대이기 때문에 편식만 하지 않으면 충분한 칼로리를 섭취할 수가 있다.

하지만 요즘 우리들의 평균적인 식사에서는 건강을 지키는 데 필요한 양의 칼슘섭취가 부족한 상태가 계속되고 있다. 이것은 우리들의 식습관이나 풍토가 칼슘을 섭취하는데 부적합하기 때문이다.

게다가 아침을 거르는 젊은 여성이 많고 또한 다이어트를 위해서 식사제한을 하는 사람도 많은 것 같다.

셋째 이유는, 햇빛을 받으며 바깥에서 일하는 사람의 비율이 줄어들고 있다는 것을 들 수 있다. 또한 술과 담배를 좋아하는 사람이 늘어나고 있는 점 등을 생각할 수가 있다.

각각에 대한 자세한 설명은 본문에서 집중적으로 다뤄지겠지만 뼈의 강도나 칼슘량에 관해서는 대강이나마 짐작하였으리라 여겨진다.

젊다고 해서, 혹은 지금까지 한 번도 골절된 적이 없다고 해서 안심하고 뼈 관리에 소홀하면 60세, 70세, 80세가 되어 크게 고생하게 되므로 부디, 건강할 때 자신을 돌보기 바란다.

지은이 씀.

❋ 차 례 ❋

□ 책 머리에/ 40세 이후의 골다공증 대책 ·················· 7

제1부 골다공증 징후와 진단

제1장 골다공증이란 어떤 병인가 ·················· 25
- 뼈는 어떤 역할을 하는가 ·················· 26
  - □ 뼈의 역할이란? ·················· 28
  - □ 약해지기 쉬운 등이나 허리의 뼈 ·················· 30
- 다양하게 나타나는 자각증상 ·················· 33
  - □ 등이 점점 둥글어진다 ·················· 34
  - □ 뒤만 돌아봐도 골절하는 경우가 있다 ·················· 36
  - □ 복근으로 허리에 가해지는 힘을 줄인다 ·················· 37
- 어떤 부위가 골절되기 쉬운가 ·················· 40
  - □ 손목 옆의 골절 ·················· 40
  - □ 어깨죽지의 골절 ·················· 42
  - □ 허벅지 부위의 골절 ·················· 42
  - □ 골다공증의 골절에는 공통점이 있다 ·················· 43
  - □ 뼈는 중앙보다 끝이 부러지기 쉽다 ·················· 43

제2장 골다공증은 이렇게 해서 발생한다 ·················· 47

- 뼈를 만드는 세포와 깎는 세포 ·· 48
  - □ 콜라겐은 뼈의 중요한 단백질 ·· 48
  - □ 뼈는 깎인 후 칼슘이 덧칠해진다 ···································· 49
  - □ 인간에게 필요한 뼈의 분량은? ······································ 51
  - □ 뼈는 밤에 깎인다 ··· 52
- 골다공증의 6가지 원인 ··· 55
  - □ 나이를 먹으면서 뼈를 깎는 작용이 심해진다 ················· 55
  - □ 중요한 여성 호르몬의 작용 ·· 56
  - □ 혈액 속의 칼슘량을 늘리기 위해서는 ····························· 57
  - □ 피할 수 없는 체질도 있다 ··· 58
  - □ 원인은 중복되는 경우가 많다 ·· 59
  - □ 다른 병이 원인이 되어 일어나는 경우도 있다 ··············· 61

제3장 뼈를 강화시키는 여성 호르몬 ········· 63

- 여성 호르몬이 뼈에 작용하는 구조 ····································· 64
  - □ 왜 50대 이후의 여성에게 잘 걸리는가 ··························· 64
  - □ 폐경 후에 뼈는 급속도로 약해진다 ································ 66
  - □ 뼈가 약한 사람에게 일어나는 '칼슘 파라독스' ··············· 68
  - □ 뼈가 지나치게 많이 깎이는 것을 막는 여성호르몬 ········ 70
  - □ 여성 호르몬과 비타민 D의 관계 ···································· 70
  - □ 뼈를 강화하는 작용 ··· 72
- 여성 호르몬이 분비되지 않을 때 ·· 74
  - □ 난소를 수술로 적출했을 경우 ·· 74
  - □ 난소의 기능이 좋지 않은 경우 ······································ 75
  - □ 스트레스는 어째서 좋지 않을까 ····································· 75

□ 여자 마라토너는 뼈가 약하다? ·· 77
□ 뚱뚱한 여성은 골다공증에 잘 안 걸린다 ························ 78

제4장 뼈의 두 가지 역할 ·· 81

- **강한 뼈를 위해 필요한 칼슘량** ·· 82
  □ 칼슘의 본래 모습이란 ·· 82
  □ 혈액 중의 칼슘 농도는 항상 일정 ································ 83
  □ 대소변으로 버려지는 칼슘 ·· 85
  □ 최대 골량(骨量)이란? ·· 86
  □ 여성의 최대 골량(骨量)은 700~800그램 ····················· 88
  □ 골량(骨量)이 500그램 이하인 경우는 요주의 ············· 90
  □ 칼슘의 상실이 빠른 사람 ··· 91

- **칼슘은 생명을 태우는 불꽃** ·· 94
  □ 세포를 움직이는 칼슘 ··· 94
  □ 칼슘이 세포막의 구멍을 출입하는 구조 ······················· 96
  □ 뼈는 칼슘의 거대 저장고 ··· 99

제5장 골다공증의 진단방법 ································ 101

- **뼈의 칼슘량을 측정한다** ·· 102
  □ 칼슘은 열에 강하다 ·· 102
  □ 인체의 뼈의 칼슘량을 재는 것은 매우 어려운 작업 ···· 104
- **여러가지의 골다공증 진단법** ·· 106
  □ 엑스레이 사진으로 뼈의 강도를 측정한다 ················· 106
  □ 골다공증인 뼈의 선유(線維)는 엉성하다 ···················· 108

□ 세계적으로 이용되고 있는 측정법 109
□ 엑스레이 사진에 의한 진단법 110
□ 방사선을 이용한 덱사법 112
□ 간편한 엑스레이 검사법인 MD법 115
□ 뒤꿈치뼈를 조사하는 아킬레스법 115

제6장 골다공증의 치료약 119

- 기본적인 치료약은 칼슘제 120
  □ 뼈가 5년은 젊어진다 120
  □ 효과적인 유산 칼슘 122
- 호르몬 보충요법이란 124
  □ 주목받고 있는 호르몬 보충요법 124
  □ 부작용 125
  □ 효과가 현저한 호르몬 보충요법 127
- 인기가 좋은 비타민 D제 130
  □ 칼슘의 흡수를 높이는 비타민 D 130
  □ 활성형 비타민 D 132
  □ 알파칼시돌의 효과 134
  □ 칼시트리올의 효과 136
- 목초(牧草)에서 개발된 이프리플라본 137
  □ 이프리플라본의 효과 137

제7장 예방의 열쇠는 식사·운동·일광욕 139

- 골다공증은 예방할 수 있다 140

□ 이런 사람은 주의하자 ·· *142*
　　□ 식사·운동·체격·가계의 4가지에 주의 ············· *143*
　● 뼈를 강화할 세 번의 기회 ·· *145*
　　□ 사춘기에 신체를 단련한다 ···································· *145*
　　□ 폐경기는 뼈를 강화하는 기회 ······························ *147*
　　□ 칼슘제 복용도 효과적 ·· *148*
　　□ 70세 이후에도 뼈는 강해진다 ······························ *149*
　　□ 허리나 등의 통증이 가벼워진다 ···························· *151*

제8장 칼슘이 많은 식사를 하자 ·········· *153*

　● 왜 식사가 중요한가 ·· *154*
　　□ 칼슘은 왜 체외로 배설되는가 ······························ *154*
　　□ 칼슘 농도가 올라가면 위험 ·································· *155*
　　□ 칼슘 출납이란 ·· *156*
　　□ 칼슘이 풍부한 식품 ·· *158*
　● 뼈를 강화하는 식품 ·· *160*
　　□ 우유를 좀더 마시자 ·· *160*
　　□ 우유를 못 마시는 사람 ·· *162*
　　□ 치즈는 일종의 칼슘 창고 ······································ *163*
　　□ 버터를 능숙하게 이용하자 ···································· *164*
　　□ 요구르트도 칼슘 보급원 ·· *165*
　　□ 잔 생선, 건어물도 칼슘이 풍부 ··························· *165*
　　□ 야채를 좀더 먹어야 한다 ······································ *166*
　　□ 참깨와 두부도 칼슘이 많다 ·································· *167*
　● 하루에 필요한 칼슘량 ·· *168*

- ☐ 하루 평균 400밀리그램을 여분으로 섭취하자 ········· 168
- ☐ 외식은 일반적으로 칼슘이 적다 ·················· 168
- ☐ 칼슘의 흡수율은 음식에 따라 다르다 ··············· 170
- ☐ 과잉섭취한 칼슘은? ························ 171
- ☐ 임신 중은 뼈를 강화하는 기회 ·················· 172

제9장 일광욕은 왜 필요한가 ········ 173

- • 비타민 D의 두 가지 작용 ······················ 174
  - ☐ 비타민 D의 여러가지 작용 ···················· 174
  - ☐ 아주 작은 일광욕으로 비타민 D가 만들어진다 ········ 175
  - ☐ 저장해 둘 수 있는 비타민 D ·················· 177
  - ☐ 대역으로 음식물을 말리면 좋다 ················· 178
  - ☐ 자외선으로 변신한다 ······················· 178
- • 일광욕의 중요성 ···························· 181
  - ☐ 일광욕에 관한 세계의 실제 상황 ················ 181

제10장 뼈를 강화하는데는 적당한 운동이 필수적 ········ 185

- • 가벼운 운동으로 골다공증을 예방 ·················· 186
  - ☐ 운동으로 압박이 가해지면 뼈는 강해진다 ··········· 186
  - ☐ 게이트볼로 뼈가 강해진다 ···················· 188
  - ☐ 여성에게도 권하고 싶은 스포츠 ················· 190
  - ☐ 산책도 효과적 ··························· 193
- • 건강한 나날을 보내기 위해서 ···················· 194

□ 스포츠장애에 주의 …………………………… *194*
□ 몸을 움직이는 일도 유효 ……………………… *196*
□ 자리보전의 원인은 골절이 많다 ……………… *197*
□ 새로운 문명병, 폐용증후군 …………………… *200*

제11장 전도(轉倒)에 의한 골절을 예방한다 …… *203*

● 골다공증 예방, 넘어지지 않는 것도 중요 ……… *204*
□ 전도(轉倒)의 여러가지 ………………………… *204*
□ 전도의 연구가 진행되고 있다 ………………… *206*
□ 노인 전도의 특징 ……………………………… *207*
□ 잘 넘어지는 사람이란 ………………………… *207*
□ 넘어지는 것을 예방하기 위해서 ……………… *210*

제12장 뼈는 일생의 반려자 ………………………… *213*

● 골다공증 대책은 일생의 문제 …………………… *214*
□ 노력하면 건강은 지킬 수 있는가 ……………… *214*
□ 뼈의 정비점검을 ……………………………… *215*
□ 5년마다 뼈 검사를 …………………………… *217*
□ 활발해진 골다공증 진료 ……………………… *219*

제13장 뼈에 관한 Q & A …………………………… *221*

● Q 1 …………………………………………………… *222*
● Q 2 …………………………………………………… *223*
● Q 3 …………………………………………………… *226*

- Q 4 ··· 228
- Q 5 ··· 230
- Q 6 ··· 232
- Q 7 ··· 233

제2부 칼슘으로 골다공증을 이긴다

제1장 칼슘 부족으로 인한 건강 문제 ············ 237

- 적지 않은 골다공증 환자들의 실태 ················· 238
  - □ 60대 여성, 3분의 1이 골다공증일 가능성 ········· 238
  - □ 성인병과도 관계가 있는 칼슘 부족 ·············· 243
  - □ 초조함이나 스트레스도 칼슘 부족이 원인 ········· 245
  - □ 젊은이나 어린이까지도 표적이 되고 있다 ········· 248
  - □ 해조(海藻)에 함유된 활성 아미노산이 관건 ········ 252

제2장 젊은 여성의 뼈도 안전하지 않다 ········ 255

- 20대라도 50대의 뼈를 가진 여성이 늘어나고 있다 ········ 256
  - □ 무월경증 여성의 3명에 1명이 골다공증 ··········· 256
  - □ 20대 여성의 5명에 1명이 골다공증 예비군 ········ 259
  - □ 칼슘의 여러 가지 역할의 재평가 ················ 261
  - □ 젊은이의 50대 뼈란 무슨 뜻인가 ················ 265
  - □ 잘못된 다이어트는 골다공증의 발증(發症)을
     재촉 ·· 268
  - □ 건강한 다이어트를 위한 올바른 식사와

운동요법 ·· *270*
● 칼슘 부족을 초래하는 다이어트가 위험하다 ················· *272*
　□ 여고생에게도 볼 수 있는 골다공증 예비군 ············ *272*
　□ 다이어트는 운동과 병행해서 하면 좋다 ················· *275*
　□ 다이어트에 의한 골다공증 예비군이 급증 ·············· *278*
● 기분에 따른 제 방식대로의 다이어트에는 위험이
　가득 ·· *282*
　□ 무모한 다이어트는 출산에 지장을 초래할 수도 ······· *282*
　□ 영양의 균형을 무시한 식사는 여성의 몸 상태를
　　무너뜨린다 ··· *284*
　□ 거식증과 다식증에도 요주의 ··································· *287*
　□ 뼈에 있어 가공식품의 과잉섭취는 최악의 패턴ᆢᆢ *290*

제3장 골다공증으로 인한 성인병이 늘고 있다 ······································· *293*

● 무의식 중에 허리나 등의 뼈가 약해져 간다ᆢᆢᆢᆢ *294*
　□ 뼈의 발육 부족, '영국병'은 왜 생기는가 ················ *294*
　□ 골다공증의 첫 징조는 요통(腰痛) ···························· *297*
　□ 특히 30대부터의 요통에는 주의가 필요 ················· *300*
　□ 평소부터 골량(骨量) 측정에 유의 ···························· *301*
● 자리보전도 칼슘 부족에서 발생 ·· *305*
　□ 골다공증이 진행하면 자리보전하게 된다 ················ *305*
　□ 등과 허리가 굽고 골절을 잘 한다 ·························· *307*
　□ 허리 다음으로 많은 대퇴골 경부 골절 ··················· *312*
　□ 노인성 치매의 원인 ··· *314*

□ 노인성 치매도 칼슘 부족이 원인 ·················· *317*
● 칼슘 부족은 성인병을 부른다 ······················ *320*
   □ 없어서는 안 될 몸 속의 칼슘의 역할 ············ *320*
   □ 칼슘은 생명의 원천 ······························ *322*
      ① 지지작용 ································· *322*
      ② 신경과 근육의 흥분성 조절 ·············· *322*
      ③ 근수축과 칼슘 ···························· *323*
      ④ 메신저로서의 칼슘 ······················· *324*
      ⑤ 칼슘과 혈액 응고 ························ *325*
   □ 칼슘은 흡수되기 어려운 영양소 ·················· *325*
   □ 만성 칼슘 부족은 성인병과 관계가 있다 ········ *329*

제4장 칼슘 부족에 의한 스트레스나 성인병 ······ *331*

● 칼슘은 얼마나 필요한가 ·························· *332*
   □ 성인의 하루 칼슘 필요량은 600밀리그램 ······· *332*
   □ 동양인은 대체로 칼슘이 부족한 편 ············· *334*
   □ 녹미채는 인보다 칼슘이 25배 ··················· *337*
   □ 칼슘을 유효하게 살리는 비타민 D 식품 ········ *340*
● 스트레스나 어깨결림도 칼슘 부족 때문 ············ *343*
   □ 스트레스에 대한 칼슘의 유효성 ················· *343*
   □ 칼슘을 섭취하면 스트레스에 대한 저항력이 증가 ········ *346*
   □ 스트레스에 관계하는 칼슘 파라독스 ············ *348*
   □ 어깨결림도 칼슘 부족에서 비롯 ················· *351*
● 칼슘 부족이 계속되면 이런 성인병이 찾아 온다 ······ *353*
   □ 여러가지 성인병도 칼슘 부족에서 발생 ········· *353*

□ 칼슘 부족에 의한 성인병①-동맥경화 ······· 355
□ 칼슘 부족에 의한 성인병②-고혈압 ········ 358
□ 칼슘과 단백질로 혈압의 상승을 저지 ······· 363
□ 칼슘 부족에 의한 성인병③-간경변 ········ 367
□ 칼슘 부족에 의한 성인병④-당뇨병 ········ 370
□ 칼슘이 결석(結石)이 된다는데 ············ 372
□ 칼슘 농도가 높으면 아들을 낳기 쉽다? ······ 374

제5장 인체에 꼭 필요한 칼슘과 그 역할 ······ 377

- 뼈는 칼슘의 중요한 저장고 ················ 378
  □ 인간에게 있어서 뼈란 무엇인가 ··········· 378
  □ 뼈가 없으면 인간은 어떻게 될까 ··········· 381
  □ 단단한 뼈가 잘 부러지는 이유 ············ 384
  □ 보이지 않는 곳에서 뼈는 움직이고 있다 ······ 386
  □ 남성의 뼈와 여성의 뼈의 차이점 ··········· 389
- 칼슘의 흡수를 돕는 조정(調整) 호르몬 ········ 392
  □ 비만을 방지하는 카르티토닌의 작용 ········ 392
  □ 칼슘의 양을 조정하는 활성형 비타민 D ······ 395
  □ 권장할 만한 일광욕의 효과 ··············· 396
  □ 일광이 적은 지역의 사람은 골다공증에 잘
    걸린다 ···························· 398
  □ 여성 호르몬과 골다공증의 관계 ············ 400
- 주의해야 할 임신, 수유기 ················· 405
  □ 임신, 수유로 여성의 뼈는 물러진다 ········ 405
  □ 운동과 영양보급으로 뼈를 튼튼하게 ········ 408

□ 칼슘은 매일 섭취하는 것이 최고 ········ 410

제6장 재평가되는 해조류의 칼슘 파워 ········ 413

- 골다공증이나 성인병에 대한 예방법 ········ 414
    □ 젊을 때부터 골밀도를 늘리는 칼슘을 충분히
       섭취해 둔다 ········ 414
    □ 마른 사람은 골다공증에 걸리기 쉽다 ········ 417
    □ 칼슘을 섭취하면 지방 흡수도 억제된다 ········ 420
    □ 생활습관의 개선이 건강의 지름길 ········ 423
- 음식을 통해서 칼슘의 흡수율을 증가 ········ 426
    □ 장에서 흡수하기 쉬운 식품, 그렇지 않은 식품 ········ 426
    □ 인의 과잉섭취는 칼슘 부족을 부른다 ········ 430
    □ 칼슘은 식사를 통해 섭취하는 것이 이상적 ········ 434
- 흡수율이 탁월한 칼슘 발견 ········ 439
    □ 해조에서 추출한 활성 아미노산 칼슘의 효과 ········ 439
    □ 전통 음식의 가치를 재평가하는 계기 ········ 443
    □ 칼슘의 흡수를 높이기 위한 지혜 ········ 444
- 깨닫고 나서도 늦지는 않다 ········ 448

제1부

골다공증 징후와 진단

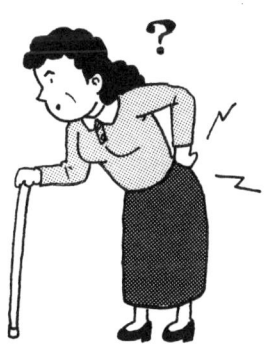

제1장

골다공증이란 어떤 병인가

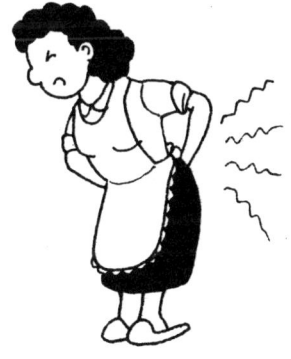

뼈는 어떤 역할을 하는가

우선 골다공증에 걸리면 골절되기 쉬워진다.

사람에 따라서 개인차는 있지만, 나이가 듦에 따라서 뼈는 약해지는 경향이 있다. 일상생활에도 견딜 수 없을 만큼 약해져서 쉽게 골절을 일으키는 상태가 '골다공증'이다.

젊을 때부터 뼈 관리를 하지 않으면 나이를 먹고나서 고생하게 된다.

골다공증은 그 결과라고도 할 수 있다.

뼈는 원래 강한 성질을 갖고 있다. 우리들이 얼마나 뼈를 의지해 왔는지는 평소 무의식적으로 사용하고 있는 말에서도 잘 엿볼 수가 있다.

가령 상대의 의견에 일침을 가하는 말을 한 경우, '말에 뼈가 있다'고 하며 절실한 심정을 가리켜서 '뼈에 사무친다'라고 표현한다.

뼈가 얼마나 강한지에 관한 한 흥미있는 조사가 있어서 소개하기로 한다(도표 참조).

그 조사에 따르면 몸 속에서 강한 뼈는 무릎부터 발까지 사이의 정강이를 구성하고 있는 삼각형의 굵은 뼈, 즉 경골(脛骨)이라고 불리는 뼈라는 것이다.

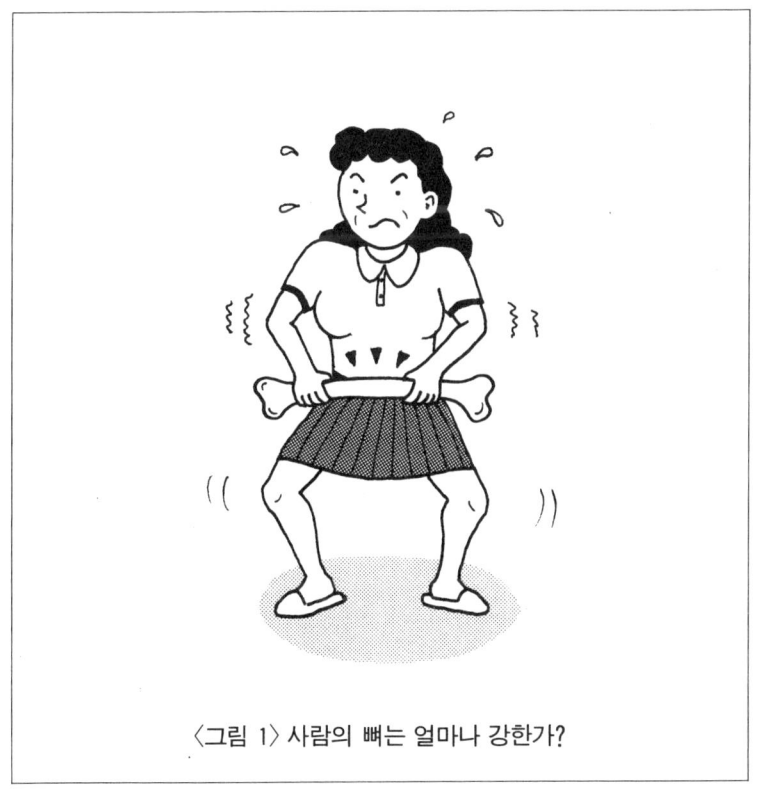

〈그림 1〉 사람의 뼈는 얼마나 강한가?

뼈에 몇 킬로그램의 무게를 가하면 뚝하고 부러질까? 하는 연구를 '파단(破斷)실험'이라고 하는데 이것에 따르면 경골의 경우는 약 296킬로그램의 힘이 가해져야 비로소 뚝하고 부러진다는 사실을 알았다. 몸 속에서 두 번째로 강한 뼈는 넓적다리속에 들어 있는 대퇴골인데, 이것은 277킬로그램의 힘에 의해 부러진다는 사실을 알 수 있다.

연령	파단력(破斷力)(kg)		압축력(kg)
	경골(脛骨)	대퇴골(大腿骨)	요추추체(腰椎椎體)
20〜29세	296 ± 11	277 ± 11	730 ± 13.7
60〜79세 (70〜79세)	234 ± 9	218 ± 9	308 ± 9.3

하지만 약 300킬로그램의 힘이 뼈에 가해진다는 사태는 교통사고나 추락사고 등의 특수한 상황이 아니면, 일어날 수 없다.

□ **뼈의 역할이란?**

뼈는 이렇게 단단하고 강한 것이기 때문에, 이 특징을 이용해서, 인간이 살아가는데 있어서, 중요한 장기를 지키거나, 몸을 지탱하고 있는 것이다(그림 2).

가령 뇌는 두부나 생선조림 같은 부드러운 조직이기 때문에 뇌 속에 출혈이 발생하면 그 혈액의 응고만으로도 조직이 압박당해 마비를 일으켜 버릴 정도이다.

이와 같은 부드럽고 중요한 뇌는 손가락 하나 댈 수 없도록 뼈로 된 찬합과 같은 두개골의 보호를 받고 있다.

또한 심장이나 폐는 고무풍선같이 부드러운 것이기 때문에 타인과 부딪쳐도 그 충격으로 깨지지 않도록 **뼈**로 된 바구니와 같은 늑골로 단단히 보호되어 있다. 그 밖에도 **뼈**는 척수나 자궁 등 몸 속의 여러 가지 부위를 보호하고 있다는 사실을 이해했으리라고 생각한다.

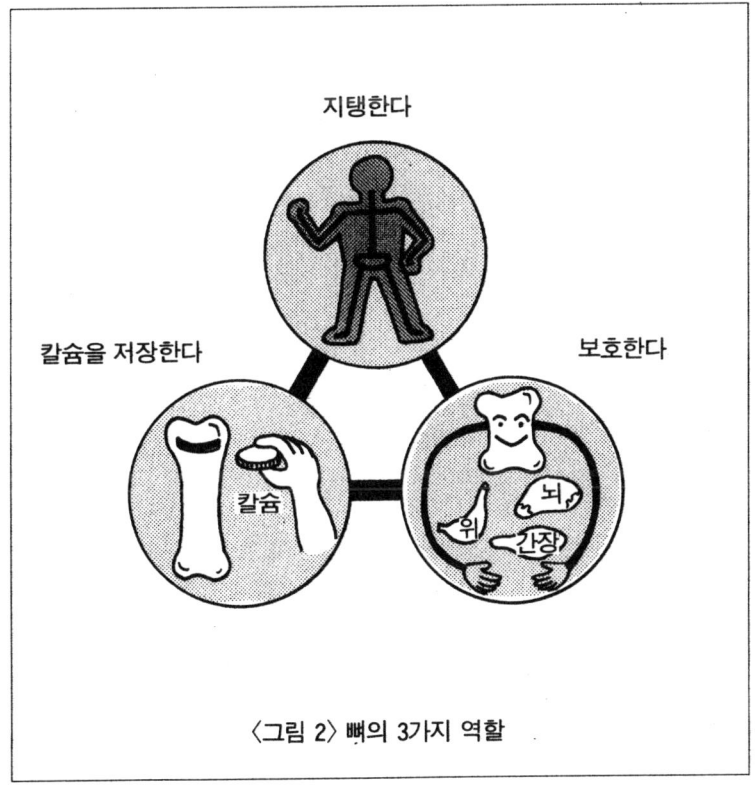

〈그림 2〉 뼈의 3가지 역할

뼈의 또 하나의 중요한 역할은 지팡이와 같은 다리의 축이 되어 몸을 지탱하거나 기둥처럼 등이나 허리 속에서 몸을 일으켜 세우게 하는 것이다. 뼈가 몸의 중요한 기관을 보호하고 몸을 지탱하고 있기 때문에 비로소 인간은 동물류로서 자유롭게 그리고 안심하고 돌아다닐 수 있다. 따라서 뼈가 언제까지나 강하기를 바라는 것이다.

하지만 어째서 나이를 먹으면 뼈가 약해지는 것일까?

그것은 뼈가 칼슘을 저장해 두는 금고와 같은 역할을 하고 있다는 점과 깊은 관계가 있다.

이 점은 뼈의 제3의 역할로써 대단히 중요하다.

즉, 젊은 시절에 많이 저장해 둔 칼슘이라는 예금을 나이를 먹은 후 지나치게 많이 찾아 쓰면 뼈가 약해진다.

어째서 칼슘이라는 예금을 파산할 때까지 꺼내 써야 하는지는 나중에 얘기하겠지만 그것이 지나쳐서 마침내 파산상태에 빠진 것이 골다공증이다.

골다공증에 걸리면 뼈가 파산상태에 이르는 것이므로 평소와 같이 사소한 힘이 가해지더라도 뼈가 부러지거나 모양이 변해 버린다.

□ 약해지기 쉬운 등이나 허리의 뼈

뼈에서 칼슘이라는 예금을 찾아 쓴다고 했는데, 그 경우도 전신의 어느 뼈에서나 똑같이 깎이는 것이 아니고, 몸의 중심쪽에 있는 뼈에서 차례대로 깎아서 칼슘이라는 예금을 찾아 쓴다.

그것이 등이나 허리의 뼈다. 이들 뼈는 몸 속 깊숙이에 있고, 가까이에 심장이나 대동맥이 달리고 있는 관계로 항상 혈액이 많이 흐르고 있다.

뼈에서 인출된 칼슘이라는 예금을 혈액이 그 운반 역할을 담당하고 있다. 따라서 혈액의 흐름이 많은 등이나 허리의 뼈는 보다 빠르게, 보다 많이 칼슘을 상실하게 되므로 그로 인해 뼈는 약해져 버리는 것이다(그림 3).

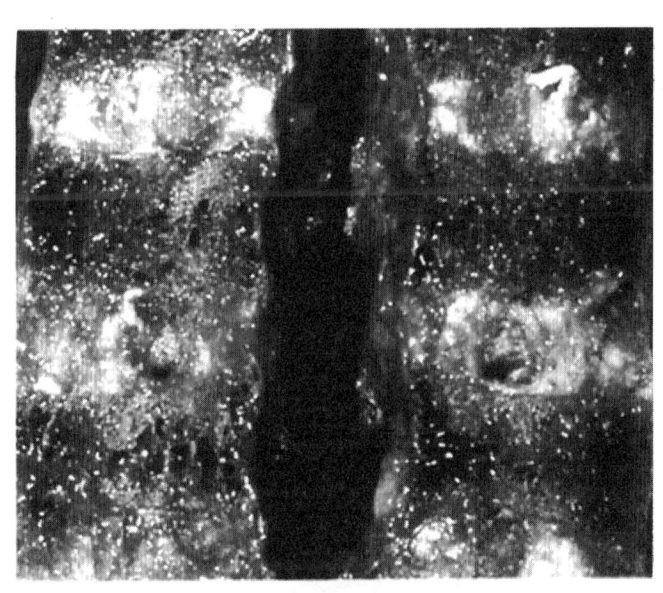

〈그림 3〉 골다공증 환자의 요골종단도 : 흰 부분이 추간판이고 그 사이의 세로줄 무늬의 검은 부분이 뼈이다. 식빵처럼 촘촘한 부분과 프랑스 빵처럼 큰 구멍이 뚫린 부분이 혼재하고 있다.

 이 등이나 허리의 뼈는 통조림 깡통 같은 평평한 원기둥을 겹쳐 놓은 모양을 하고 있다. 이 뼈를 세로로 잘라서 단면을 살펴 보면 건강한 뼈는 식빵처럼 촘촘한 작은 구멍이 빽빽이 뚫려서 스폰지상으로 되어 있다.
 이 스폰지에 많은 혈관이 달리고 그 혈관 속을 흐르고 있는 혈액이 뼈에 칼슘을 운반해 오거나 가져 가고 있다.

이 등이나 허리의 뼈에서 칼슘이 차츰 녹기 시작하면 스폰지상의 가는 구멍이 커져 버린다.

예를 들자면 식빵같이 치밀했던 단면이 프랑스 빵처럼 큰 구멍투성이가 되어 버리는 것이다. 뼈가 약해진다는 것은 이처럼 뼈의 내부가 물러진 상태를 말한다.

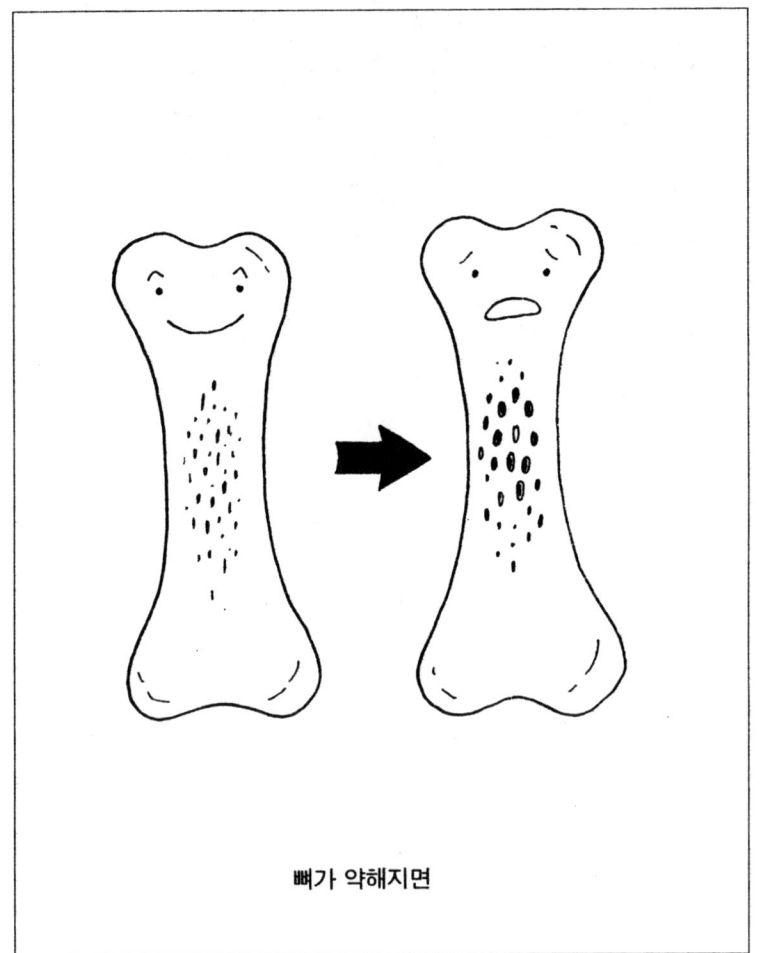

뼈가 약해지면

다양하게 나타나는 자각증상

우선 등이나 허리가 아프다.

이처럼 약해진 허리나 등의 뼈가 몸무게를 조금씩 줄여 가고 있다면 얼마 후 골다공증 증상이 나타난다.

우선 뼈가 조금 닳면 가벼운 통증이 생기고 어떤 계기로 큰 힘이 등이나 허리에 가해져서 허리의 뼈가 크게 부서지면 갑자기 강한 통증이 발생하여 자리에 드러누워 버릴 정도가 된다.

중노년층 여성들이 허리나 등에 가벼운 만성 통증을 느끼거나 허리나 등에 급성의 격렬한 통증을 호소했을 경우 100퍼센트 키가 줄어들었다고 한다(그림 4).

이웃 일본의 한 병원에서는 등뼈의 닳는 정도에 대해서 환자군을 중심으로 조사한 적이 있었다.

그 결과 일단 등뼈가 닳아서 키가 작아진 노인은 그 후, 평균적으로 매년 한 개씩의 비율로 등뼈나 허리뼈가 닳는다는 사실을 알게 되었다고 한다.

이와 같이 해서 해마다 키, 즉 신장이 작아져 가는 것이 골다공증의 특징이다.

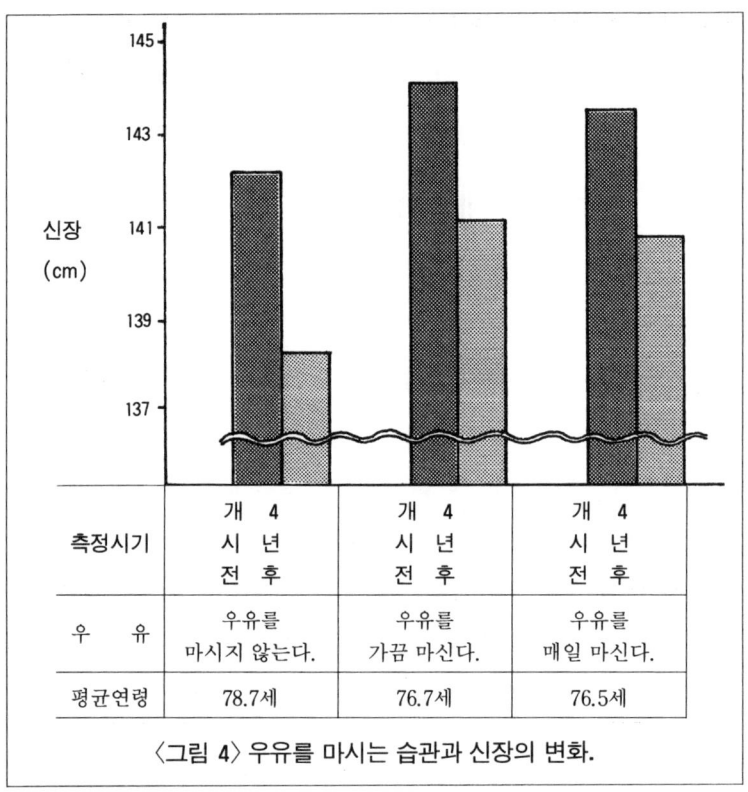

〈그림 4〉 우유를 마시는 습관과 신장의 변화.

□ 등이 점점 둥글어진다

등뼈는 통조림의 깡통 같은 원기둥 모양을 하고 있지만 그 뒤에는 척수를 넣는 관 같은 뼈가 있고 더욱 뒤에는 공룡의 등에 돋친 가시 같은 뼈가 있다. 뼈가 약해져서 닳는 것은 통조림의 모양을 한 원기둥 모양의 부분이기 때문에 등뼈 전체에서 보면 전방 부분만이 압축되고 후방 부분에는 거의 변형을 볼 수 없게 된다.

그 때문에 등뼈가 닳게 되면 몸이 앞쪽으로 구부러져서 등이 둥글게 굽어지는 것이다. 이 둥근 등은 골다공증의 또 하나의 특징이다.

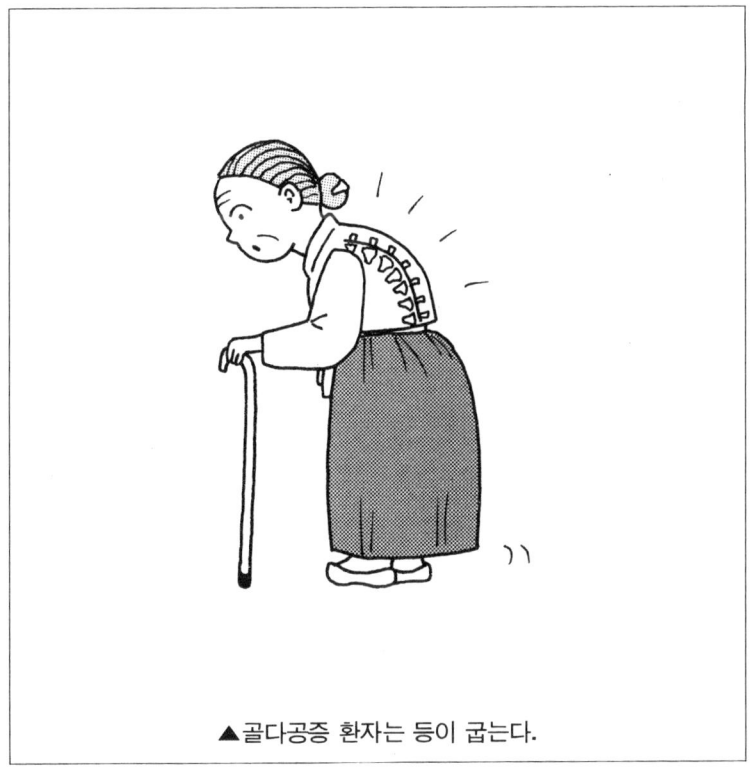

▲골다공증 환자는 등이 굽는다.

수년 전에 발표된 외국의 한 보고서에 따르면 나이와 함께 등의 둥글어지는 정도가 변하는지의 여부를 조사한 결과 고령이 될수록 등의 둥글어짐이 강해지고 또한 나이를 먹음과 동시에 둥근 등의 위치가 점점 낮아진다고 하였다.

즉, 고령이고 뼈가 약한 사람일수록 등이나 허리가 둥글어지는 경향이 강하고 또한 등의 아래쪽이 둥글어지는 경향이 강하다는 것이다.

책 머리에서 골다공증이란 '일상생활에도 견딜 수 없을 만큼 뼈가 약해져 버린 상태다'라고 말했는데 ① 산발적이고 급격한 등이나 허리의 통증이 있다, ② 신장이 작아진다, ③ 등이 둥글어진다는 세 가지의 증상이 나타나면 뼈는 이미 일상생활에 견딜 수 없을 만큼 약해져 있지는 않을까? 하고 우선 의심해 볼 필요가 있다.

□ 뒤만 돌아봐도 골절하는 경우가 있다

뼈가 약해져서 사소한 동작에 의한 힘의 가중만으로도 쉽게 골절된다는 것은 구체적으로 어떤 상태일까?

건강한 사람이라면 웅크리고 물건을 들어 올리거나 도로나 거실에서 넘어진 정도로는 절대 뼈가 부러지지는 않는다.

그러나 골다공증에 걸리면 물건을 들어 올리거나 갑자기 뒤만 돌아봐도 등이나 허리에 골절이 발생하거나 거실이나 현관에서 뭔가에 걸려 넘어지기만 해도 골절되는 경우도 있다.

우리 주변에서도 그런 사례를 쉽게 발견할 수 있다.

일례로 50대의 건강한 여성이 여행이 취미라서 해외여행을 가려고 큰 옷가방을 들고 김포 국제공항에 도착해서 출국수속도 마치고 비행기 탑승을 기다리고 있었다고 한다. 누군가가 자신의 이름을 부르기에 갑자기 뒤를 돌아본 순간, 급격한 요통을 느끼고 일어날 수 없게 되었다는 것이다.

구급차에 실려서 병원에 도착해서 신속하게 엑스레이 사진을 찍어 보니 요추추체(腰椎椎體)에 새로운 압박골절이 발생해 있었다고 한다.

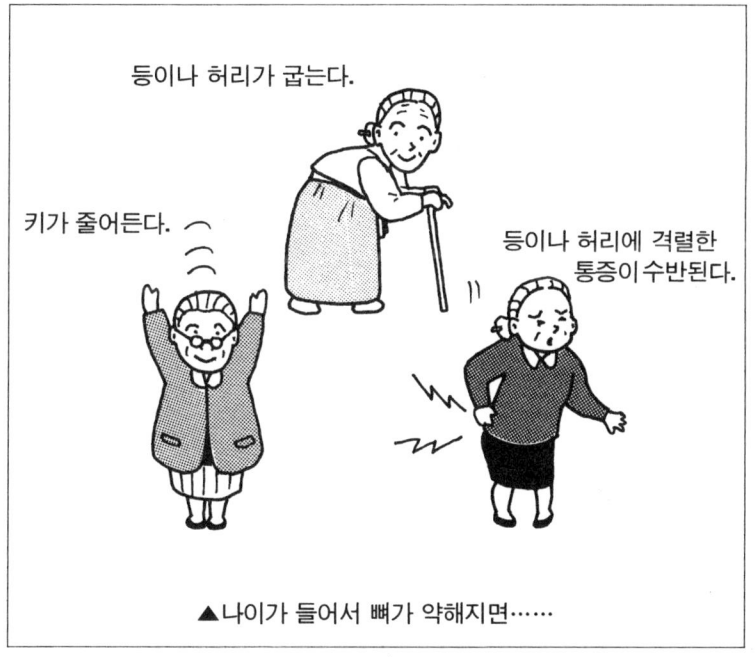

▲나이가 들어서 뼈가 약해지면……

골절이 보여진 요추추체 이외의 뼈에 대해서도 엑스레이 사진으로 잘 살펴보니 통조림 깡통 모양의 뼈 속에 가득차 있어야 할 칼슘 선유(線維)가 엉성한 상태였다고 한다. 50대의 여성이었으므로 얼굴 생김새나 행동은 아직 팔팔했지만 그와 어울리지 않게 뼈는 매우 물러진 상태였던 것이다.

하지만 그 여성은 자기 집에서 공항까지 70킬로그램이 넘는 옷가방을 스스로 들고 갈 수 있었는데 어째서 공항에서 갑자기 뒤를 돌아본 순간에 뼈가 부러진 것일까?

□ 복근으로 허리에 가해지는 힘을 줄인다

물건을 들어올리려고 하면 일반적으로 허리에 큰 부담이 간다. 가령, '100킬로그램의 물건을 들어 올리려고 하면 허리에는 1톤의 힘이 가해진다'고 하는 모리스 등의 연구보고가 있다 (그림 5).

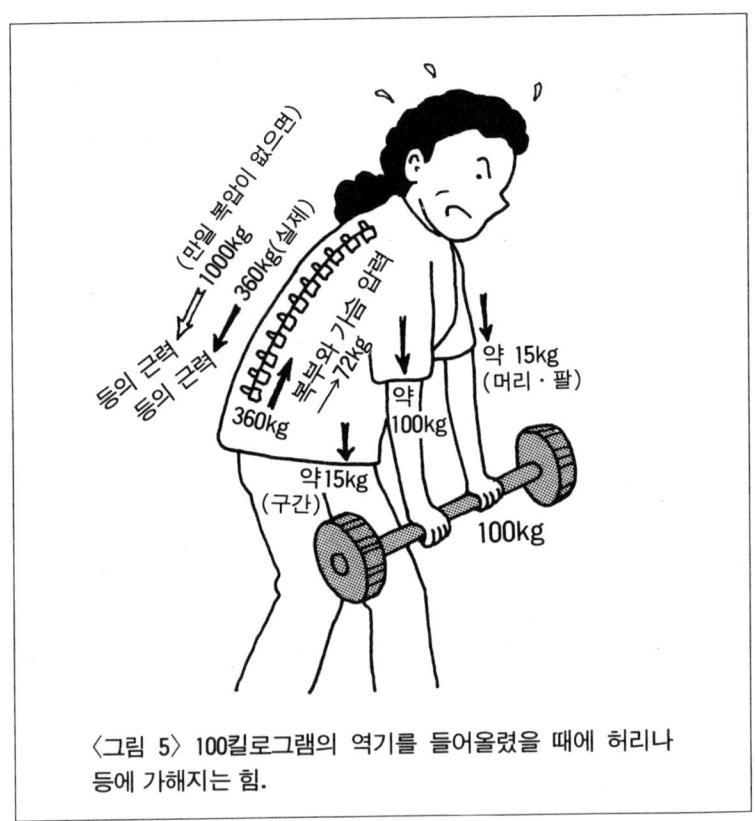

〈그림 5〉 100킬로그램의 역기를 들어올렸을 때에 허리나 등에 가해지는 힘.

하지만 실제로 물건을 들어올리려고 할 경우, 허리의 힘만을 사용하지 않고 숨을 죽이거나 복근(腹筋)을 이용하거나 한다.

이렇게 함으로써 허리에 가해지는 힘은 1톤의 약 3분의 1로 감소한다.

앞에서 예로 들었던 50대의 여성은 여행용 옷가방을 운반할 때는 조심해서 복부의 근육 등을 이용하여 허리에 가해지는 힘을 최소화하고 있었을 것이다.

하지만 비행기에 탑승하려고 할 때, 그만 방심해서 몸을 비틀었기 때문에 허리에 큰 힘이 가해진 것으로 보여진다.

어쨌든 이 여성의 허리뼈는 일상생활에도 견딜 수 없을 만큼 약해져 있었다고 할 수 있을 것이다.

그녀는 갑자기 뒤돌아본 죄(?)로 여행계획이 허사가 되었다면서 무더운 병원 침대 위에서 한탄했지만 모처럼의 즐거움에 찬물을 끼얹은 것은 다름 아닌 골다공증이었다.

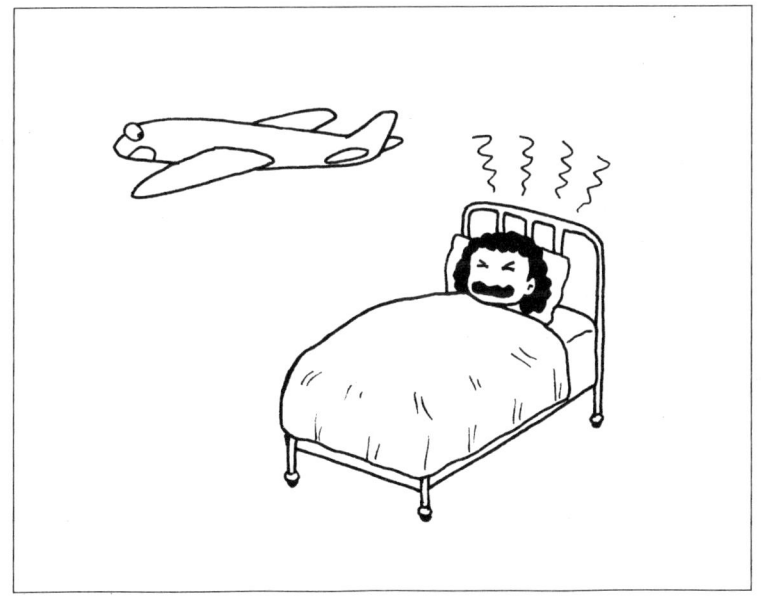

어떤 부위가 골절되기 쉬운가

□ **손목 옆의 골절**

허리뼈와 달라서 손이나 다리의 뼈는 뒤돌아본다고 해서 부러지거나 하지는 않는다.

그러나 평평한 지면을 걷고 있다가 넘어졌을 뿐인데 손이나 다리뼈가 골절된 경우 그 뼈는 일상생활에도 견딜 수 없을 만큼 약해져 있었다고 봐야 할 것이다.

어린이나 젊은 사람들이 운동장이나 복도에서 넘어져서 골절되는 경우도 있는데 그것은 힘차게 달리다가 넘어진다든가 친구와 맞싸움하다가 넘어지는 등, 바닥에 부딪칠 때에 상당히 큰 힘이 가해져서 뼈가 부러지는 경우가 대부분이다.

그것에 비해 골다공증 증세가 있는 사람들은 평지를 걷고 있다가 걸려서 넘어졌다든가, 바닥이 젖어 있어서 미끄러져 넘어졌다는 등으로 자신의 체중 이하의 힘으로 부딪쳐서 골절되는 경우가 많다.

사람이 넘어질 때에는 대부분의 경우 손바닥을 짚는데 이 때문에 손목이 골절되는 사례가 빈번하다고 하겠다.

이렇게 골절을 일으키면 손목의 조금 윗쪽인 팔꿈치 쪽 부위가 손 등 방향으로 구부러지기 때문에 팔에서부터 손가락에 걸쳐서는 샐러드를 집는 대형 포크 같은 모양이 된다. 이것을 요골원위단골절(橈骨遠位端骨折)이라고 한다(그림 6).

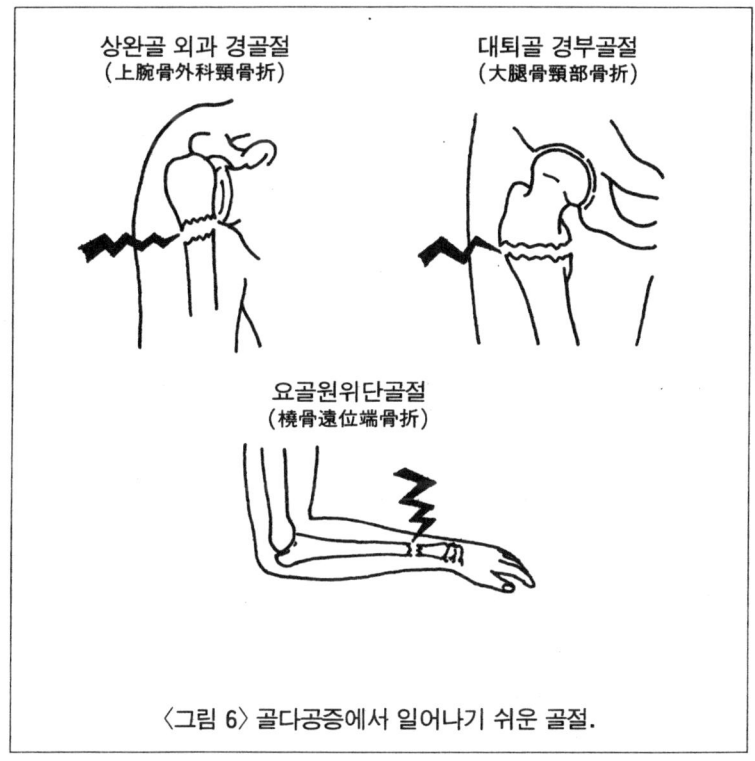

〈그림 6〉 골다공증에서 일어나기 쉬운 골절.

이 골절을 깁스 등으로 움직이지 않도록 고정하면 통증은 곧 가라앉는다.

다소는 변형되거나 미관상 보기 흉해지는 경우는 있어도 대단히 부자유스러워지는 일은 없다.

□ 어깨죽지의 골절

넘어졌을 때에 팔꿈치를 짚었을 경우에는 드물게 팔꿈치가 골절되는 경우가 있는데, 대부분의 예에서는 어깨죽지의 어깨에 가까운 부위가 골절된다.

전문적인 명칭은 '상완골 외과경골절(上腕骨外科頸骨折)'이라는 어려운 이름이 있지만 이 타입의 골절에서는 어깨의 통증 외에 어깨관절 부근의 넓은 범위에 피하출혈이나 부기를 일으키기도 하며 환자는 팔이 올라가지 않는 등의 호소를 한다.

이런 골절도 팔을 가만히 고정해 두면 통증은 사라지고 큰 변형없이 뼈는 아물지만 골절이 치료된 후에 어깨관절이 움직일 수 있는 범위는 좁아진다.

□ 허벅지 부위의 골절

넘어졌을 때에 엉덩방아를 찧거나 무릎을 찧었을 때는 허벅지 부위의 뼈가 부러져서 일어날 수 없게 된다.

이 골절을 '대퇴골경부(大腿骨頸部)·전자부골절(轉子部骨折)'이라고 하는데 이 골절은 외국의 경우 한 해동안 무려 8만건 가까이나 발생하는 것으로 추정되고 있다고 한다.

골반의 아랫쪽과 허벅지 사이를 연결하고 있는 대퇴골경부의 뼈는 걷거나 일어나거나 할 때에는 반드시 체중을 실어야 하는 뼈로, 이것이 부러져 버리면 당장 보행능력이 상실되어 버리는 성가신 골절이기도 하다. 대퇴골경부·전자부골절의 대부분의 예에서는 입원, 수술을 하지 않으면 다시는 걸을 수가 없기 때문에 대퇴골경부·전자부골절이야말로 골다공증의 여러 가지 증상 중에서도 가장 성가시다고 말하는 의사도 있을 정도이다.

넘어져서 팔이나 다리에 골절을 일으키는 경우는 이상의 세 가지, 즉 요골원위단골절, 상완골외과경골절, 그리고 대퇴골경부·전자부골절이다.

이 수족(手足)의 3대 골절에 등뼈나 허리뼈의 골절을 합쳐서 골다공증에 의한 4대골절(四大骨折)이라고 한다.

□ 골다공증의 골절에는 공통점이 있다

골다공증으로 일어나는 골절에는 몇 가지의 공통점이 있다.

그 중 하나는 멀리 떨어진 부위에 가해진 힘으로 골절된다는 점이다. 머리를 골프공으로 맞아서 두개골에 금이 갔다고 했을 경우는 뼈에 직접 힘이 가해졌기 때문에 골절을 한 것이다.

이와 같은 골절은 젊은 사람의 교통사고나 스포츠 외상으로 일어나는 경우가 많다.

이것에 비해 골다공증에 걸린 사람은 멀리 떨어진 부위에 가해진 힘이 뼈 속을 타고 전달됨으로써 실제 압력을 받은 부위가 아닌 다른 부위에서 골절상을 당하게 된다.

따라서 그만큼 뼈가 약해진 부위가 잠재되어 있었다고도 할 수 있을 것이다.

□ 뼈는 중앙보다 끝이 부러지기 쉽다

두번째의 공통점은 골다공증으로 일어나는 수족의 골절은 모두 가느다란 관상의 뼈 끝 부근에서 발생하고 있다는 점이다.

이것은 긴 관상의 뼈에서는 중앙부보다도 끝에 가까운 쪽이 뼈가 약해지기 쉬워 잘 부러지게 되어 있기 때문이다.

요즘 사람은 실제로 뼈를 볼 기회가 적을지도 모르지만, 가령 후라이드 치킨의 긴 뼈를 자세히 관찰해 보면, 중앙부의 가늘게 되어 있는 부위(골간부)는 도저히 씹을 수 없을 정도로

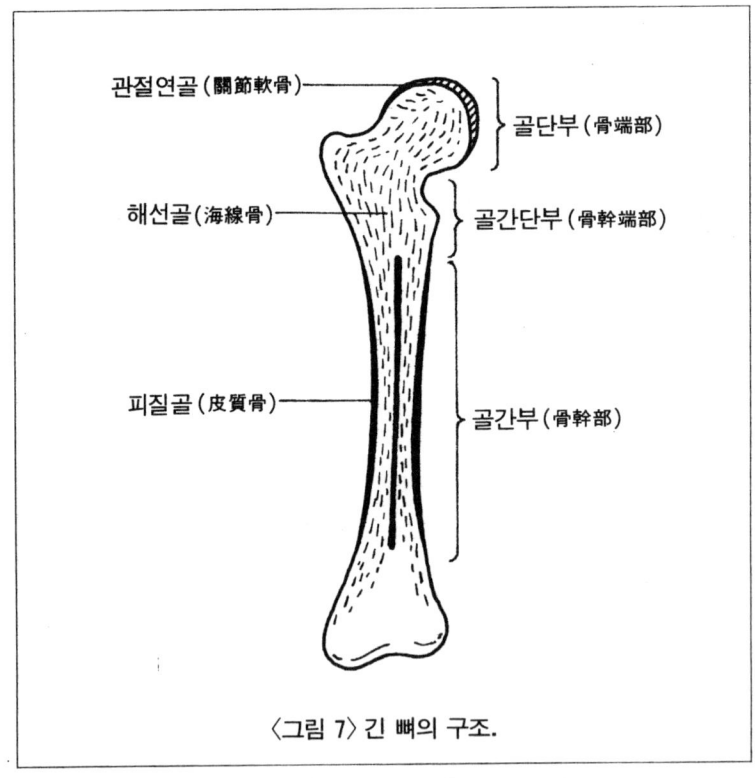

〈그림 7〉긴 뼈의 구조.

딱딱한 것 같지만 끝 쪽의 볼록한 부분(골단부나 골간단부)은

그것보다 훨씬 물렁해 보일 것이다(그림 7).

실제로 뼈 끝부분의 단면은 앞에서 말했듯이 식빵처럼 작은 구멍이 빽빽이 들어찬 스폰지상으로 되어 있다.

뼈에서 칼슘이 녹아 나오기 쉬운 것은, 이 혈액의 흐름이 많은 스폰지상의 부분이다.

그 때문에 긴 관상의 뼈 끝은 빨리 약해지는, 이른바 위크 포인트(Weak point)가 된다. 이 위크 포인트는 멀리에서부터 뼈 속을 타고 온 약한 힘만 가해져도 의외로 쉽게 부러져 버린다.

골다공증 때문에 일어나는 신장의 단축이나 등의 구부러짐, 허리나 등의 통증은 어떻게든 참거나 약으로 진정시킬 수가 있다.

따라서 이것들을 골다공증의 3대 소증상(小症狀)이라고 한다. 반면 등뼈나 허리뼈의 압박골절이나 요골원위단골절, 상완골외과경골절, 대퇴골경부·전자부골절 등에서는 격렬한 통증이 수반되어 움직일 수조차 없게 만들어 버리므로 대증상(大症狀)이라고 할 수 있다.

이들 소증상이나 대증상 중에서 등이나 허리의 통증은 자각증상만으로는 약간 골절된 것뿐인지, 아니면 등뼈나 허리뼈가 크게 골절된 것인지 구별하기 어려운 경우도 있다.

이때는 의료기관을 찾아 가서 뼈를 엑스레이로 촬영하여 살펴 보거나 그 후의 진통의 정도를 진찰받음으로써 구별할 수 있다.

골다공증의 증상에서 중요한 점은 소증상이 일어났을 때에는 더 큰 대증상을 불러 일으키지 않도록 스스로 조심하거나 의사의 진찰을 받고 치료를 받도록 하는 것이다.

대증상 중에서도 대퇴골경부·전자부골절을 일으키면 갑자기 걸을 수 없게 되어 버리므로 주의를 요한다.

또한 치료가 끝난 후도 체력이 약해져서 그 후 보행이 어려워지거나 아예 걸을 수 없게 되는 경우도 일어나기 쉬우므로 스스로 소증상을 깨달았을 때부터 주의하는 것이 무엇보다 필요하다고 하겠다.

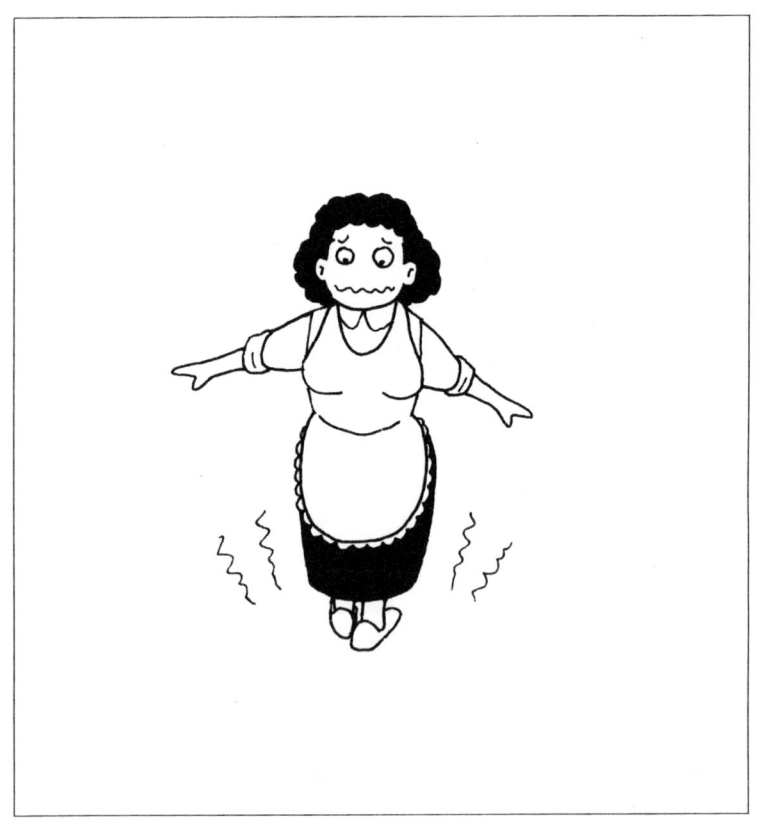

제2장

골다공증은 이렇게 해서 발생한다

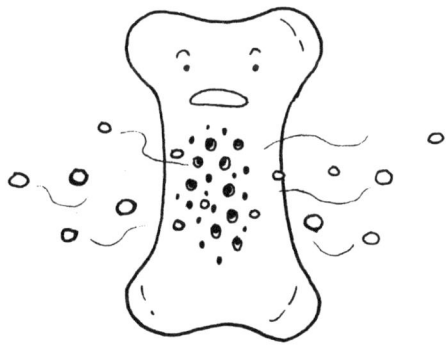

뼈를 만드는 세포와 깎는 세포

□ **콜라겐은 뼈의 중요한 단백질**

골다공증에 걸리면 왜 쉽게 부러질 정도까지 뼈가 약해져 버리는 것일까?

그 이유를 알기 위해서는 뼈의 구조를 알아 둘 필요가 있다.

뼈는 마치 철근콘크리트 같은 구조를 하고 있다. 뼈의 경우 단단함의 주역인 콘크리트의 자갈이나 시멘트에 해당하는 것이 칼슘과 인산이다. 콘크리트의 경우와 마찬가지로 뼈도 물론 다져지고 있다. 그리고 뼈도 철근 건축물처럼 비틀리거나 구부러지거나 했을 때에 조금 휘는 정도에 불과한데 그것은 콜라겐(교질)이라는 단백질 덕분이다. 이 콜라겐이 칼슘과 함께 뼈를 강화하고 있는 또 하나의 성분이다.

이 콜라겐은 몸 속에서 육체노동을 위해서는 필수적으로 소요되는 단단한 단백질이다. 가령 장딴지에서부터 발목으로 이어지는 아킬레스건의 대부분은 콜라겐으로 되어 있어 달리거나 건너뛰거나 할 때에는 전신의 체중을 지탱하고 있다.

또한 피부에 포함되어 있는 콜라겐은 아주 작은 힘이 가해져도 근육이나 뼈가 다치지 않도록 막상(膜狀)으로 되어 몸을 감싸 보호해 주고 있다.

이처럼 피부나 뼈, 힘줄 등 모두 콜라겐으로 된 조직은 그 강도를 자랑하고 있다.

따라서 우리들은 이 콜라겐의 강인함을 이용해서 가죽 신발이나 가방, 벨트를 만들어 활용하고 있는 것이다.

사실은 돌 같은 외관을 하고 있는 뼈에도 단백질인 콜라겐이 그 체적의 약 2분의 1과 무게의 약 4분의 1이나 포함되어 있다.

따라서 닭 등의 뼈를 푹 삶으면 아교나 젤라틴이 떠오르고 가자미 등을 조린 국물을 굳혀서 만든 요리도 인기를 끄는 것이다.

이 콜라겐은 젊은 사람의 뼈, 특히 성장기 어린이의 뼈에서는 충분하기 때문에 골절이 그렇게 쉽게 일어나지 않는다.

그리고 가령 젊은 사람이 골절을 일으켜도 고목이 부러지듯이 뚝하고는 부러지지 않고 어린 버드나무를 꺾었을 때와 같이 구부러질 뿐이다. 즉 뼈가 휘듯이 부러진다.

□ 뼈는 깎인 후 칼슘이 덧칠해진다

뼈의 표면이나 안쪽을 현미경으로 자세히 관찰하면 거기에는 뼈를 깎는 파골(破骨)세포와 칼슘을 뼈의 표면에 계속 칠하는 골아(骨芽)세포가 항상 작용하고 있음을 알 수 있다(그림 8).

뼈를 깎는 파골세포는 다른 세포에 비해 상당히 크게 생겼는데 전복이나 말미잘 같은 모양을 하고 있다.

이것은 뼈의 표면에 찰싹 달라붙어서 흡착한 세포와 뼈 틈에 산(酸)을 내보내서 뼈의 표면을 산성화시켜 녹이고 있다.

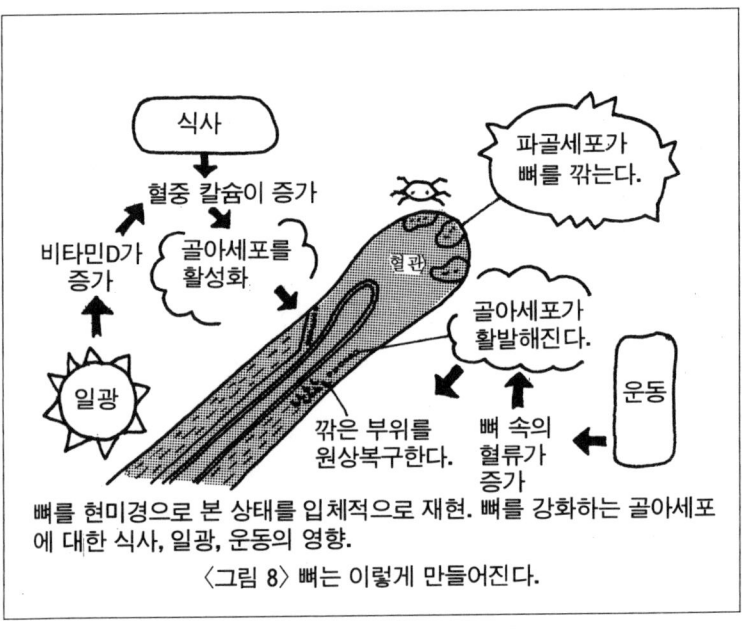

〈그림 8〉 뼈는 이렇게 만들어진다.

가령, 튀긴 빙어를 산에 담궈서 재우면 잔뼈가 부드러워져서 뼈째 간단히 먹을 수 있거나, 달걀을 껍질째 산에 담궈두면 표면이 부드러워지듯이 뼈는 산성(酸性)에 약해 곧 녹아 버린다.

파골세포는 대단한 일꾼으로 대형 셔블카처럼 뼈의 칼슘을 차츰 녹여내거나 뼈 속에 포함되어 있는 강인한 콜라겐까지도 절단해서 처리하거나 한다.

그것에 비해 뼈의 표면에 칼슘을 덧칠해서 강화시키는 골아(骨芽)세포는 조그맣게 생긴데다가 뼈를 깎는 파골세포의 4분의 1 정도의 작용밖에 하지 않는다.

　그러나 혈액 중의 칼슘량이 지나치게 늘어나거나 또는 운동을 계속하거나 해서 뼈에 부담을 주면 많은 골아세포가 총동원되어 부지런히 칼슘을 뼈에 칠해서 단단하게 만든다.

　반대로 혈액 중에 칼슘량이 충분하지 않을 경우나 뼈에 부담이 안 갈 경우는 재료 부족으로 인하여 골아세포는 일종의 휴업상태에 들어감으로써 일을 하지 않게 된다.

　따라서 뼈에 칼슘을 축적하기 위해서 일하는 골아세포는 칼슘 재료가 혈액 중에 많이 제공되었을 때라야 일을 잘 한다.

　그 이유는 완전히 밝혀진 것은 아니지만 혈액 중에 칼슘이 지나치게 늘어나면 몸에 좋지 않기 때문에 그것을 줄여서 혈액 중의 칼슘을 엷게 하기 위해서 뼈에 계속해서 칠을 하고 있다고 추정되고 있다.

　또한 뼈에 압력이 가해졌을 경우에 더욱 많은 칼슘을 계속해서 칠하면서 뼈를 원상복구시키는 것은 압력이 가해지는 뼈를 강화해 두지 않으면 인간이 동물로서 돌아다니고 활동하는 데 있어서 지장이 생겨 버린다고 몸이 본능적으로 자각하고 있기 때문이라고밖에 생각할 수 없다.

□ 인간에게 필요한 뼈의 분량은?

　얘기가 조금 다른 것 같지만 인간의 뼈의 무게는 평생을 유지시키는데 전체 몸무게에서 2.0~2.5킬로그램이면 충분하다고 설계되어 있는 것 같다.

　이 수치는 인간의 체중이 평균 50킬로그램이라고 했을 때,

뼈의 무게는 약 5퍼센트라는 얘기가 된다. 이는 인류의 진화역사로 볼 때, 더 이상 뼈가 무거우면 갑자기 적의 습격을 받았을 때 달아나거나 재빨리 도망치는 사냥감을 뒤쫓는데 불리했기 때문이 아니었나 싶다.

인류처럼 직립보행하게 되어 팔보다도 넓적다리나 정강이의 뼈가 강하지 않으면 살아가는 데 있어서 곤란하다고 생각되었는지 이들 뼈에 집중적으로 칼슘이 거듭 칠해져서 다른 뼈보다 무겁고 강해진 것이다.

그러나 반대로 평소부터 별로 몸을 쓰지 않는 사람의 뼈는 '그다지 강하지 않아도 되지 않을까, 무게를 조금이라도 가볍게 해서 걸을 때나 누워 있을 때에 부담을 줄여 주자'라는 자각작용이라도 하는 듯이 뼈로부터 칼슘을 깎아 버리는 것이다.

이것은 몸의 일부가 마비되었기 때문에 쓸 수 없게 되거나 치료를 위해 깁스 등으로 고정되어 있어 쓸 수 없게 되었을 경우에도 볼 수 있는 현상이다.

그러나 잘 생각해 보면 이와 같이 뼈를 가볍게 하려고 하는 몸의 기능은 하늘을 나는 새에게 있어서는 필요할지도 모르지만 영장류인 인간에게 있어서는 곤란한 문제다.

특히 첨단화된 의료기술과 사회복지에 의해 장수가 가능해진 우리들에게 있어서 뼈가 약해지는 일은 몹시 곤란한 것이다.

□ 뼈는 밤에 깎인다

뼈를 깎는 대형 셔블카(shovel-car) 같은 파골세포는 뼈가 별다른 부담을 받지 않고 안정되어 있으면 작용하기 시작하는데 이 대형세포는 게 다리처럼 생긴 삽을 수십 개나 갖고 있어 필요에 따라서 폈다가 오므렸다가 한다. 이 게 다리 같은 삽을 몇 개 펴고 몇 개 오므리고 있는지를 아침, 점심, 저녁으로 나누어 관찰한 학자가 있다.

그 학자의 보고에 따르면 몸을 사용하고 있는 낮에는 게 다리를 오므리고 작업을 쉬고 있지만 밤에 몸을 쉬고 있는 동안은 파골세포는 게 다리처럼 생긴 몸을 펴서 뼈를 깎고 있다.

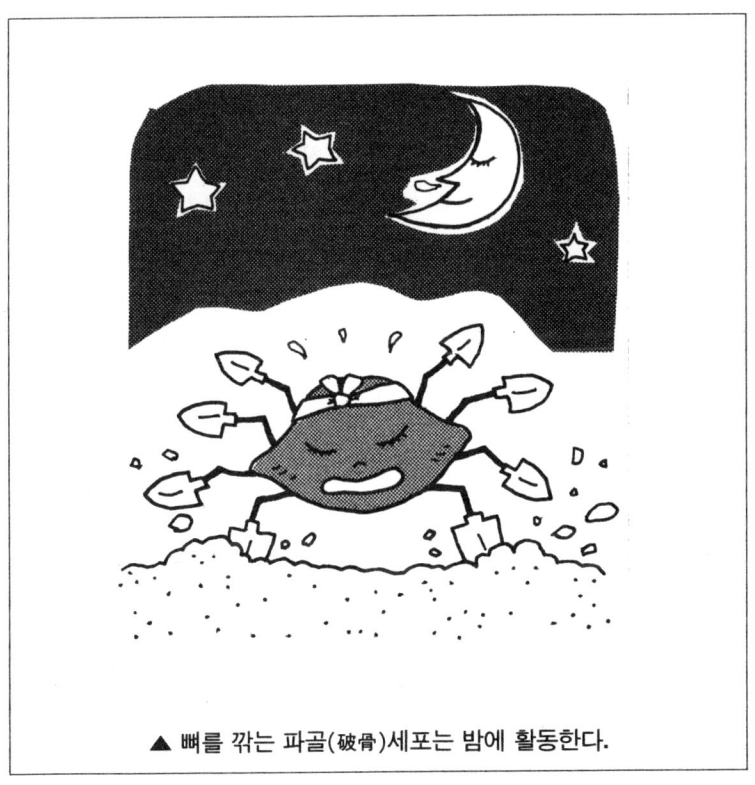

▲ 뼈를 깎는 파골(破骨)세포는 밤에 활동한다.

이러한 사실로 미루어 보아 뼈의 칼슘을 깎지 않고 원래 상태대로 두려면 밤중에도 마음대로 자지 못하고 몸을 움직이는 것이 골다공증을 예방하는 길이라고 할 정도로 극단적인 설명을 할 수 있다.

뼈를 깎는 파골세포의 역할은 몸을 가볍게 하기 위해서 뼈를 경량화하는 것과, 혈액 중의 칼슘이 적어졌을 경우에 뼈를 깎아서 칼슘을 혈액 중에 보충하는 것과 같이 두 가지이다.

이 혈액 중의 칼슘의 농도를 항상 일정하게 유지해 두는 역할이 뼈를 가볍게 하는 역할보다는 더욱 중요함은 나중에 다시 설명하기로 한다.

이상의 설명으로 단단한 뼈 속에서는 뼈로부터 칼슘을 깎아내는 파골세포와 뼈에 칼슘을 다시 칠하는 골아세포가 항상 경쟁해서 작용하고 있음을 이해하셨으리라고 생각한다.

따라서 운동부족 등으로 뼈에 부담이 적은 경우나 혈액 중의 칼슘이 적어졌을 때는 뼈가 약해지고 그 반대의 상황에서는 뼈가 강해진다.

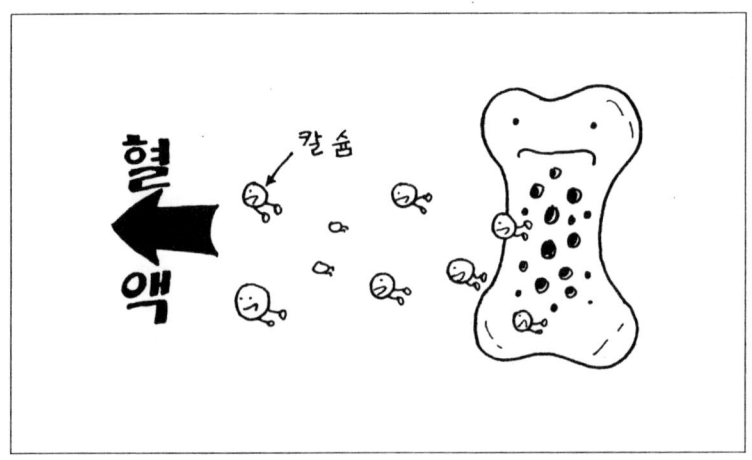

골다공증의 6가지 원인

□ 나이를 먹으면서 뼈를 깎는 작용이 심해진다

한편 뼈를 만드는 골아(骨芽)세포의 작용을 조사한 연구를 참고하면 젊은 사람의 세포가 더 활발하고 고령자의 골아세포는 원기가 없음이 나타난다.

하지만 뼈를 깎는 파골세포는 이상하게도 연령에 따른 활발성에는 큰 차이가 없다. 이 사실로 미루어 보았을 때 나이를 먹음과 함께 뼈가 깎이는 경향이 강해진다고 할 수 있다.

젊을 때는 파골세포인 대형 셔블카(shovel-car) 1대가 깎은 구멍을 골아세포인 소형차 4대가 운반해 온 칼슘(흙)으로 메워 주므로써 원상회복이 쉬운데 나이가 들면서 소형차가 차츰 고장나서 충분한 칼슘을 운반할 수 없어 여기저기에 채 메워지지 않는 웅덩이가 남아 있어서 골다공증으로 악화되는 상황이 발생한다.

이와 같이 뼈가 약해지는 가장 큰 원인으로서는 '나이탓' 즉, 고령이 되면 뼈를 만드는 세포의 작용이 나빠지는 점을 들 수 있다.

따라서 골다공증은 고령이 될수록 환자수가 늘고 뼈가 약해지는 정도도 강해진다고 하겠다.

□ 중요한 여성 호르몬의 작용

뼈를 깎는 세포와 만드는 세포에 영향을 미치는 두번째 문제로는 여성 호르몬과 남성 호르몬을 들 수 있다.

남성 호르몬은 단백질을 만드는 작용이 있기 때문에 근육을 강화한다.

강력한 근육이 뼈에 압박을 가함으로써 결과적으로 남성의 뼈를 강화하고 있는 것이다. 남성 호르몬은 청년기나 장년기에 많이 분비되고 그 후 고령이 됨과 동시에 다소는 줄어들지만 감소의 스피드는 매우 느리다.

이 때문에 남성은 나이를 먹어도 극단적으로 뼈가 약해지는 일은 없다.

여성 호르몬은 뼈를 만드는 세포의 작용을 원활하게 할 뿐만 아니라 뼈를 깎는 세포의 작용을 억제하는 기능을 담당한다. 또한 위장으로부터 칼슘을 전신으로 운반하는 비타민 D류를 늘리는 등으로 뼈의 약화를 막고 뼈를 강하게 유지하는데 크게 도움이 되고 있다.

그런데 여성 호르몬은 폐경과 더불어 극단적으로 감소하기 때문에 여성은 폐경 후에 급속도로 뼈가 약해져 간다.

또한 선천적으로 여성 호르몬의 분비가 적은 병(病)에 걸린 경우 등에는 뼈가 일찍부터 약해지며 또한 수술로 양쪽 난소를 모두 절제한 후에는 여성 호르몬이 분비되지 않게 되어 뼈가 더욱 약해진다.

□ 혈액 속의 칼슘량을 늘리기 위해서는

나이와 호르몬에 의한 영향에 이어서 세번째로 뼈에 큰 영향을 미치는 것은 뼈에 가해지는 부담, 즉 운동인데 이것에 대해서는 '제10장 뼈를 강화하는데는 적당한 운동이 필수적'이라는 부분에서 자세히 설명하기로 하겠다.

그리고 네번째로 영향을 주는 인자는 혈액 중의 칼슘량이다.

뼈를 깎아내는 파골세포의 활약을 저지해서 뼈에 칼슘을 다시 칠하는 작용을 재촉하기 위해서는 혈액 중에 칼슘이 풍부하게 있어야 제기능을 발휘할 수 있다.

그리고 혈액 중에 충분한 양의 칼슘을 고루 미치게 하기 위해서는 매일의 음식물 속에 충분한 양의 칼슘이 포함되어 있을 것, 칼슘의 소화·흡수가 좋을 것, 또한 소변으로 칼슘이 쉽게 손실되지 않을 것, 이 세 가지 조건이 충족되어야 한다.

이 세 가지 조건 중에서도 칼슘의 소화·흡수율에 대해서는 위산의 농도, 비타민 D의 양 등에 따라 변하는 것이 관례이지만 일반적으로 나이를 먹으면 섭취한 음식이 올바로 소화·흡수되는 비율이 낮아진다고 한다.

즉, 나이와 함께 뼈가 약해지기 쉬운 원인의 하나로서 뼈를 만드는 골아세포의 노화 외에 칼슘의 소화·흡수율이 저하하는 것을 꼽을 수 있다.

술이나 담배 등 기호품의 일부도 뼈를 약화시키고 있다.

대량으로 술을 마시면 칼슘 등의 영양소가 장관으로부터 흡수되기 어려워질 뿐만 아니라 빈 속에 술을 마셔서 술로 배를 채울 경우에는 몸에 좋은 영양소 대신 해로운 알콜 성분이 섭취됨으로써 뼈가 약해지는 것이다.

그러나 과음하지 않고 적당량의 술을 마신다면 식욕이 더해지고 소화·흡수도 좋아지기 때문에 뼈에 있어서는 오히려 바람직할 것이다.

흡연도 위장으로부터의 칼슘의 소화·흡수율을 저하시키고 또한 여성 호르몬의 분비를 억제하는 등 뼈를 약화시키는 것으로 보고되었다.

또한 인스턴트식품, 냉동식품, 청량음료수 중에는 인산을 포함한 식품 첨가물이 들어간 식품이 많은데 이것들도 역시 뼈를 약화시키고 있다.

□ 피할 수 없는 체질도 있다

지금까지 뼈에 있어서 불리한 조건이나 상황에 대해서 몇 가지 나누어 설명했지만 이런 이유 외에 또 한 가지 크게 영향을 미치고 있는 인자(因子)가 있다.

이것은 연령이나 여성 호르몬과 마찬가지로 큰 비율을 차지할 뿐만 아니라 경우에 따라서는 그 이상으로 중요한 원인이 되는 요소이므로 어쩌면 좀더 먼저 언급했어야 옳았을지 모르겠다.

그러나 이 인자는 너무나도 운명적인 요소이기 때문에 뼈를 강화시키려고 하거나 혹은 강화시키는 구조를 알려고 하는 사람들의 노력에 찬물을 끼얹었을지도 모르기 때문에 이렇게 가장 마지막에 지면을 할애하기로 한 것이다.

그 인자란 바로 체질(體質)이다. 가족, 특히 할머니 등이 골다공증이라는 진단을 받았거나 그 때문에 골절상을 당했다면 그 후손(특히 여성 쪽의 후손)들은 같은 체질을 유전적으로 물려받았을 가능성이 높다.

또한 이것 역시 체질과 관계가 깊지만 몸집이 날씬한 여성일수록 뼈가 약한 경향을 나타낸다.

이와 같은 체질이나 소인(素人)을 갖고 있는 사람은 평생의 문제이므로 젊을 때부터 뼈에 칼슘을 다시 칠하는 골아세포가 활발히 작용하도록 다른 사람보다 많은 노력을 하는 것이 중요하다.

□ 원인은 중복되는 경우가 많다

골다공증이 일어나거나 유발하는 원인을 정리하면 다음과 같다(그림 9).

① 나이를 먹으면 뼈를 만드는 세포의 원기가 없어지거나 칼슘이 위장에서 소화·흡수되기 힘들어져서 뼈가 약해진다.

② 폐경이나 수술로 난소를 제거해 버렸을 경우에는 여성 호르몬의 분비가 적어져서 뼈가 약해진다.

③ 평소 운동을 하지 않을 경우는 뼈에 가해지는 압박이 적어 뼈가 약해진다.

④ 음식물로 충분한 양의 칼슘을 섭취하지 않거나 음식물이 위장에서 충분히 소화·흡수되지 않으면 뼈가 약해진다.

⑤ 술, 담배, 화학첨가물이 많은 식품 등을 극단적으로 좋아하면 뼈가 약해진다.

⑥ 가족 중에 뼈가 약한 사람이 있는 경우 유전적으로 골다공증에 걸릴 체질이 되기 쉽다는 것이다.

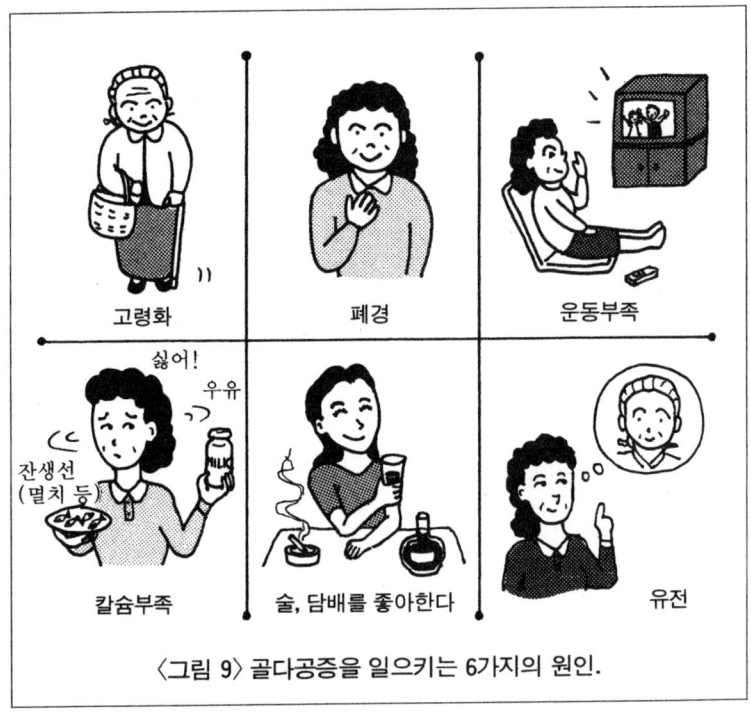

〈그림 9〉 골다공증을 일으키는 6가지의 원인.

이상의 6가지가 나이를 먹어 가는 것과 함께 많이 볼 수 있는 골다공증의 원인이다. 그러나 골다공증의 원인이 한 가지뿐이라는 경우는 오히려 드물다. 몇 가지의 원인이 중복되어 뼈를 약화시키고 있는 경우가 대부분이다.

따라서 한 가지의 원인에 철저하게 대처한다고 해서 그것으로 치료될 수 있다는 전망은 그다지 밝지 않다.
 이와 같은 복합적인 원인의 골다공증을 원발성(原發性) 골다공증 또는 일차성(一次性) 골다공증이라고 한다.

□ 다른 병이 원인이 되어 일어나는 경우도 있다

 일차적인 골다공증에 비해 훨씬 빈도는 낮지만 확실한 원인이 있어 그것이 뼈를 약화시키고 있는 경우도 있다.
 이와 같은 골다공증은 다른 어떤 일차적인 원인에 이어서 증세가 나타나기 때문에 이차성(二次性) 혹은 속발성(續發性) 골다공증이라고 한다.
 그 대표적인 경우로는 만성 관절류마티즘이나 신장병(네프로제)을 치료하기 위해 장기간에 걸쳐 부신피질 호르몬(스테로이드 호르몬)을 복용하고 있는 사람에게 일어난다. 실제로 네프로제 때문에 스테로이드 호르몬 치료를 받고 안정을 취하고 있는 어린이의 뼈를 뢴트겐 사진으로 보면 70~80대의 노인 뼈처럼 약해져서 부서져 있는 경우도 있다.
 그 외 속발성 골다공증에 걸리기 쉬운 사람으로서는 간암이나 신장의 기능이 저하해 있는 사람, 위나 장을 수술로 제거해 버렸기 때문에 몸 속에서 유용한 형태의 비타민 D를 만들 수 없거나 칼슘을 충분히 소화·흡수할 수 없는 사람을 들 수 있다.
 또한 양쪽의 난소를 모두 수술로 제거해 버린 사람이나 선천적으로 난소의 기능이 좋지 않기 때문에 여성 호르몬이 충분히 분비되지 않는 여성도 속발성 골다공증에 걸리기 쉬워진다.

수족의 마비 때문에 몸을 움직일 수 없는 상태이거나 심장이나 폐의 병 때문에 숨이 차거나 동계(動悸)가 일어나기 쉽고, 그 때문에 원활하게 움직일 수 없는 상태가 되어도 뼈가 부러지기 쉬워지는데 이것도 속발성 골다공증의 하나로 진단된다.

속발적으로 뼈를 약화시키는 병에 대해서 여러 가지 예를 들어 보았는데, 여성 호르몬 결핍에 대해서는 선천적인 결핍의 경우나 수술로 난소를 제거해 버린 경우와 같이 분명히 인과관계가 인정되는 경우에는 속발성 골다공증이라고 판단한다.

또한 원발성 골다공증의 원인으로 든, 폐경 후에 뼈가 약해지는 경우도 속발성 골다공증의 하나로 진단할 수 있다.

이처럼 생각하면 '원발성 골다공증'과 '속발성 골다공증'의 구별은 매우 애매해진다.

실제로 이 두 가지의 경계선은 명확하지가 않아서 둘 중 하나에 속하는 것으로 생각하면 그만이지만 대부분의 골다공증 중에서 굳이 속발성 골다공증을 분리해서 파악하고자 노력하는 것은 그 나름대로의 이유가 있다.

그것은 뼈를 약화시키고 있는 원인 중에서도 간단명료하게 원인을 알 수 있는 것은 그 나름대로 판별해서 정확하고 신속하게 치료해야 하기 때문이다.

따라서 원인이 간단명료해 보이거나 혹은 뭔가 한 가지의 원인을 제거함으로써 치유의 가능성이 보이는 골다공증을 '속발성 골다공증'이라고 명명하고 있다고 생각하면 골다공증의 원인을 파악하기가 보다 수월해질 것이다.

제3장

뼈를 강화시키는 여성 호르몬

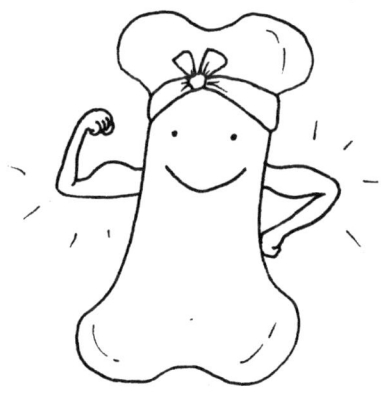

여성 호르몬이 뼈에 작용하는 구조

□ 왜 50대 이후의 여성에게 잘 걸리는가

골다공증이 일어나는 원인으로서는 연령 다음으로 큰 요인이 여성 호르몬의 결핍이다.

이것은 골다공증에 걸려 있는 사람이 고령자이고 더구나 압도적으로 여성에게 많은 사실로 미루어 볼 때 확실해 보인다.

도표와 같이 남성에게는 60세경부터 골다공증 환자가 증가하기 시작해서 80대가 되면 두 명에 한 명이 골다공증에 걸려 있다. 그런데 여성의 경우에는 50세경부터 골다공증에 걸리는 사람이 증가하기 시작해서 65세가 되면, 두 명에 한 명은 골다공증에 걸려 있다.

이 사실로 여성은 남성에 비하면 15년이나 빨리, 같은 나이 또래의 사람들의 반이 골다공증에 걸려 버린다는 것을 알 수 있다.

요즘 여성의 평균수명을 82세로 추정한다면 여성의 경우 두 명에 한 명은 65세부터 17년간 골다공증으로 인한 골절의 위험성에 노출된 채로 생활하고 있다는 계산이 된다.

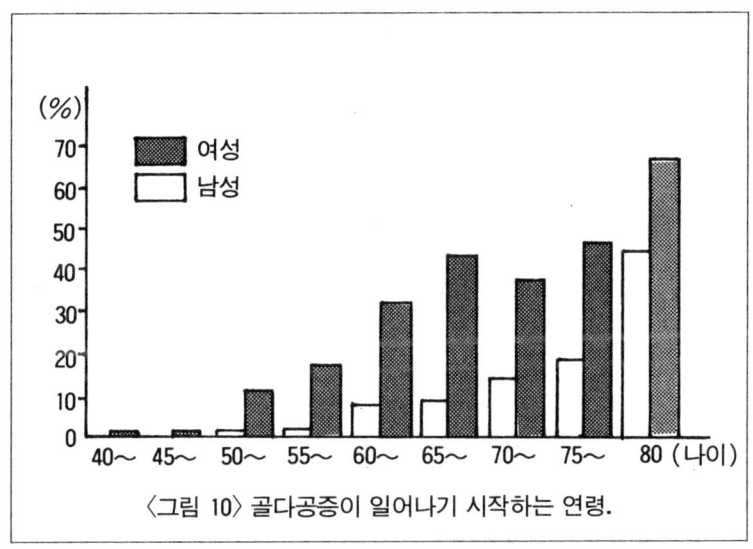

〈그림 10〉 골다공증이 일어나기 시작하는 연령.

한편 남성의 평균 수명을 76세로 추정할 경우 80세인 남성 두 명 중의 한 명이 골다공증에 걸려 있다고 해도, 평균수명을 넘고 있는 남성 그 자체의 수가 적기 때문에 환자수는 많지 않다.

이와 같이 남성의 경우는 골다공증에 걸리기 전에 천수를 누릴 수 있다.

같은 연대의 노인이라도 남성에 비해 여성이 골다공증에 걸리기 쉬운 까닭은 무엇일까.

20~30대 이후는 남녀 모두 뼈의 칼슘량이 눈에 띄게 감소하는 경향이 있는데 가장 많이 뼈에 칼슘을 축적해서 튼튼하게 해야 할 이 시기에 여성은 남성보다 20~30페센트나 저장이 적은 것이 큰 이유이다.

즉, 여성은 저장률이 적은 만큼 빨리 바닥나게 된다.

이와 같이 골다공증이 여성에게 많은 이유로써 젊을 때의 저장률이 적다는 점을 들 수 있는데 게다가 폐경으로 인한 여성 호르몬의 감소가 그것을 재촉하고 있는 것 같다.

□ **폐경 후에 뼈는 급속도로 약해진다**

대부분의 여성은 46~47세경부터 52~53세 사이에 자연스럽게 폐경을 맞는데 그 시기부터 뼈의 칼슘량이 급속도로 감소해 버린다고 알려져 있다.

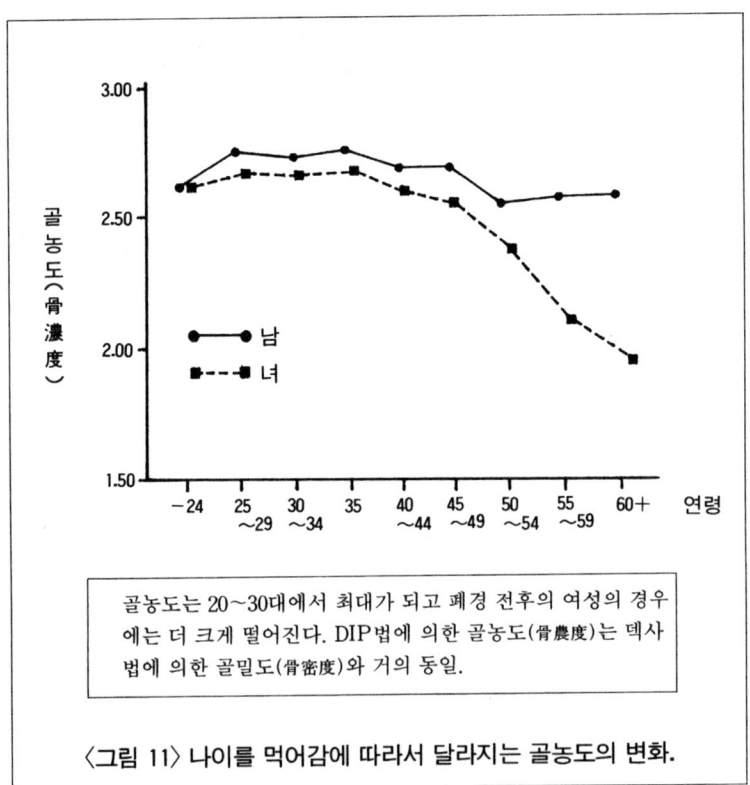

골농도는 20~30대에서 최대가 되고 폐경 전후의 여성의 경우에는 더 크게 떨어진다. DIP법에 의한 골농도(骨農度)는 덱사법에 의한 골밀도(骨密度)와 거의 동일.

〈그림 11〉 나이를 먹어감에 따라서 달라지는 골농도의 변화.

보통 뼈의 칼슘량은 1년 동안에 불과 1퍼센트 전후밖에 줄지 않는다고 한다.

그러나 폐경 후 5년간 정도는 2~3배, 때로는 5배 가까운 칼슘량이 갑자기 감소해 간다(그림 11).

재일교포로서 일본의 동경 시내에서 의사로 재직 중인 K씨가 몇 년 전 동경 시내의 한 양육원을 대상으로 하여 폐경 전후의 20년 간에 해당되는 나이의 여직원들의 뼈의 변화를 조사하였다고 한다.

이 조사에는 40세부터 60세까지의 간호사나 노인의 간호복지사, 사무원 등 약 100명의 여성이 피험자로서 참가했다고 하며 약 2년에 걸쳐서 허리뼈의 칼슘량을 3번 정도 측정했다고 한다.

K씨는 '덱사'라는 기계를 사용했는데 그것은 굉장히 가늘고 약한 방사선을 허리뼈의 끝에서부터 끝까지 빈틈없이 쪼여서 방사선이 얼마나 통과하기 어려운가로 뼈의 칼슘량을 재는 방법이다.

이 방법은 1인당 수분간에서 10분 정도의 시간이 걸린다는 단점도 있지만 허리의 뼈나 전신의 뼈의 칼슘량을 가장 정확하게 재는 최신 방법으로 세계적으로 널리 인정받고 있다.

K씨가 이 방법으로 조사한 약 100명의 여성들 중, 폐경 후 2년 이내의 사람들의 경우에는 급속도로 뼈가 약해지고 폐경 후 4~5년이 지난 여성들은 그 속도가 둔해져서 안정세를 나타내고 있었다.

□ 뼈가 약한 사람에게 일어나는 '칼슘 파라독스'

폐경이 일어나면 난소로부터 분비되는 여성 호르몬의 양은 이전에 비해 약 10분의 1 정도로 급격히 감소한다.

체내의 여성 호르몬의 양이 단기간에 급속도로 감소함에 따라서 이 감소와 함께 뼈의 칼슘량도 격감한다(그림 12).

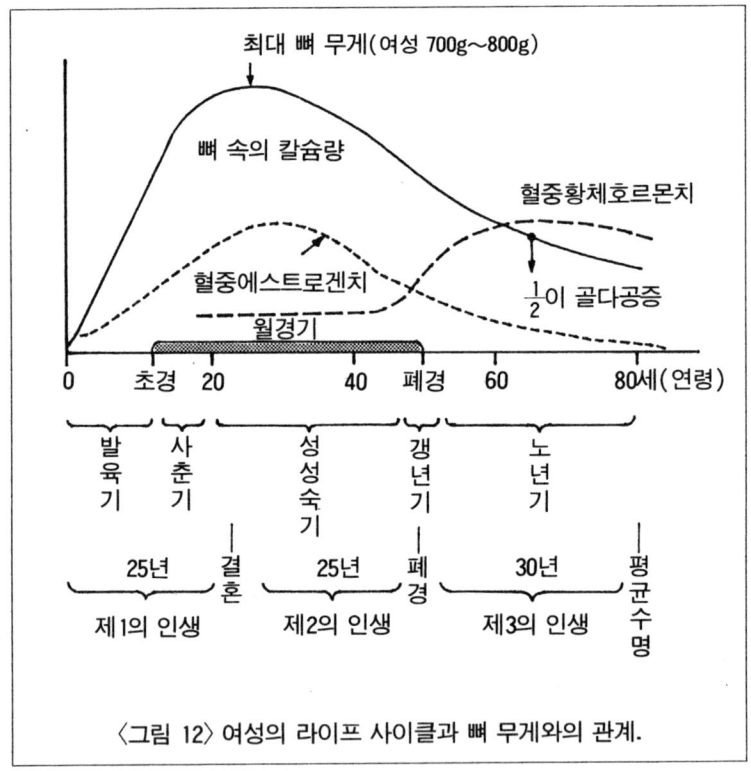

〈그림 12〉 여성의 라이프 사이클과 뼈 무게와의 관계.

K씨가 실시한 이 조사로부터도 여성 호르몬이 뼈를 강하게 유지하는데 중요한 역할을 담당하고 있음에 틀림없음을 확인할 수 있었을 것이다.

여성 호르몬에는 뼈가 약해지는 것을 억제하는 작용과 뼈가 강해지는 것을 돕는 작용이 있다고 알려져 있다.

우선 뼈가 약해지는 것을 억제하는 작용부터 설명하기로 한다.

인간의 혈액 중의 칼슘은 항상 일정한 농도로 유지되고 있어서 그로 인해 전신의 세포가 살아서 활동해 가는 것을 돕고 있다.

그러나 만일 혈액 중의 칼슘 농도가 낮아지면 아주 급하게 보급할 필요가 있다.

그때 마침 칼슘이 많은 식품을 많이 먹고 그 음식물이 장관에 남아 있으면 장 속의 칼슘을 열심히 빨아 올려서 혈액으로 운반하는 작용이 진행된다. 그러나 장 속에 칼슘을 포함한 음식물이 충분히 없는 경우가 많아 그 때문에 혈액 중의 칼슘이 적어진다.

그러면 몸은 목 전방에 있는 4개의 팥알 정도의 부갑상선에 명령을 내려서 부갑상선 호르몬을 분비시킨다.

이 부갑상선 호르몬의 작용은 강력해서 뼈를 깎는 삽 모양의 게다리 세포, 즉 셔블카(shovel-car) 모양의 파골세포를 부추겨서 뼈를 점점 더 깎게 함으로써 칼슘을 혈액으로 보내는 작용을 한다.

이 작용에서는 한 번에 너무나도 많은 칼슘을 녹여내기 때문에 그 주변의 어느 부분은 칼슘가루(라고 해도 액체 속이지만) 투성이가 되어 뼈와 가까운 혈관에까지 그 칼슘의 일부가 쌓여버리는 칼슘 분진의 공해를 불러 일으킬 정도이다.

□ 뼈가 지나치게 많이 깎이는 것을 막는 여성 호르몬

그런데 여성 호르몬에는 혈액 중의 칼슘 부족을 보충하기 위해서 뼈를 깎는 기능을 하는 부갑상선 호르몬의 대활약을 억제하는 작용이 있다.

혈액 중의 칼슘 함량이 다소 미달되더라도 지나치게 뼈가 깎이는 것을 방지하는 것이 여성 호르몬인 셈이다.

그 점을 조금 더 자세히 설명하자면 파골(破骨)세포에는 천적이 있다. 그것은 갑상선에서 분비되는 '카르티토닌'이라는 호르몬으로 이 호르몬이 혈액 중에 늘어나면 파골세포는 삽 모양의 게다리 세포(셔블카 모양의 파골세포)를 오므리고 활동을 중지하게 된다.

여성 호르몬이야말로 카르티토닌이 작용하도록 만들기 때문에 파골세포가 셔블(shovel ; 삽)을 오므린 채 가만히 있게 된다.

즉, 여성 호르몬이 카르티토닌이라는 호르몬의 작용을 도와서 뼈가 깎여 나가는 것을 막는 것이다.

이것이 뼈가 약해지는 것을 억제하는 여성 호르몬의 중요한 작용이라고 할 수 있다.

□ 여성 호르몬과 비타민 D의 관계

여성 호르몬이 뼈를 강화시키는 작용을 한다는 것은 비타민 D를 활약하기 쉽도록 탈피(脫皮)시킨다는 얘기이다.

비타민 D는 음식물로부터 체내에 받아들여지거나 햇빛을 쪼이면 피하지방에서 새로 만들어지거나 해서 체내에서 늘어나지만 비타민 D의 형태 그대로는 거의 작용하지 않는다. 비타민 D가 잘 활동하도록 다른 형태로 변화시키는 것을 탈피(脫皮)라고 한다.

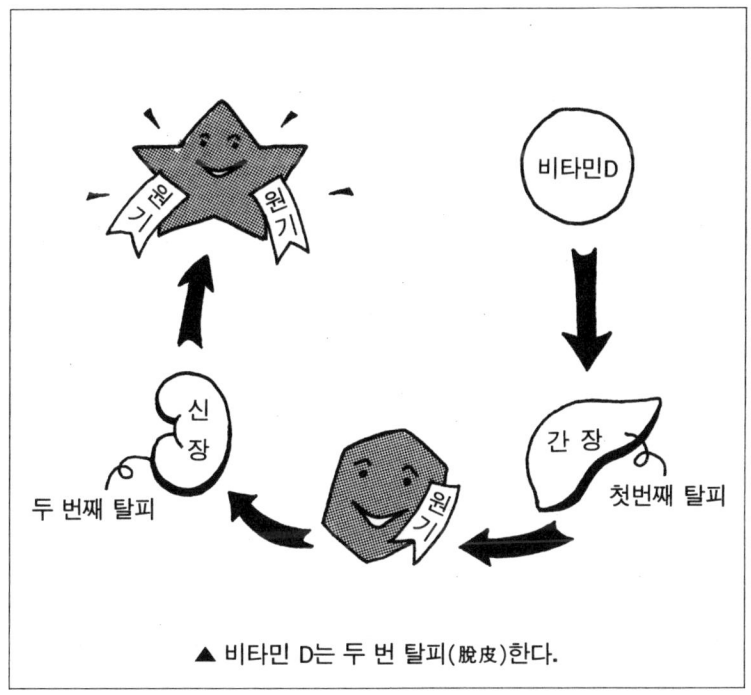

▲ 비타민 D는 두 번 탈피(脫皮)한다.

비타민 D의 작용은 음식물 속의 칼슘을 혈액 속에 다량으로 보내거나 뼈에 칼슘을 거듭 칠하는 소형 골아(骨芽)세포의 작용을 일반적으로 하고 있다.

이 작용을 순조롭게 하기 위해서는 비타민 D는 조금씩 형태를 바꾸어서 탈피, 즉 변화되어 나가야 한다.

비타민 D는 전신의 혈액을 흐르는 와중에 운 좋게 간장을 지났을 때에는 첫번째의 탈피를 하여 '원기왕성'이라는 레테

르를 한 개 붙이고 계속해서 신장(콩팥)을 지났을 때에는 두 번째의 탈피를 하여 원기왕성이라는 레테르를 두 개 붙인다.

두 번째 탈피가 끝난 비타민 D는 원래의 비타민 D가 갖고 있는 작용보다 1500배나 되는 강력한 작용을 하게 되는데 이 두 번째 탈피를 돕고 있는 것이 여성 호르몬이다.

이 사실로부터 여성 호르몬은 비타민 D의 작용을 활성화시켜서 몸 속에 칼슘을 받아 들이는 것을 돕거나 뼈에 칼슘을 다시 칠하는 것을 돕거나 함으로써, 뼈를 강하게 유지해 두는데 도움이 되고 있다는 것을 알 수 있다.

□ 뼈를 강화하는 작용

이상과 같이 뼈를 강화하는 여성 호르몬의 두 가지의 간접적인 작용은 10~20년 전부터 알려져 있었지만 1988년에 여성 호르몬이 뼈 세포에 직접 작용해서 뼈를 강화하고 있다는 것이 공식적으로 확인되었다. 이것이 바로 여성 호르몬이 하는 제3의 작용이다.

즉 여성 호르몬이 직접적으로 뼈를 깎는 대형 셔블카(shovel-car)와 같은 파골세포의 수를 줄이거나 뼈에 칼슘을 거듭 칠하는 골아세포의 수를 늘리고 있는 것이다.

많은 독자들은 호르몬이나 비타민 D에 작용해서 간접적으로 뼈를 강화하는 여성 호르몬의 역할과 직접적으로 뼈 세포에 작용하는 여성 호르몬의 역할이 뭐가 다른가? 하며 의아해 할지도 모른다.

그러나 뼈에 대해서 직접적으로 작용하고 있다는 것은 여성 호르몬이 일반적으로 생각되고 있었던 것 이상으로 뼈에 관한 한 강력한 원조자였다는 뜻이다.

또한 이 사실로부터 여성 호르몬의 결핍이 골다공증 발병과 관계가 있다는 확실한 증거를 얻을 수도 있다.

지금까지 말해 온 기초적인 연구결과나 폐경 후에 여성 호르몬의 분비가 감소하는데 비례해서 뼈의 칼슘량이 감소하는 것 등을 미루어 볼 때 여성 호르몬이 골다공증 발병과 예방에 얼마나 큰 영향력을 미치는지를 알 수 있으리라고 생각한다.

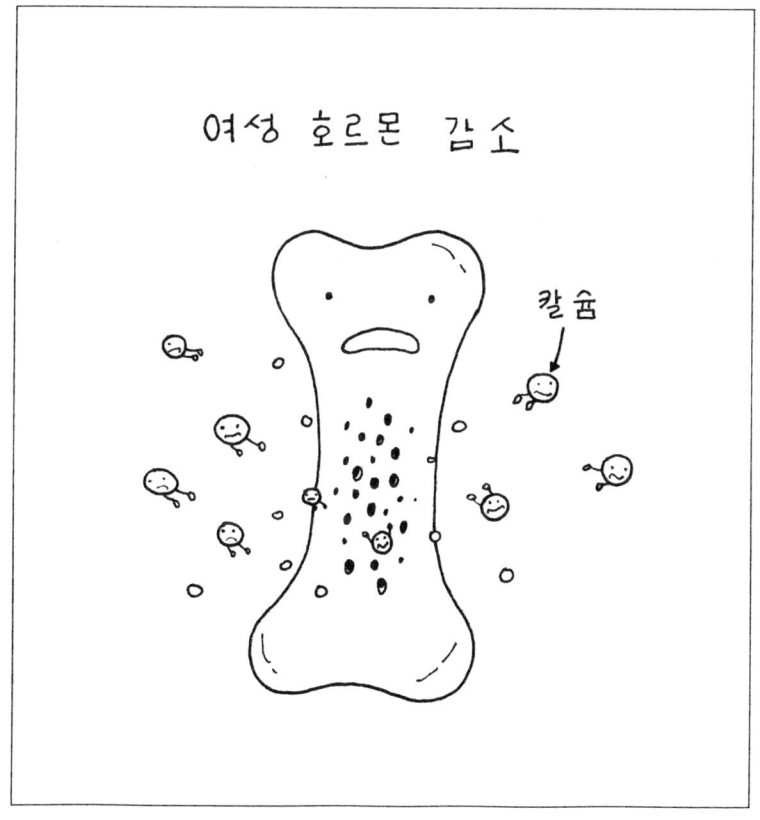

여성 호르몬이 분비되지 않을 때

□ **난소를 수술로 적출했을 경우**

여성 호르몬의 분비와 관련된 사항으로써 폐경 외에 수술로 난소를 적출한 사람이나 선천적으로 난소의 기능이 좋지 않은 사람에 대해서 설명하겠다.

산부인과 병, 가령 자궁근종 때문에 자궁을 떼어 버리는 수술을 받았을 경우는 당연히 월경이 없어진다.

그러나 대부분의 경우는 난소를 그대로 남기기 때문에 여성 호르몬은 계속 분비되어 골다공증을 일으키는 일은 없다. 때로 양쪽의 난소 중 한쪽을 제거해 버리는 경우가 있을지도 모르는데 다른 한 쪽이 남아 있으면 충분한 양의 여성 호르몬이 분비되기 때문에 이 경우에도 큰 문제는 없다.

그러나 난소 종양이나 자궁암 때문에 양쪽의 난소를 제거해 버릴 수밖에 없을 때도 있다.

이 경우에는 여성 호르몬이 거의 분비되지 않기 때문에 골다공증에 걸리기 쉽게 된다고 하겠다. 이와 같은 상태를 '인공폐경'이라고 해서 수술을 하는 의사는 양쪽의 난소를 제거하자마자 당연히 여성 호르몬이 분비되지 않게 된다는 사실을 가르쳐 주고 경우에 따라서는 여성 호르몬을 보충하는 치료법을 시작할 것이다.

□ 난소의 기능이 좋지 않은 경우

선천적으로 난소의 기능이 좋지 않은 사람도 있다. 난소의 기능이 좋지 않아 여성 호르몬의 분비량이 적어지면 월경이 불순해지거나 몸매 등에 여성다움이 사라지거나 임신·출산을 하기 어려워진다.

그러나 월경이 불순하거나 임신하기 어렵다고 진단이 되는 경우에는 여러 가지 원인이 있으므로 반드시 여성 호르몬의 결핍이라고 단정할 수는 없다.

따라서 젊을 때부터 이와 같은 특징이 보여지는 경우는 산부인과 의사의 진찰을 받거나 정확한 검사를 받는 등으로 조처를 하여 그 원인에 대해서 확실한 진단을 받는 것이 골다공증의 예방뿐 아니라 앞으로 건강한 생활을 보내는데 있어서 유익하다고 여겨진다.

□ 스트레스는 어째서 좋지 않을까

선천적인 체질 외에 난소의 염증 등으로도 여성 호르몬의 분비량이 감소하는 경우가 있다. 또한 강한 정신적인 스트레스나 쾌감·불쾌감에 의해서도 여성 호르몬의 분비에 변화가 일어난다.

가령 고민거리나 공포감 등이 원인이 되어 식욕이 저하하거나 늙거나 하면 여성 호르몬의 분비량이 적어지는 경우도 있다. 또한 반대로 인기 절정의 탤런트처럼 항상 주목과 갈채를 받고 있으면 여성 호르몬이 많이 나와서 점점 더 아름다워진다는 사실이 경험적으로 알려져 있다.

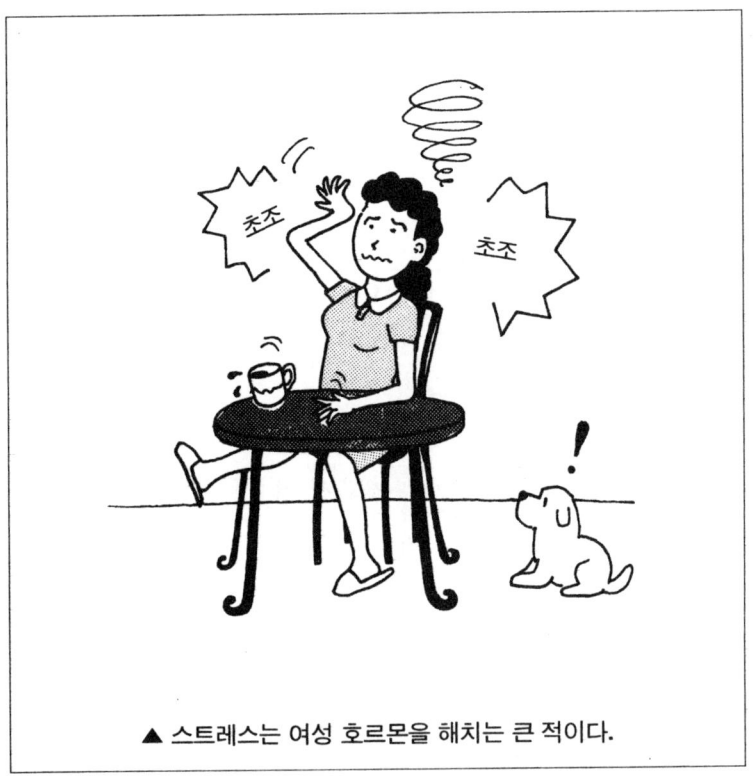

▲ 스트레스는 여성 호르몬을 해치는 큰 적이다.

정신상태가 신체에 영향을 나타내는 것은 단순히 기분 탓이기 때문에 정말로 신체가 영향을 받지는 않을 것이라고 생각하는 사람이 있을지도 모른다.

그러나 뇌 신경의 말단에서 호르몬이 분비된다는 사실이 알려져 있고 또한 거기에서는 사람을 황홀하게 하는 마약 같은 작용이 있는 호르몬이 분비되고 있다는 사실도 알려져 있다.

이와 같이 정신상태가 호르몬 분비 등을 통해서 신체에 영향을 미치고 있는 것은 '사실'이며 결코 '기분탓'이 아니다.

여성 호르몬의 분비량도 정신상태를 반영해서 증가하거나 감소하므로 걱정거리나 불안, 스트레스가 쌓이면 여성 호르몬의 분비량이 줄어들 가능성이 높다.

이와 같은 현상이 일어나는 까닭은 불안한 상황이 임박하고 있을 때에는 여성으로서의 기능을 보류하고 우선 생체 기능을 유지하기 위해서 몸이 태세를 갖추기 때문이다.

젊은 여성이 다이어트에 지나치게 몰두해서 월경이 멈춰 버리는 경우가 있는데 이것도 영양이 부족한 상황에서는 여성이라기보다 우선 생물로서 생존해 나가기 위해서 월경을 멈춘다는 자기방어 반응을 일으키고 있기 때문으로 알려져 있다.

□ 여자 마라토너는 뼈가 약하다?

이와 같은 정신적인 압박 혹은 식사 제한 때문에 월경 주기가 달라지거나 무월경 상태가 계속되는 경우로써 여자 마라토너를 들 수 있다.

일류 여자 마라토너는 42킬로미터의 거리를 2시간 반 정도 걸려서 주파해야 하기 때문에 상당한 정신적 압박을 받는다. 42킬로미터의 간격을 약 50킬로그램의 인간을 보다 빨리 이동시키기 위해서 필요한 최소한의 근육만 남겨야 하기 때문에 체중이 가벼운 쪽이 보다 효율적이고 유리하다.

선수는 이 이론에 근거해서 감량을 인내해야만 한다. 그런 고통이나 과도한 주행 때문에 여성 호르몬의 분비량이 줄어들어 월경이 불규칙하게 되거나 무월경이 되거나 한다.

이와 같은 이유 때문에 여성 호르몬 분비가 불규칙하거나 저조해지므로 여자 마라토너의 경우는 같은 연대의 운동을 하지 않는 여성보다도 뼈가 약해진다는 사실이 밝혀졌다.

그리고 뼈가 약한데도 매일같이 달릴 때마다 다리나 골반뼈에 압박이 반복되므로 뼈가 지쳐서 금이 간다. 이것을 '피로골절'이라고 하는데 이 상태에서는 아파서 달릴 수 없기 때문에 결국 휴식을 취해야만 정상으로 되돌아갈 수 있게 된다.

운동도 지나치게 하면 뼈에 오히려 좋지 않다는 얘기는 여성 호르몬이 관여하고 있기 때문이다.

따라서 같은 일류 선수라도 지구력을 필요로 하는 운동에서는 여성 호르몬 분비에 이상 증세가 나타나지만 단거리 경주 선수 중에는 월경 이상을 일으키는 여자 선수가 적다는 것을 알 수 있다.

하물며 즐기면서 게임을 하는 정도의 아마추어 스포츠라면 조금 지나쳐도 뼈의 강도에 관해서는 전혀 걱정할 필요가 없다.

따라서 우리와 같은 일반인의 경우 운동을 지나치게 하면 오히려 뼈가 약해진다는 얘기는 그저 과장된 소문이라고 생각해도 무방할 듯하다.

□ 뚱뚱한 여성은 골다공증에 잘 안 걸린다

비만은 고혈압, 당뇨병, 동맥경화 등 내과질환에 걸리기 쉽게 할 뿐만 아니라 무릎 관절이나 허리뼈의 노화를 재촉하고 게다가 몸이 말을 잘 안 듣게 되었을 때에는 간호하는 가족을 더욱 힘들게 하기 때문에 좋을 것이 하나도 없다.

지나친 비만이 몸에 좋은 것은 중증의 감염증이나 악성종양 등으로 식사를 못할 때에 다소 오래 버틸 수 있다는 점, 정도 일 것이라고 생각되고 있다.

그런데 조금 의외의 정보로써 뚱뚱한 사람은 골다공증에 잘 안 걸린다는 사실이 알려졌다.

그 이유로서는 지금까지 뼈에 압박이 가해지면 가해질수록 뼈가 강해진다는 사실로부터 뚱뚱한 사람은 마른 사람보다도 보다 많이 뼈에 부담을 주므로써 뼈가 보다 단단해질 수 있다고 믿기 때문이다.

사실 뚱뚱한 사람의 경우 나이를 먹어도 허리나 허벅지뼈 등, 체중이 실리는 뼈가 쉽게 약해지지 않는다는 사실이 알려져 있다.

그러나 자세히 관찰해 보면 같은 연령의 표준체중의 여성에 비해 비만 여성의 경우는 체중이 실리지 않는 팔 등의 뼈의 칼슘량도 다소 많다는 것을 알 수 있다.

이렇게 되면 비만 여성의 뼈의 강도는 중력만으로는 설명이 안 되기 때문에 그 이유에 대해서 여러 가지로 연구되었다.

그 결과 피하지방으로부터 여성 호르몬과 비슷한 물질이 만들어짐을 알아냈다.

여성 호르몬의 기능은 폐경 후의 여성이라도 조금은 남아 있다고 한다. 그러나 비만 여성의 경우는 좀더 남아 있어서 이것이 골다공증을 예방하고 있는 것이다.

의학적으로는 신체에 대적(大敵)인 비만이 골다공증 예방에 있어서만은 아군이었던 것이다.

그러나 종합적으로 볼 때 비만 체질이라도 가능하면 표준체중의 10퍼센트를 조금 넘는 정도여야 적당하며 그 정도 비만 수준일 때에라야 질병 예방, 장수, 골절 예방(골다공증 예방)에 효과적이라고 할 것이다.

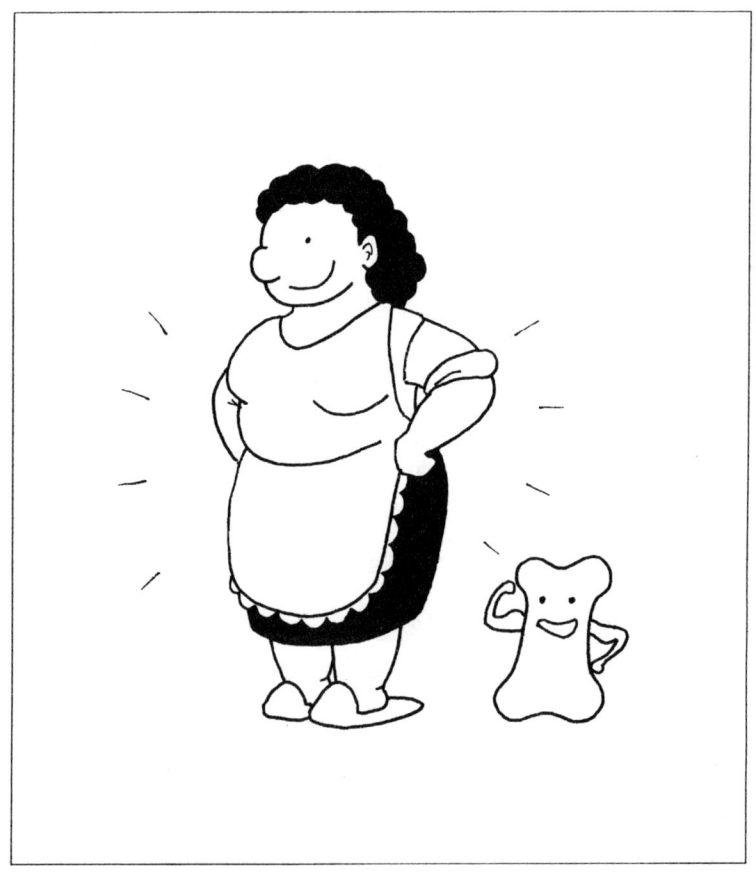

제4장

뼈의 두 가지 역할

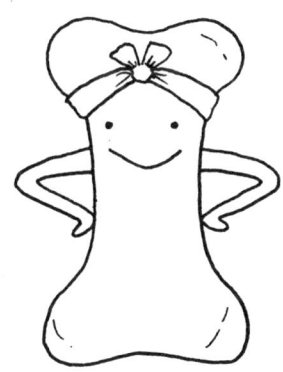

강한 뼈를 위해 필요한 칼슘량

□ 칼슘의 본래 모습이란

 단단함을 자랑하는 뼈가 중요한 뇌나 심장을 지키고 다리나 허리 속에 지팡이나 기둥 같은 형태로 들어가 있어 몸을 지탱하는 작용은 표면상의 기능이고 숨겨진 진짜 기능은 칼슘을 축적해 두는 것이다.
 일반적으로 아기는 태어났을 때 약 28그램의 칼슘을 모친으로부터 물려받아 그것을 밑천으로 하여 성장하면서 점차 전신의 뼈의 칼슘량을 늘려가서 20~30대에 가장 많이 칼슘을 축적한다.
 그렇다면 어째서 인간은 뼈에 칼슘을 축적해야 하는 것일까?
 그 해답을 얘기하기 전에 칼슘은 어떤 물질인가를 먼저 설명하기로 한다.
 평소 우리들이 볼 수 있는 것으로 칼슘을 많이 포함하고 있는 물질을 들면 달걀껍질, 조개껍질, 생선뼈, 석고 등이다.
 달걀껍질이나 조개껍질은 칼슘과 탄산가스가, 생선뼈는 칼슘과 인산이, 석고는 칼슘과 황산이 결합된 것이다.

　이들 칼슘을 많이 포함하는 물질은 희고 단단하다는 공통점이 있다.

　또한 모든 칼슘은 산(酸)과 결합하고 있다. 원래의 모습은 보이지 않는 칼슘도 산을 만나면 곧 커플이 되어 모습을 나타내는데 칼슘만으로는 사람 앞에 나타나지 못하는 부끄럼쟁이인 것 같다.

　따라서 대부분의 사람은 칼슘 그 자체의 본래 모습을 모르고 산과 커플이 되어 단단히 결합되어 있는 모습밖에 모른다. 이들 커플로부터 칼슘만을 떼어 내려고 하는 경우에는 뼈나 달걀껍질을 산(酸)에 담궈 주는 등으로 산(酸)과 접촉시키는 것이 제일이다.

　원래 산을 좋아하는 칼슘이기 때문에 탄산이나 인산보다도 초산 쪽에 매력을 느끼기라도 한 듯이 쉽게 녹아 내린다.

　이런 이유로 앞에서도 말했듯이 달걀껍질이나 산에 저린 잔생선의 뼈는 부드러워져 버리게 되는 것이다.

□ 혈액 중의 칼슘 농도는 항상 일정

　칼슘이 산을 좋아한다고 해도 그 용해되어 나오는 속도나 양은 그다지 빠르거나 많지 않다. 하물며 인간의 혈액에 녹아 있는 칼슘의 양은 더욱 작다.

　인간의 혈액에는 100㎖에 약 9.5㎎ 전후의 칼슘이 녹아 있다. 알기 쉽게 환산하자면 1리터 병에 담긴 혈액에 1g의 10분의 1에 해당하는 칼슘량이 녹아 있다는 계산이 된다.

이 작은 양의 칼슘이 생명을 보장할 만큼 중요한 역할을 담당하고 있다.

이 혈액에 녹아 있는 칼슘량은 항상 일정하다고 한다. 일상의 진찰에서도 혈액 중의 칼슘이 100㎖당 9.5mg보다 1mg 이상 많아지는 사람도, 1mg 이상 적어지는 사람도 거의 없다고 한다.

몸 속의 성분 중에서 이만큼 일정하게 유지되고 있는 것은 드물다. 참고로 혈액 중의 단백질이 100㎖ 속에 8.5g인 사람도 있지만 5.5g인 사람도 있다.

또한 적혈구의 수도 1입방㎜당 550만 개인 사람도 있지만 350만 개인 사람도 있다. 단백질이나 적혈구가 좀 적은 사람은 체력이 약해서 얼굴이 창백하지만 그 때문에 당장 생명이 위협받는 일은 없다.

하지만 만일 의사가 혈액 중의 칼슘이 20～30퍼센트나 진해지거나 옅어진 사람을 보면 급히 서둘러서 그 원인을 조사해서 치료하려고 노력한다.

그만큼 인간의 혈액 중의 칼슘의 농도는 항상 일정한 편이며 또한 일정해야만 한다.

이것을 좀더 전문적으로 말하자면 '혈액 중의 칼슘 농도 항상성 유지기구' 또는 '칼슘 농도의 호미오스테이시스(homeostasis)'라고 한다.

왜, 어떻게 칼슘 농도는 일정하고 그것이 생명을 유지하는데 도움이 되고 있는 것일까?

다음은 그것에 대해서 알아 보기로 한다.

□ 대소변으로 버려지는 칼슘

　혈액 중의 칼슘은 음식물 속의 칼슘을 소화, 흡수함으로써 증가해 간다.

　그러나 너무 지나치게 증가했을 경우나 역할을 다 끝냈을 경우에는 대소변으로, 극히 일부는 땀과 함께 체외로 배출되어 버린다.

　이와 같이 칼슘은 입으로 들어간 후 대변과 소변 및 땀이라는 세 군데의 출구로 빠져 나간다. 이 세 군데로 나가는 칼슘량과 들어오는 칼슘량이 조정되고 있기 때문에 비로소 혈액 중에는 거의 일정량의 칼슘이 유지되고 있다.

　여기서 문제가 되는 것은 매일의 대소변에 항상 150~200mg의 칼슘이 버려지고 있다는 점이다.

　신체에 있어서 중요한 칼슘이 어째서 매일 버려져야 하는지는 잘 모르겠지만 아마도 역할을 끝낸 칼슘일 것이다.

　몸 밖으로 나가는 칼슘량이 매일 150~200mg으로 일정하다면 몸 속으로 들어오는 칼슘량도 일정량이거나 혹은 그 이상이어야 한다.

　그러나 누구나 매일 일정량의 칼슘을 먹을 수 있다고는 할 수 없다.

　만일 칼슘을 음식으로 충분히 섭취할 수가 없어 혈액 중의 칼슘의 농도가 옅어지는 그런 사태가 되면 그때는 목 앞쪽에 있는 4개의 팥알 크기만한 부갑상선이 이것을 알아차리고 부갑상선 호르몬을 분비한다.

　이 부갑상선 호르몬이 뼈 표면에서 자고 있는 대형 셔블카

(shovel-car)와 같은 파골(破骨)세포를 흔들어 깨운다.

이로써 파골세포는 뼈를 깎아 칼슘을 혈액 속으로 보내는 것이다.

부갑상선 호르몬은 뼈를 깎아서 혈액 속으로 칼슘을 보낸다는 안이한 방법뿐만 아니라 소변에 버리는 칼슘량을 엄격하게 다시 체크해서 버리지 않아도 되는 것은 몸에 남겨 두어 보존케 하는 노력도 한다.

이와 같이 해서 혈액 중의 '칼슘 농도 항상성 유지기구'를 활동시키고 있다.

그러나 이 기구의 일부에 칼슘 저장고로써 짜여져 있는 뼈는 한계가 있다. 대형 셔블카와 같은 파골세포로 깎아 가면 그 사이에 바닥이 나버린다. 이 상태가 골다공증이라는 것이다.

그런데 보통 전신의 뼈에는 어느 정도의 칼슘이 저장되어 있는 것일까?

□ 최대 골량(骨量)이란?

아기는 태어났을 때 약 28그램의 칼슘을 전신의 뼈에 저장하고 있다.

이것은 체중의 약 100분의 1에 상당한다. 성인이 체중당 약 50분의 1의 칼슘량을 저장하고 있는데 비하면 적은 편이지만 10개월 전, 거의 제로 상태에서 출발한 정자·난자의 결합이 단기간에 28그램이라는 칼슘 덩어리를 만들어 버리는 호르몬 구조를 생각하면 놀라움을 느낄 것이다.

혈액 중의 칼슘을 늘릴 때 결정적인 역할을 하는 부갑상선 호르몬과 비슷한 물질이 자궁 속에서도 작용하여 모친의 혈액 중의 칼슘을 태아의 혈액 중으로 자주 옮겨 가고 있다.

그 때문에 모친의 혈액에 비해 태아의 혈액 중의 칼슘은 약간 진해져 있어서 이것이 급속도로 뼈가 만들어지는데 도움이 되고 있는 것 같다.

이상과 같이 해서 아기는 태어났을 때에 약 28그램의 칼슘을 뼈 속에 저장하고 있지만 그 후 모유나 이유식 등을 섭취하는 양이 늘어나면서 뼈 속의 칼슘량의 저장도 늘어간다.

어린이는 뼈의 칼슘량의 증가와 체중의 증가가 거의 비례하여 성장하는 편인데 이 비례가 무너지는 시기가 사춘기이다. 사춘기에서는 신장도 체중도 정지에 가까운 상태가 되는데 그 후도 뼈의 칼슘량은 계속해서 증가한다.

그리고 20~30대에 전신의 뼈에 가장 많은 칼슘을 저장하는데 그때의 뼈의 상태를 '최대 골량(最大骨量)'이라고 한다.

최대 골량이 되는 시기에 대해서는 대강 20~30대라고 했지만 정확히 몇 살인지에 대해서는 연구 보고자에 따라 미묘하게 다르다. 최대골량의 시기는 개개인마다 다르고 또한 조사대상자들의 라이프 스타일에 따라서도 달라지는 것을 충분히 생각할 수 있다.

그러나 관련 분야의 의사들의 임상 결과로는 남성은 30세 전후, 여성은 40세 전후에 최대골량을 나타내며, 남성에 비해 여성이 최대골량에 다다르는 나이가 다소 느린 편이라고 한다.

여성이 남성에 비해 사춘기를 2~3년 빨리 맞는다는 점을 생각하면 신으로부터 물려받은 여성의 종족 보존의 목적에 부응하기 위해서인지 여성은 몸이 충실한 시기를 상당히 오래 유지하고 있게 된다.

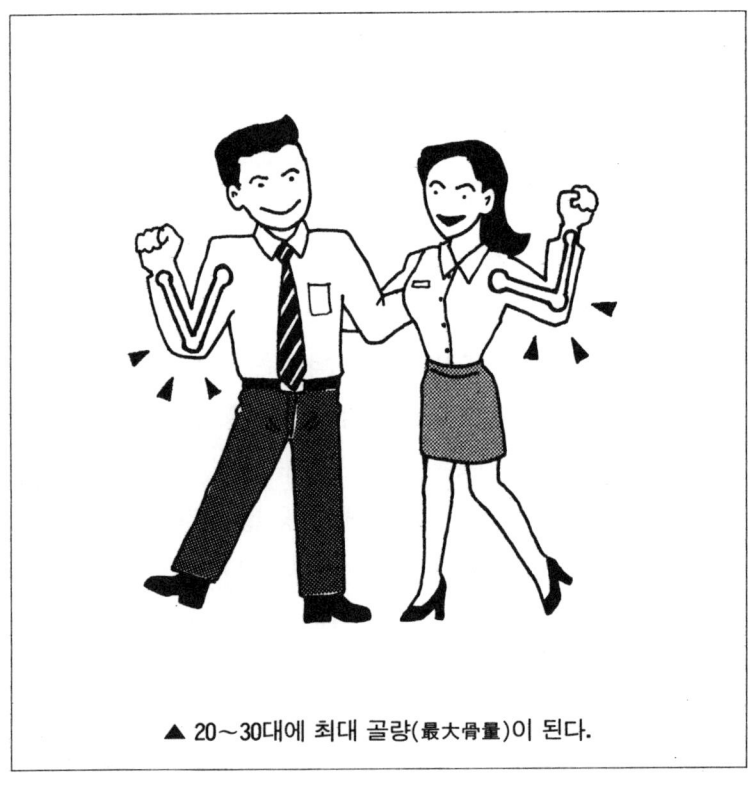

▲ 20~30대에 최대 골량(最大骨量)이 된다.

□ 여성의 최대 골량(骨量)은 700~800그램

최대 골량의 시기에 남성의 경우는 전신에 약 1000그램의 칼슘이 저장되어 있지만 여성의 경우는 20~30 퍼센트가 부족한 700~800그램밖에 저장되어 있지 않다.

이것은 여성이 남성에 비해 골격이 작고 뼈가 가는 경향이 있기 때문이다.

여성의 최대 골량이 남성에 비해 20~30퍼센트 가량 적다는 사실이 나중까지 영향을 미쳐서 여성이 골다공증에 걸리기 쉬운 원인의 하나가 되고 있다.

여성은 남성에 비해 식사량이 적고 활동성이 적다는 점도 여성의 골다공증에 영향을 미치고 있는 것 같고 더욱이 그 구체적인 원인을 따져 본다면 아무래도 여성이 갖고 있는 소인이라고밖에 할 수가 없다.

여성의 신체는 뼈를 강화하는데 유용한 여성 호르몬을 분비하고 있는데 남성의 경우는 남성 호르몬의 분비로 근육이 강해지고 활동적이 되는 것을 통해서 뼈를 강화하고 있다.

따라서 여성도 남성처럼 근육을 키워서 강화하고 활동적이 되면 뼈가 강해진다.

그러나 여성 호르몬의 장에서도 말했듯이 월경이 불규칙해지거나 멈춰 버릴 정도까지 격렬하게 몸을 단련하면 역효과라는 사실은 잘 알려져 있다.

또한 최대 골량을 설명할 때 체내의 칼슘량이라고는 표현해도 절대 뼈의 칼슘량이라고 표현하지 않았던 까닭은 현재 사용되고 있는 칼슘량의 계측기로는 신체로부터 뼈만을 꺼내어 칼슘량을 계측할 수가 없기 때문이다.

'덱사'라는 계측기를 사용하면 머리 꼭대기에서부터 발끝까지 전신의 칼슘량을 계측할 수 있는데 그것으로 계측된 칼슘량의 99퍼센트는 뼈에 포함되어 있고 나머지 1퍼센트만 근육이나 혈액 등 뼈가 아닌 다른 부위에 남아서 대개는 물에 녹은 상태로 분포되어 있다.

물에 녹아 있는 칼슘의 농도는 일정하고 또한 전신의 1퍼센트에 불과하기 때문에 전신의 칼슘량은 거의 뼈의 칼슘량이라고 생각해도 좋다고 할 수 있다.

□ 골량(骨量)이 500그램 이하인 경우는 요주의

전신의 칼슘량은 최대 골량을 나타내는 20~30대의 경우 남성은 약 1000그램, 여성은 약 700~800그램을 나타내는데 그 후 많은 사람을 관찰하면 나이를 먹으면서 평균적으로 칼슘량이 줄어들어 간다.

여성은 폐경 직후에 갑자기 칼슘량이 줄어든다는 얘기는 이미 했지만 전신의 칼슘량이 최저 한계로 떨어지게 되면 등이나 허리의 뼈가 부서지거나 손이나 다리를 골절하는 등의 증상이 나타난다.

뼈에 이와 같은 증상이 나타날 만큼 약해지는 것은 전신의 칼슘량이 몇 그램 정도까지 적어진 상태일까?

이것에 대해서는 연구자에 따라 그 견해가 조금씩 다르다.

그러나 뼈에 가장 많은 칼슘량을 저장하고 있는 20~30대의 100명 중 칼슘량이 낮은 쪽부터 세어서 한두 번째에 해당하는 사람은 뼈가 부러지기 쉽게 되어 있다는 것이 일반적인 의견이다.

이런 상태가 전신 칼슘량의 몇 그램에 해당하느냐에 대해서는 일정한 의견은 없지만 대강 그 기준으로써 남성의 최대골량의 약 2분의 1, 즉 500그램 이하가 골절되기 쉬운 상태라고 생각해도 좋을 것 같다.

뼈에서 칼슘량이 줄어들어서 위험한 상태가 되기 쉬운 사람은 최대 골량시의 칼슘량의 축적이 적은 데다가 폐경기 이후 급속도로 뼈가 약해지기 쉬운 사람이기도 하다. 50세를 넘으면 골다공증이 증가하기 시작해서 65세경이 되면 약 50퍼센트의 여성에게, 80세가 되면 약 70퍼센트의 여성에게 볼 수 있다.

한편 남성은 최대 골량이 많은데다가 폐경이라는 사건이 없기 때문에 나이를 먹어도 완만하게 뼈의 칼슘량이 줄어들어 간다. 따라서 남성은 60세를 넘어 골다공증이 늘어나기 시작해서 80세가 되어서야 비로소 약 50%의 남성들에게 골다공증의 위험이 부각되는 것이라고 하겠다.

□ 칼슘의 상실이 빠른 사람

골다공증의 발생을 전신의 칼슘량에서 설명하지만 이상과 같이 남녀 간에 차이를 볼 수 있는 것이 일반적이다.

좀더 자세히 분석하면 젊었을 때의 축적이 적었기 때문에 골다공증에 걸렸다는 경우도 있다.

젊을 때부터 별로 활동적이지 않고 체격이 마른 사람이 여기에 해당한다. 옛날부터 흰 피부, 버드나무 같은 허리, 호리병 모양의 연약한 몸매를 지닌 여성들이 바로 그렇다.

여기에는 체질, 가계(家系)라는 유전적인 소인이 관계되는 부분이 클지도 모르지만 본인의 라이프 스타일의 개선이나 노력 여하로 상당 부분은 회복할 수 있다.

한편으로는 젊을 때에 최대 골량을 충분히 유지하고 있었는데 나이를 먹어 가면서 급속도로 칼슘이 감소하는 사람도 있다.

이와 같은 유형의 사람을 칼슘 상실이 빠른 사람이라고 하여 '칼슘 속실자(速失者)'라고 부르고 있다. 폐경 후 수년 간은 뼈에서 칼슘이 대단한 기세로 상실되어 가기 때문에 폐경 후의 여성들은 칼슘의 속실자에 해당한다.

그 밖에도 몸이 부자유스러워져서 자리에 드러눕게 되거나 만성관절류마티즘 등에 걸려 있기 때문에 부신피질 호르몬을 내복하고 있는 사람에게도 칼슘의 속실(速失)이 일어난다.

동양인이 섭취하는 단백질의 양은 하루 평균 80그램 전후이지만 이것의 7~8배나 많은 단백질을 섭취하는 서양인의 경우는 단백질이 분해된 아미노산으로 변함으로써 혈액도 소변도 모두 산성이 된다. 그 결과 칼슘이 점점 소변으로 흘러나와 급격한 칼슘의 상실이 일어난다.

영국의 존슨 박사는 1980년대 중반, 여러 가지 직업에 종사하는 여성의 뼈 속에 포함된 칼슘량을 계측하면서 1940년대에 올림픽에 참가한 경험이 있는 여성을 만났다고 한다.

그 당시 60대였지만 과연 올림픽 참가자였다는 여성이었음을 실감케 하는 훌륭한 체격을 갖고 있었다고 한다.

그런데 뼈의 칼슘량은 매우 적었다.

그녀는 제1선을 은퇴한 후 경기단체의 임원이나 스포츠클럽의 고문으로서 분주한 나날을 보내고 있었지만 이동은 모두 차로 하였으므로 운동은 커녕 걷지도 않았다는 것이다.

그녀가 올림픽 선수로 활동했을 때는 아마 최대 골량(骨量)

도 많았을 것이다. 그러나 그 후, 운동부족이 누적되면서 그녀는 '칼슘 속실자'가 되고 말았다고 한다.

뼈에서 칼슘을 빨리 잃는 사람, 즉 칼슘 속실자와 비슷한 표현으로써 조실(早失)하는 사람이 있다.

이것은 폐경을 40대 전반에 맞았다든가, 양쪽 난소를 모두 수술로 제거해 버렸다든가 함으로써 일찍부터 여성 호르몬의 분비가 멈춰 버린 사람을 두고 하는 말인데 말 그대로 뼈에서 칼슘이 비교적 이른 시기에 상실되는 것이다. 이것은 빠른 스피드로 상실되는 것과 다소 다르다.

조실자(早失者)는 속실자(速失者)이기도 한 경우가 많아 이 양쪽의 요소가 겹치고 있으면 더더욱 골다공증에 걸리기 쉽다고 할 수 있다.

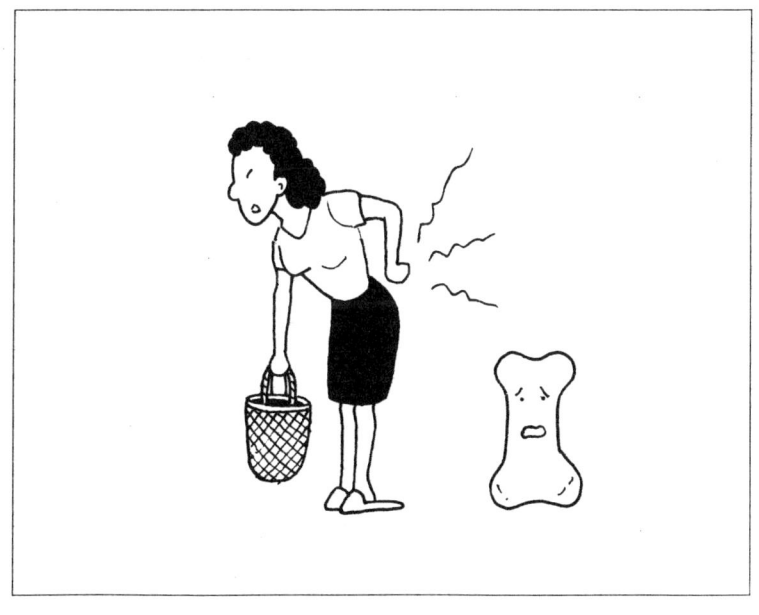

칼슘은 생명을 태우는 불꽃

□ 세포를 움직이는 칼슘

이상과 같은 과정으로 뼈에서 칼슘이 한계치 이상으로 상실되면서 골절되기 쉬워지는 것이 골다공증인데 골다공증에 대해서 좀더 깊은 이해를 하기 위해서 칼슘의 본래 기능을 알아보기로 한다.

음식물로부터 몸에 받아들여진 칼슘이나 대형 셔블카(shovel-car)인 파골세포로 인해 뼈로부터 깎인 칼슘은 혈액 중에 일정 농도로 녹아 있다.

이 혈액 중에 녹아 있는 칼슘이 바로 전신의 세포를 움직이게 하고 있는 것이다. 세포는 인간의 몸을 구성하는 최소 단위이다. 각각의 세포가 각각의 담당 구역에서 자신의 역할을 다해 주기 때문에 비로소 우리들은 한 사람의 인간으로서 살아갈 수 있는 것이다(그림 14).

가령, 근육 세포는 필요에 따라서 꽉 오므라들었다가 늘어났다가 한다. 이로 인해 우리들은 몸을 움직이고 심장을 움직이게 하고 있는 것이다. 기관 속에 세포는 선모(線毛)라는 솔 같은 선유(線維)를 물결치게 해서 가래를 밖으로 내보내도록 작용하고 있다.

또한 백혈구류인 마크로파아지라는 세포는 체내를 둥둥 해파리같이 헤엄쳐 다니며 세균이나 이물질이 몸 속에 들어오는 것을 잘 순찰하고 있다가 적(세균·이물질)을 발견하면 곧 독소를 내뿜거나 잡아 먹거나 한다.

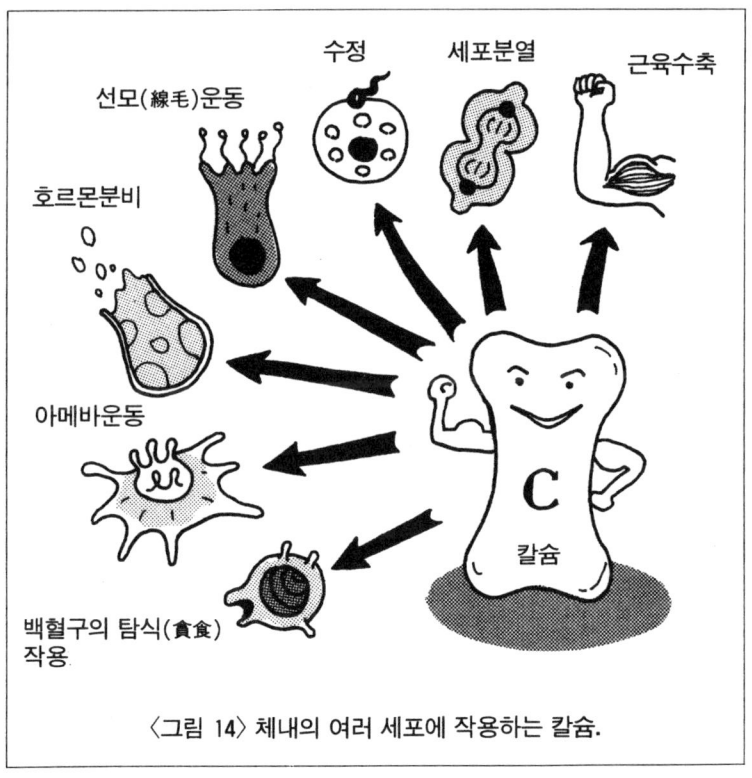

〈그림 14〉 체내의 여러 세포에 작용하는 칼슘.

이들 세포는 모두 세포 전체 혹은 일부의 움직임으로써 인간이 살아가는데 도움이 되고 있다.

한편 여성의 난자가 수정을 하면 한 개의 세포가 두 개로 분열된 후 다시 네 개, 여덟 개로 분열하면서 점차 그 분열의 수를 늘려 감으로써 마침내 하나의 생명체, 즉 아기가 된다.

또한 다치거나 골절했을 때는 그것을 회복하는 작용을 가진 세포가 대단한 기세로 증가해서 상처를 치료하고 골절 부위를 다시 붙게 하는 것이다.

이와 같이 세포들 중에서 어떤 것은 분열해서 늘어남으로써 상처가 치료되거나 인간이 성장해서 자손을 번영시키는데 도움이 되고 있다.

또한 췌장의 어떤 세포는 혈액 중의 당분이 늘어나면 그것을 감지하고 인슐린이라는 혈액 중의 당분을 감소시키는 호르몬을 분비한다. 목 앞쪽에 있는 작은 장기, 부갑상선 세포는 혈액 중의 칼슘량이 적어졌다고 느끼면 뼈를 깎아서 칼슘을 혈액에 내보내는 작용이 있는 호르몬을 분비한다.

□ 칼슘이 세포막의 구멍을 출입하는 구조

이와 같이 몸 속의 세포는 크게 나눠서 '운동을 한다, 분열해서 늘어난다, 감지하고 반응한다'의 세 가지 작용을 통해서 인간이 생존할 수 있도록 돕는 것이다.

그리고 이들 세 가지의 작용을 시키고 있는 방아쇠가 되고 있는 것이 바로 혈액 속의 칼슘이다.

세포는 몸의 일부를 현미경으로 100배, 때로는 1000배로 확대하지 않으면 보이지 않을 만큼 작지만 모양은 대개 귤 속에 들어 있는 알맹이와 같다.

세포는 세포막이라도 껍질로 감싸인 세포 속(귤 알맹이 속의 쥬스가 들어 있는 부위)에 운동 에너지를 만들어 내거나 분열해서 늘어나는 구조를 만들거나 혹은 감지하고 호르몬 등을 방출하는 반응을 일으키거나 하는 정밀구조를 갖고 있다.

이 정밀구조는 '세포 내 소기관'이라고 해서 전자현미경이나 특수한 염색 등을 활용하여 그 구조나 작용을 조금씩 파악할 수 있게 되었다.

이 정밀구조의 작용에 있어서 세포 밖에서 안쪽으로 들어가는 칼슘이 중요한 역할을 하고 있는 것이다.

보통 세포 속에는 칼슘이 거의 포함되어 있지 않아서 겨우 물 1톤당 작은 술잔의 2분의 1의 우유에 해당할 만큼 적은 양이다. 만일 평소부터 세포 속에 많은 칼슘이 들어 있었다면 세포 속의 정밀기계는 항상 풀 가동하게 됨으로써 기계가 망가져 버린다.

가령 혈관은 오므라들어서 가늘어지거나 벌어져서 굵어지거나 해서 혈압을 컨트롤하고 있지만, 그 혈관의 굵기를 컨트롤하고 있는 세포 속에 만일 물 1톤당 우유 400㎖에 해당하는 많은 양의 칼슘이 들어있으면 세포는 오므라들어서 딱딱해져 버린다.

그 결과 혈관이 가늘어져서 고혈압이 되어 버리는데 세포 속에 칼슘이 들어가는 것을 막는 약을 복용하면 고혈압이 치료된다. 이것을 고혈압을 치료하는 '칼슘 길항약(拮抗藥)'이라고 한다.

또한 어떤 근육의 난치병은 근육 세포 속에 칼슘이 지나치게 많이 들어가 있는 것이 원인이라는 사실은 알려져 있지만 아직까지 그것에 대한 치료법은 발견되고 있지 않다.

세포 속에 칼슘이 지나치게 늘어나 버리는 병적인 상태는 차치하고 일반적으로 세포 속의 칼슘 농도는 혈액 속의 칼슘 농도의 약 1만분의 1이라고 할 만큼 적다.

그리고 귤 알맹이의 껍질에 해당하는 세포막에 작은 구멍이 뚫려 있어서 그 구멍의 벌어지는 정도에 따라서 혈액 속의 진

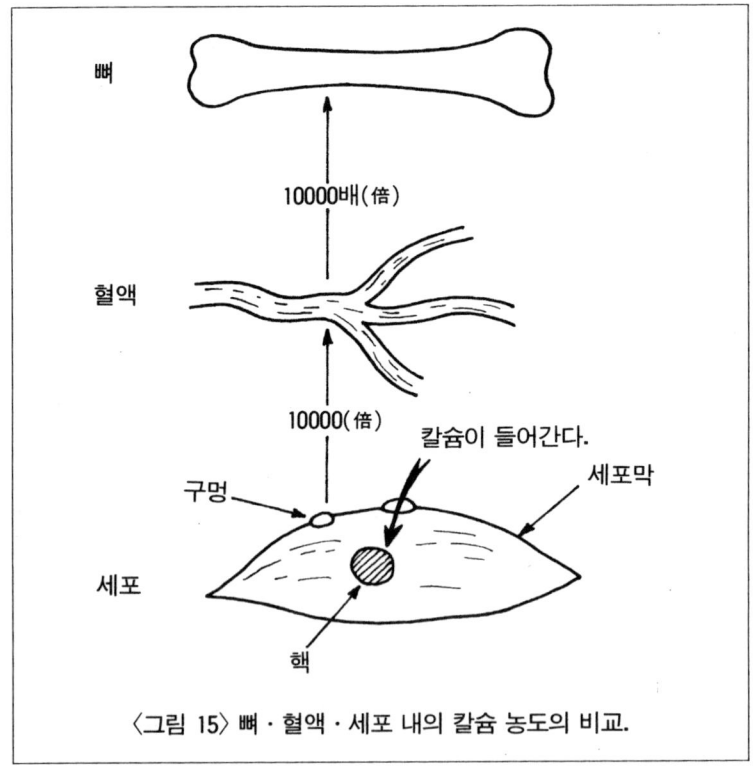

〈그림 15〉 뼈·혈액·세포 내의 칼슘 농도의 비교.

한 칼슘의 일부가 세포 속으로 흘러 들어가 정밀기계가 움직이

거나 멈추거나 한다(그림 15).

이 구멍이 어떤 때에 벌어져서 칼슘 외에 뭔가를 세포 속에 받아들이느냐에 대해서는 중요한 연구 테마임과 동시에 최신 기초 의학의 관심사가 되고 있다.

1991년 노벨의학상은 이 구멍을 드나드는 상황에 대해서 최초로 연구한 독일의 막스 프랭크 연구소의 네아박사와 자크만 박사 두 사람한테 돌아갔다.

그리고 칼슘이 드나드는 3종류의 구멍에 대해서는 이웃 일본인이 발견했다.

이렇게 해서 몸의 세포를 작용시키는 칼슘은 세포 밖의 혈액 속에서는 항상 일정한 농도로 포함되어 있을 필요성이 있어서 이것을 '혈액 속의 칼슘 농도 항상성 유지기구'라고 한다.

□ 뼈는 칼슘의 거대 저장고

한 사람의 전신을 구성하고 있는 세포의 수는 약 60조(六十兆)개 정도로 측정되고 있다.

이들 세포가 각자 작은 구멍을 통해서 작은 양이라도 칼슘을 받아들이면 혈액 속의 칼슘은 다소 감소하게 된다.

이것을 보충하는 것이 식품 속의 칼슘이고 보충할 수 없을 때의 보험 역할을 하는 것이 뼈이다.

뼈는 그 단단함을 활용해서 뇌나 심장을 보호하고 몸을 지탱하고 있음은 이미 말했다. 이것은 인간이 동물인 이상 빼놓을 수 없는 역할이라고 할 수 있다.

그리고 뼈의 또 하나의 역할은 필요에 따라서 혈액 속에 칼슘을 녹여내 전신을 구성하고 있는 60조 개의 세포를 작용시키는 것이다.

즉, 뼈는 생명의 불꽃을 태우기 위한 칼슘의 거대한 창고 역할도 하고 있는 셈이다.

동물로서 필요한 뼈의 강도를 희생해서라도 생물로서 중요한 원기를 끊임없이 불태우려고 하는 결과 생겨난 것이 바로 골다공증이라는 질병인 것이다.

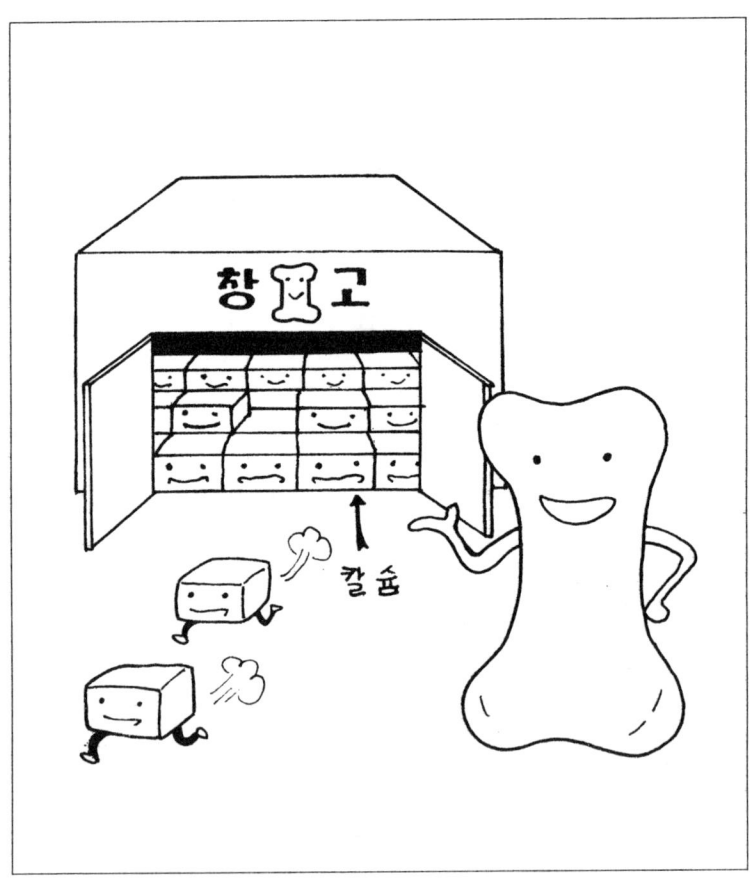

제5장

골다공증의 진단방법

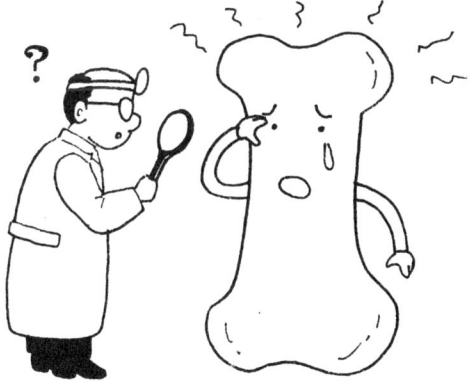

뼈의 칼슘량을 측정한다

□ 칼슘은 열에 강하다

당신의 뼈에는 칼슘이 어느 정도 저장되어 있을까? 그것을 알고 싶지는 않은가.

우선 뼈의 칼슘량을 재는 방법에 대해서 알아 보기로 한다.

일반적으로 혈액이나 소변, 수도물 등의 수분에 녹아 있는 칼슘이나 염분, 단백질의 양을 재는 것은 간단하다.

많은 병원에서는 혈액이나 소변 속의 칼슘량이나 단백질의 양을 수십 분 동안에 자동적으로 재는 시스템을 갖추고 있고 당분이나 단백질의 대강의 양은 소변에 테이프를 적시는 방법만으로 알 수 있다.

이와 같이 물 속에 녹아 있는 성분의 농도나 양은 간단히 잴 수 있지만 고형물 속에 섞여 있는 성분이 각각 몇 퍼센트씩인지를 추정하는 것은 굉장히 어려운 작업이다.

뼈에는 칼슘 외에도 인산, 물, 단백질 등이 포함되어 있기 때문에 이들 성분의 특징을 골라낸 후 순수한 칼슘의 양만을 재는 것이 골량(骨量) 측정 또는 골량 건진(健診)이 된다.

물은 100도로 가열하면 증발해서 기체가 되어 뼈에서 날아 간다.

또한 단백질은 200~300도로 가열하면 생선구이처럼 숯이 되고 더욱 가열하면 재도 남기지 않고 기체가 되어 흩어져 날아가 버린다.

또한 인산은 600도 정도로 가열하면 역시 기체가 되어 뼈로부터 빠져 나가 버린다.

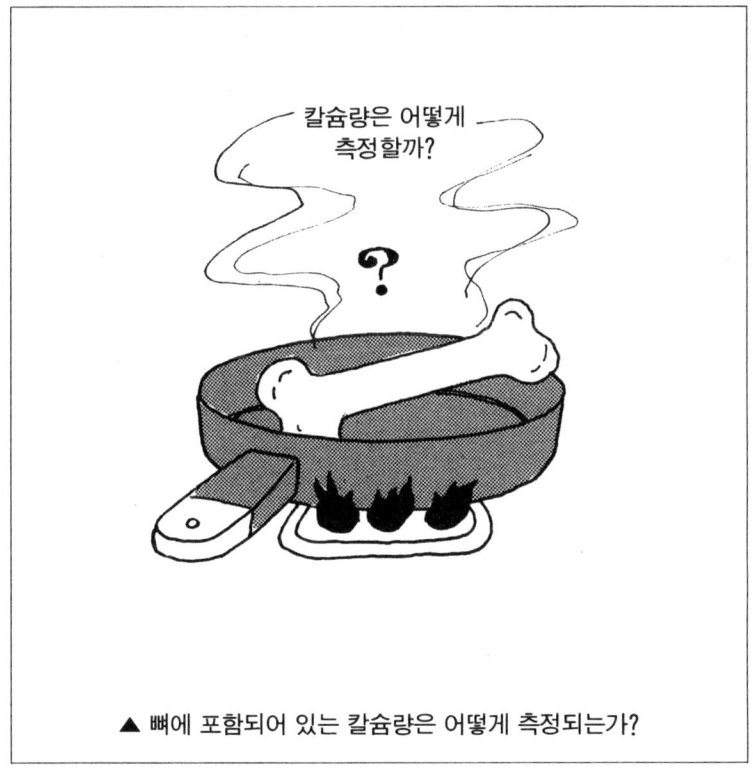

▲ 뼈에 포함되어 있는 칼슘량은 어떻게 측정되는가?

그러나 칼슘만은 1000도로 가열해도 변하지 않고 남아 있는 성질을 나타낸다.

이와 같이 가열하는 온도에 따라서 뼈의 성분이 잇달아 기체가 되는데 온도를 올려도 칼슘이 남는다는 성질을 이용해서 뼈 속의 칼슘량을 측정한다.

우선 수분을 뺀 뼈의 무게를 잰다. 방법은 뼈를 3일간 정도 100도의 오븐에 가열해서 무게를 달면 된다.

다음에 칼슘과 인산만의 무게, 즉 뼈의 미네랄양을 계측(計測)한다.

그러기 위해서는 뼈를 300~400도에서 4~5시간 가열한 후, 식혀서 무게를 재야 한다.

그리고 뼈를 600~700도에 4~5시간 가열해서 인산까지 제거하면 뼈의 칼슘량만을 재려는 목적은 거의 달성할 수 있다.

여기에서 목적이 거의 달성된다고 한 까닭은 뼈의 성분을 좀더 자세히 분석하면 칼슘 외에도 식염이나 중금속 등이 소량 함유되어 있기 때문이다.

그래서 더욱 정확히 뼈 속의 칼슘량을 알기 위해서는 고온에서 태운 후 석고같이 된 뼈를 진한 산성 액체에 담궈서 투명해질 때까지 녹인다.

이렇게 되면 수용액이 된 액체 속의 칼슘의 양을 혈액 속의 칼슘의 경우와 같은 방법으로 재거나 이해할 수 있게 된다.

□ 인체의 뼈의 칼슘량을 재는 것은 매우 어려운 작업

이렇게 해서 뼈에 포함되어 있는 성분 하나하나에 대해서 그 양을 정확하게 측정할 수 있지만 낮은 온도에서도 타 버리는 단백질(콜라겐)의 양은 어떻게 측정할까?

　수분을 뺀 뼈의 무게에서 재로 변한 뼈의 무게를 환산하면 대강의 단백질의 양은 계산할 수 있지만 좀더 정확하게 측정하기 위해서는 뼈를 걸쭉하게 끓이면 된다. 뼈를 고온에서 계속 조리면 뼈 속의 단백질이 녹아 나온다.

　이것이 젤리의 재료가 되는 젤라틴으로 아교라고도 하는데 이것은 옛날부터 접착제로도 사용되어져 왔다. 콜라겐을 교질(膠質)이라고도 하는 것은 그런 이유 때문이다.

　이상과 같이 해서 뼈의 성분, 특히 칼슘량의 측정은 간단하지만 이것들은 뼈를 몸에서 떼어내어 계측(計測)하는 방법뿐이다. 실험동물의 뼈라면 이 방법을 사용해도 괜찮을지 모르지만 인간의 신체에는 이 방법을 이용할 수가 없다.

　때문에 치료 전이나 치료 중인 환자의 뼈의 칼슘량을 측정하려는 시도가 상당히 이루어졌지만 고생의 연속이었다.

　뼈의 칼슘량이 대단히 증가한다거나 혹은 반대로 감소하고 있는 등으로 심상치 않은 변화가 일어나는 상황에 대해서는 소변이나 혈액 검사를 하면 희미하게나마 파악할 수가 있다.

　그러나 뼈의 칼슘량에 대해서는 가량 아무리 작은 조각이라도 뼈 그 자체를 관찰하지 않으면 목적을 달성할 수가 없다.

　그래서 이 목적을 달성하기 위해 현재는 다음 항에서 설명되는 것과 같은 방법들이 이용되고 있다.

여러가지의 골다공증 진단법

□ 엑스레이 사진으로 뼈의 강도를 측정한다

뼈의 칼슘량을 측정하는 방법 중의 하나는 뼈의 엑스레이 사진을 조사해서 대강의 뼈의 강도를 측정하는 것이다.

우선 조사하고 싶은 뼈를 엑스레이 필름으로 찍어 그 사진으로 뼈의 강도를 판독하거나 뼈 속을 달리는 가느다란 칼슘 선유(線維·이것을 골량이라고 한다)의 굵기나 수를 판독하는 방법이 연구 개발되어 왔다(그림 16).

특히 세월과 더불어 자꾸 칼슘량이 줄어 들어가서 통증이나 변형이 일어나기 쉬운 등뼈나 골절되면 꼼짝 못하고 누워 있게 될지도 모르는 허벅지 부근의 뼈에 대해서는 뼈의 단단함, 즉 강도를 판단하는 진단법에 대해서 상당한 연구가 진행되고 있다.

뼈 속을 달리는 칼슘 선유는 뼈가 약해질 때에 어느 방향의 선유나 똑같이 가늘어지거나 없어지거나 하지는 않는다. 체격을 지탱하는데 보다 중요한 칼슘 선유는 끝까지 남아 있고 별로 중요하지 않은 선유부터 순서대로 사라져 간다.

가령 허리뼈는 엑스레이 사진으로 보면 사각형을 띠는데 그 속의 칼슘 선유는 격자모양처럼 종횡으로, 거의 똑같은 수로 달리고 있다.

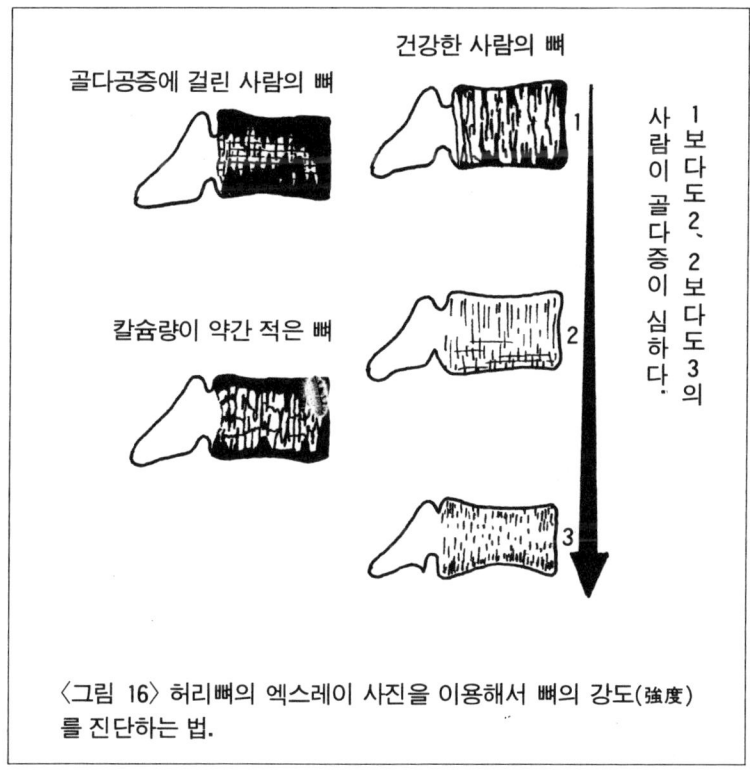

〈그림 16〉 허리뼈의 엑스레이 사진을 이용해서 뼈의 강도(强度)를 진단하는 법.

그런데 뼈가 약해지기 시작하면서 칼슘 선유가 가늘어져서 가로로 달리는 선유의 수가 줄어든다.

그리고 결국에는 가로로 달리는 선유가 거의 사라져 없어지고 세로로 달리는 선유만이 허리뼈의 사각 속을 차지하게 된다.

이 상태가 되면 허리뼈는 약간 부서지기 쉬워져 있어, 4명당 1명 정도의 비율로 뼈가 부러지거나 변형된다는 사실이 알려져 있다.

□ 골다공증인 뼈의 선유(線維)는 엉성하다

등뼈나 허리뼈 속을 달리는 칼슘 선유 중 세로로 달리는 선유에 비해 가로로 달리는 선유가 몸을 지탱하는 역할이 적은 것처럼 뼈에서 칼슘을 깎아 혈액으로 내보낼 때에는 대개 가로로 달리는 칼슘 선유부터 깎이는 것 같다.

그러나 계속해서 뼈에서 칼슘을 깎아 내야 할 때는 등뼈 속의 세로방향의 칼슘 선유에서도 깎아 낸다.

이렇게 되면 세로방향의 선유도 엉성해진다. 이 상태에서는 이미 골다공증도 어느 정도까지 진행되어 있다고 할 수 있다.

그리고 이 정도까지 뼈가 약해져 있는 사람은 10명에 6명 정도의 비율로 등뼈나 허리뼈가 부러져 있거나 변형 상태인 채로 문제를 일으키게 된다.

더더욱 뼈에서 칼슘을 녹여 내면 등뼈 속을 세로 방향으로 달리고 있는 칼슘 선유가 모두 사라져 버려서 원래 가로 방향의 선유도 이미 없어져 있기 때문에 엑스레이 사진으로 보면 뼈는 불투명한 유리처럼 뿌옇게 보인다. 이 상태까지 진행하면 중증의 골다공증이 된다.

이 상태의 환자의 경우는 10명 중 9명 정도가 등뼈나 허리뼈에 골절을 보이거나 변형을 일으키고 있다.

엑스레이 사진으로는 등뼈의 윤곽만을 볼 수 있어 뼈 속에 칼슘 선유가 눈에 띄지 않는 경우라도 실제의 뼈를 수술 등으로 직접 관찰하면 가느다란 칼슘 선유가 달리고 있고 칼슘 선유 외에는 대부분 지방으로 변한 골수가 뼈 속을 메우고 있음을 알 수 있다.

어쨌든 허리뼈의 칼슘량을 측정하는 대략적인 방법으로는 이와 같이 엑스레이 사진으로 판정하는 진단법이 현재는 폭넓게 통용되고 있다.

□ 세계적으로 이용되고 있는 측정법

넓적다리죽지(대퇴골)의 뼈가 부러졌을 경우는 일이 커진다. 그래서 넓적다리죽지의 뼈를 잘 관찰해서 약해져 있지 않은지 어떤지를 측정하는 '신 지수(指數)'라는 측정법이 세계적으로 이용되고 있다.

이 방법은 넓적다리죽지의 뼈를 엑스레이 사진으로 잘 관찰해서 칼슘 선유가 얼마나 사라졌는지의 여부로 뼈의 상태, 즉 얼마나 부러지기 쉬운지를 보는 것이다(그림 17).

넓적다리죽지의 뼈 속에는 짧고 비스듬하게 달리는 칼슘 선유(線維)와 뼈를 세로방향이나 가로방향에서 지탱하고 있는 굵고 긴 선유가 있는데 뼈에서 칼슘이 깎이면 우선 비스듬히 달리는 짧은 선유부터 사라져 간다.

그리고 신지수 4도 이하(넓적다리 죽지의 뼈에 세로, 가로 방향으로 달리는 굵고 긴 칼슘 선유만이 남아 있는 상태)가 되면 등뼈가 부서질 비율이 훨씬 늘어나서 뼈가 약해져 있음을 알 수 있다.

이와 같이 뼈의 칼슘량까지는 정확하게 측정할 수 없더라도 엑스레이 사진으로 뼈의 단단함, 즉 강도(強度)를 측정해서 골다공증을 진단하는 뛰어난 방법을 두 개의 뼈부위를 예로 들어 설명했다.

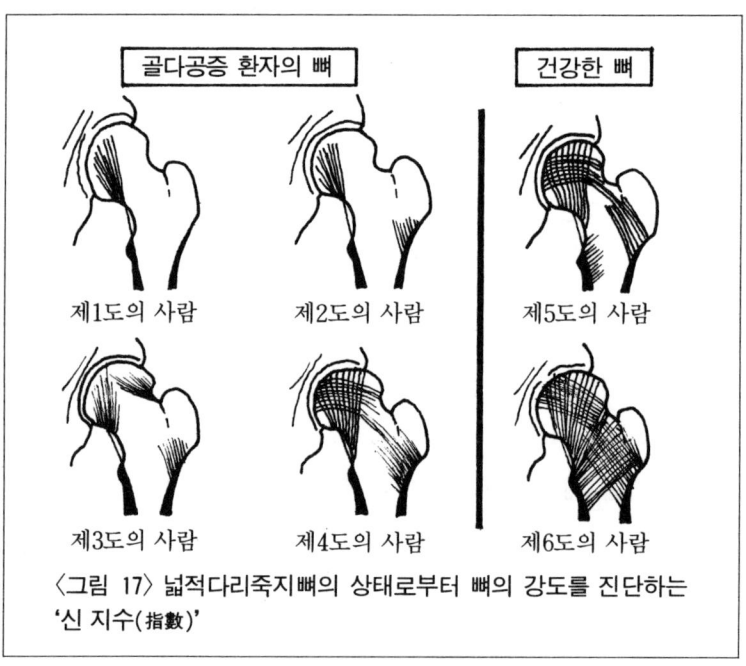

〈그림 17〉 넓적다리죽지뼈의 상태로부터 뼈의 강도를 진단하는 '신 지수(指數)'

다음에는 이와 같은 방법을 포함해서 골다공증 진단이 실제로 어떻게 이루어지는지를 알아 보기로 한다.

□ 엑스레이 사진에 의한 진단법

우선 '넘어지기만 해도 뼈가 부러진다, 등이나 허리가 아프다, 등이 구부러졌다, 신장이 줄어들었다' 등의 호소를 해 오는 사람 중에서 중노년층의 사람, 특히 여성의 경우는 일단 골다공증이 아닐까, 하는 의심을 가져 봐야 한다.

물론 20~30대의 젊은 여성도 편식을 하거나 다이어트를 한 적이 있거나 생리불순, 자궁이나 난소 수술을 받은 후 혹은 출산 후의 경우에는 비교적 젊을 때부터 골다공증을 앓게 될 수도 있다. 골절의 경험이 있으면 골절된 부위나 허리, 등, 넓적다리죽지뼈(대퇴골)의 엑스레이 촬영을 하여 살펴 보도록 한다(그림 18).

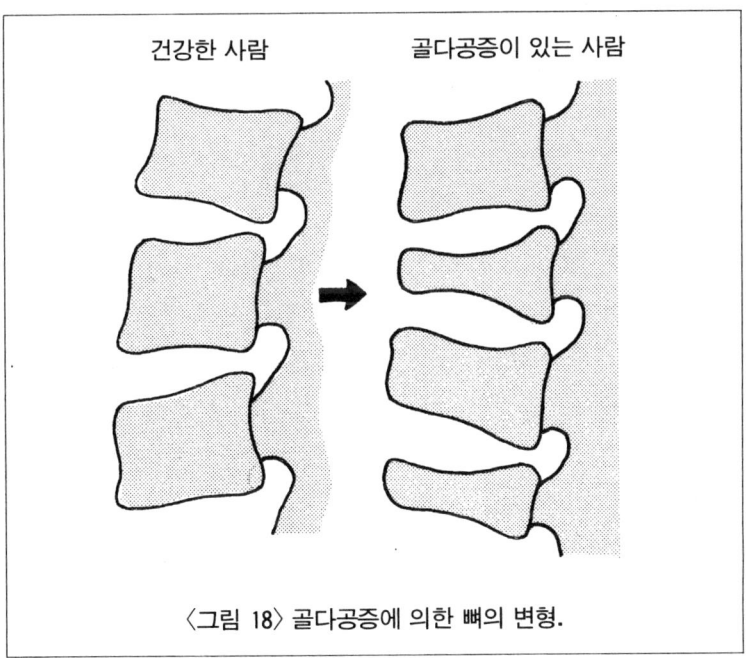

〈그림 18〉 골다공증에 의한 뼈의 변형.

그 결과 뼈가 매우 약해져 있으면 물건을 들어 올리거나 뒤돌아 보는 등의 사소한 동작만으로 등이나 허리의 뼈가 부서져 있거나, 혹은 가볍게 넘어졌을 뿐인데도 수족이 골절되어 버린 상태를 엑스레이 촬영으로 알 수 있다.

그러나 엑스레이 사진으로 골절상이나 변형을 알 수 있다는 얘기는 곧 뼈의 칼슘량이 이미 건강한 사람의 50~60퍼센트 이하로 저하되어 있다는 표시로 인식할 수 있다는 증거이다.

그 다음으로 아직 증상은 나타나지 않았지만 언젠가 증상이 나타나도 나타날 것이라는 상태는 어떻게 진단할까? 그것은 뼈 속의 칼슘 선유의 감소 정도를 본다.

우선 등뼈나 허리뼈를 엑스레이로 촬영해서 살펴 보면서 가로 방향으로 달리는 칼슘 선유가 사라졌는지 어떤지를 보고 나중에는 넓적다리죽지의 뼈를 잘 관찰해서 짧은 사선 방향으로 달리는 두 종류의 칼슘 선유가 사라졌는지의 여부로 증상의 유무나 가능성을 판단한다.

이와 같이 뼈가 부서지거나 부러져 버렸을 경우 혹은 아직 골절을 당하거나 골다공증 증세로 발전되지 않았지만 그와 비슷한 경우 모두가 뼈에서 칼슘이 반 가까이, 아니면 그 이하로 감소해서 병이라고 부를 수 있을 만큼 약해져 있다고 할 수 있다.

이 엑스레이 사진에 의한 진단은 다음에 드는 뼈의 칼슘량을 측정하는 방법에 비하면 엉성하지만, 일목요연하고 또한 많은 병원이나 의원에서 간단히 검사·진단받을 수 있다는 장점이 있다.

□ 방사선을 이용한 덱사법

제1부 골다공증 징후와 진단 · 113

뼈의 강도를 측정하는 세 번째 방법은 '덱사'라는 기계를 이용한 것이다.

'덱사법'을 이용한다면 매우 정확히 뼈의 칼슘량을 계측할 수 있다(그림 19).

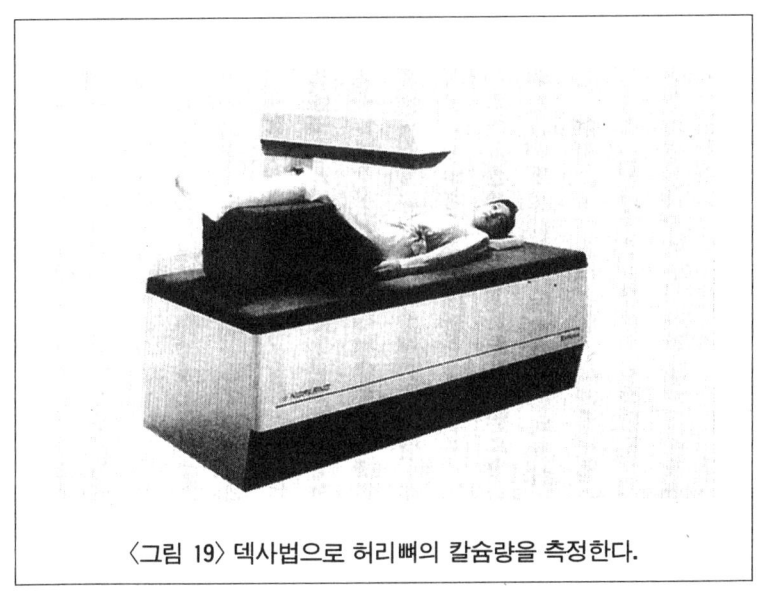

〈그림 19〉 덱사법으로 허리뼈의 칼슘량을 측정한다.

이것은 여러 가지 잡다한 종류의 방사선을 방출하는 일반 엑스레이 촬영장치를 개량해서 성질이 다른 두 종류의 방사선만 내보내서 기능을 발휘하게 만든 기계이다.

어떻게 해서 두 가지의 종류가 되는지를 예를 들어 알아 보기로 한다.

첫번째 방사선은 장관의 가스를 다른 물질과 구별하지 않고 통과하지만 뼈와 몸 속의 지방량이나 윤곽을 비교적 정확히 포착하는 특성이 있다.

두 번째 방사선은 뼈의 양이나 윤곽을 제대로 포착할 수는 없지만 가스나 지방의 양이나 윤곽을 정확히 찍어낼 수 있다는 특성이 있기 때문이다.

이 두 종류의 방사선을 몸에 쬐어서 각 방사선의 통과정도로 몸 속의 가스나 지방의 영향을 컴퓨터로 수치화해서 이것을 제외하고 뼈의 칼슘량을 계산하는 기계가 '덱사'이다.

물론 덱사라는 기계는 현재 의료 선진국인 일본에서조차 그 설치대수가 희박한 실정이므로 골다공증과 관련된 모든 환자가 이 기계를 사용할 수는 없다.

때문에 희망한다고 누구나 '덱사'로 뼈의 칼슘량을 측정받을 수 있는 것은 아니다.

그리고 기종에 따라 계측치가 다르거나 칼슘이 몇 그램 이하이면 어느 정도로 뼈가 약해졌는지를 진단하는 기준이 달라서 그와 관련된 자세한 연구는 앞으로 조금 더 기다려야 하는 상황이다.

이와 같은 문제점은 있지만 1년~2년 정도 기간을 두고 동일 기종의 덱사로 전신이나 허리뼈의 칼슘량을 측정해 보면 그 동안의 비교적 적은 변화라도 포착할 수가 있으므로 폐경 후의 여성이나 다이어트 중인 여성이 과연 뼈가 약해져 있는지 또는 앞으로 약해질지의 여부를 알기 위해서는 유용한 방법이라고 할 수 있다.

또한 체내의 칼슘량이 가장 많다는 20~30대에 칼슘이 정상적으로 축적되고 있는지 어떤지를 알기 위해서도 덱사는 이상적이라고 하겠다.

□ 간편한 엑스레이 검사법인 MD법

엑스레이 사진으로 간편하게 뼈의 칼슘량을 계측하는 방법도 있다.

그것은 여러 가지 두께의 알루미늄판과 같이 손뼈의 엑스레이 사진을 찍어 엑스레이 필름 위의 다른 두께의 알루미늄판의 그림자가 어느 알루미늄판의 두께에 상당하는지를 계산시키는 방법이다.

이 방법은 MD법이라고 하며 이웃 일본에서 1980년, 요코하마 의과대학의 E 교수 등이 개발했는데 그것을 계기로 일본 내에서 뼈에 대해 연구하는 의사의 수가 훨씬 늘어났다고 한다.

이 방법은 엑스레이 촬영장치를 갖추고 있는 의료기관이라면 어디서나 가능하기 때문에 전국의 어느 지역의 환자라도 이용할 수 있다는 장점이 있다.

그러나 손가락뼈의 칼슘량밖에 측정할 수 없기 때문에 전신이나 허리뼈의 칼슘량을 계측해 보고 싶은 사람한테는 불충분할지도 모른다.

또한 엑스레이 사진을 분석해서 계측하기 때문에 촬영이나 현상의 조건에 따라서 다소는 수치가 달라질 가능성이 있어서, 덱사법에 비하면 정확성이 약간 떨어진다.

그러나 집단검진의 경우 수백 명의 사람들 중에서 뼈가 대단히 약한 사람을 찾아내는 데에는 손뼈의 엑스레이 촬영이 최상이라는 의견도 있다.

□ 뒤꿈치뼈를 조사하는 아킬레스법

뼈의 강도를 알기 위한 방법으로써 방사선을 뼈에 쪼이는 측정법은 확실히 간단한 방법이다.

그러나 결점도 많다. 임산부나 어린이에게는 방사선을 가급적 쪼이지 않는 편이 바람직하고 보통 사람이라도 방사선 양이 적을수록 좋다.

또한 방사선을 방출하는 기계를 다룰 때는 특별한 자격을 가진 기사가 해야만 한다. 방사선이 주위 사람에게까지 미치지 않도록 방사선이 통과하지 못하는 납벽으로 기계나 사람을 에워싸는 등으로 취급에 까다로운 면도 있다.

이것에 비해 초음파는 인체에 대한 피해가 적기 때문에 심장, 간장 등 체내의 여러 가지 장기의 질병을 찾아내는 방법으로써 의료분야에서 급속도로 보급되고 있다.

초음파로 뼈의 칼슘량을 계측하는 방법은 1970년부터 연구가 시작되어 10년 전에는 미국에서 말(馬)을 보살피고 가르치기 위한 방법으로 쓰이기 시작했다.

말은 체중이 무거운데도 불구하고 가는 다리뼈를 사용해서 질주하기 때문에 가끔 뼈에 금이 가거나 관절 속에 작은 뼈 조각이 빠져 어긋나 있거나 한다. 그 결과 통증 때문에 다리에 충분한 체중이 실리지 않아 뼈의 칼슘량이 줄어들어 간다.

이것을 일찌감치 발견하기 위해서 초음파가 이용되어 왔다.

이것을 계기로 그 후 인간의 뼈의 칼슘량을 계측하는 '아킬레스'라는 기계가 개발되어 1980년대 중반에는 선진국들이 이 기계를 이용하여 뼈의 칼슘량을 측정하고 있다.

이것은 뒤꿈치를 발 받침대 위에 얹기만 하면 그 뼈의 상태를 계측할 수 있는 편리한 기계인데 엑스레이처럼 납벽이 필요한 것도 아니므로 체육관이나 일반 보건소 등에서도 설치할 수 있고 임상검사 기사라면 취급할 수 있다는 이점도 있다.

뒤꿈치뼈는 등뼈와 비슷한 사각형을 하고 있고 그 내부는 부드럽고 유연한 해면상의 뼈로 되어 있기 때문에 전신의 칼슘량의 감소를 조기에 발견하는 데에는 안성마춤인 부위라고 할 수 있다.

여러 가지 계측법에 대해서 얘기했는데 자신이 다니는 병원에서는 어떤 방법으로 뼈의 칼슘량을 측정하고 있는지 또는 뼈가 약해져 있는지의 여부를 진단받을 수 있는가를 먼저 물어보기 바란다.

자신의 뼈의 칼슘량을 아는 것이 곧 다음 장부터 얘기할 골다공증의 예방과 치료의 출발점이 될 것이다.

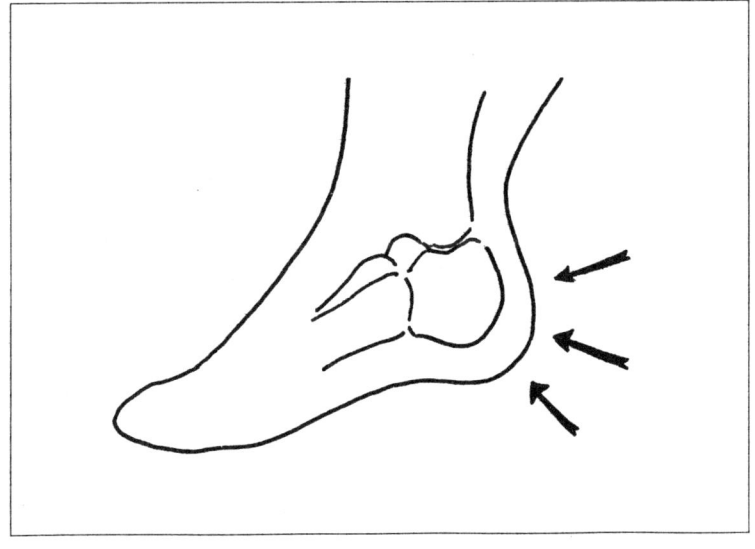

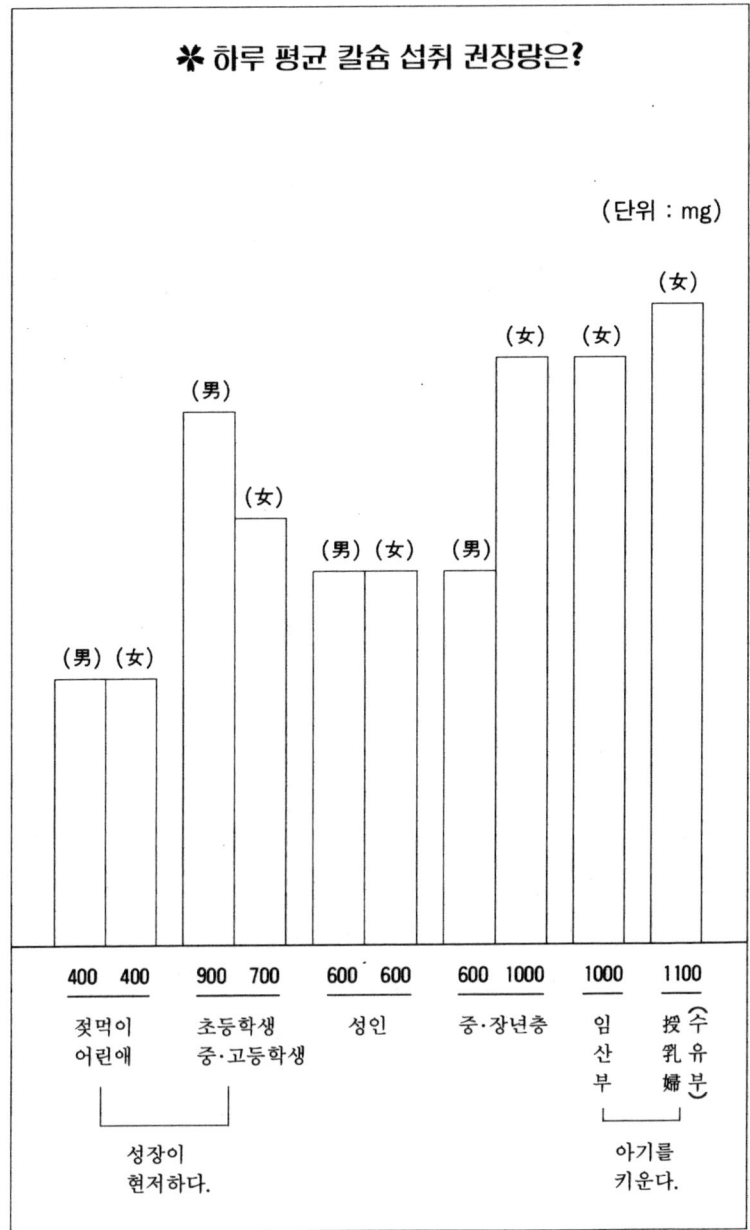

제6장

골다공증의 치료약

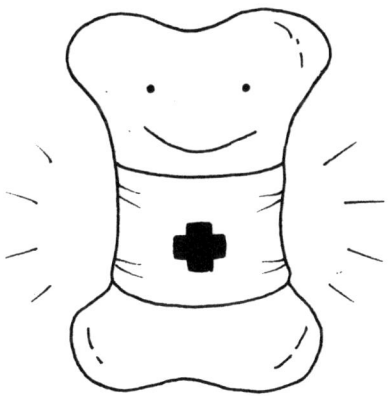

기본적인 치료약은 칼슘제

□ 뼈가 5년은 젊어진다

나이와 함께 뼈의 칼슘량이 줄어들어 골다공증 진단을 받았을 때에는 때가 이미 늦어서 치료되지 않는다. 약을 먹는다고 해도 증세가 악화되는 것을 막는 것이 고작이라고 생각하고 있는 의사들이 많은데 그렇게 체념만 할 일이 아닌 듯하다.

해외의 연구보고나 임상 경험을 살펴 보면 골다공증 치료는 약을 내복함으로써, 뼈를 강화할 수 있고 쉽게 골절되지 않을 수도 있다고 하였다.

따라서 약의 효과는 증상의 악화를 막을 뿐이라는 생각이 틀렸다고 할 수 있다.

그러나 약의 내복으로 한번 부서져서 변형되어 버린 등뼈나 허리뼈를 원래의 원추형 뼈로 복원하거나 뼈 속을 달리는 칼슘섬유가 거의 소실되어 있는 상태에서 빽빽이 차 있는 상태로 되돌리는 것은 무리이다.

만일 이것이 가능하다면 몸의 일부이지만 노인이 청년상태로 되돌아가고 뼈는 그야말로 '불로장생'의 요체가 될 것이다.

지금 현재 약의 효과는 뼈가 나이와 함께 약해지는 것을 막고, 또한 다소는 뼈를 강화해서 5~10년, 잘 되면 20년 가까이 다시 젊어지게 하는 정도다.

그러나 20년이나 뼈를 다시 젊게 한다는 약의 효과에 대한 사탕발림도 도가 지나친 것이 아닐까? 고작 4~5년 다시 젊어지게 되는 정도일 것이라고 생각하는 의사가 있을지도 모른다. 그러나 의사들마다 증세를 보는 견해가 다양하므로 특별히 반론할 생각은 없다.

치 료 내 용	손뼈의 칼슘량의 변화 (1년 후)
A. －칼슘 900mg / 일, NaF 50mg / 일 　－비타민 D 50,000IU / 1주일에 2번	변화없음
B. 칼슘 900mg / 일, NaF 50mg / 일	변화없음
C. NaF 50mg / 일	－(감소)
D. －칼슘 900mg / 일, NaF 50mg / 일 　－에스트리올 2mg / 일	변화없음
E. 칼슘 900mg / 일	＋ ⎤
F. 에스트리올 2mg / 일	＋ ⎬ 증가
G. 칼슘 900mg / 일, 에스트리올 2mg / 일	＋ ⎦
H. 아무 치료도 안 한다.	－(감소)

A~H까지 1군 10명 이상의 골다공증 환자에게 여러 가지 약을 주었다. 칼슘, 에스트리올 그 두 가지를 내복한 환자(E, F, G군)는 1년 후에 뼈가 강해져 있었다.

〈그림 20〉 약에 의한 뼈의 변화.

왜냐하면 가령 5년만큼 뼈가 다시 젊어졌다고 해도 가장 성가신 넓적다리죽지의 골절을 모른 채 천수를 다할 수 있는 사람이 훨씬 늘어나고 있으므로 대단히 기쁘게 생각하기 때문이다(넓적다리죽지의 골절이 발생하는 연령은 평균적으로 70~80세로 여성의 평균 수명인 82세의 5년 전쯤부터 많이 발생하고 있다).

 그럼 약을 먹는 경우와 뼈를 강화하는 일상생활을 보내는 경우 가운데 어느쪽이 효과적일까? 물론 양쪽을 병용하는 것이 가장 효과적이라고 할 수 있다(그림 20).

 운동은 가장 유효한 약에 못지 않을 만큼 효과적이다.

 일상의 식사, 일광욕, 운동은 각각 뼈를 강화하는데 유용한 방법이지만 단기간에 확실한 효과를 기대하는 확실성에 있어서는 약보다 더 나은 것은 없다.

□ 효과적인 유산 칼슘

 여러 가지 약 중에서도 먼저 기본이 되는 것이 음식의 섭취로 부족한 듯한 칼슘의 보충이다.

 골다공증 치료 전문의인 K의사의 경우 환자에게 유산칼슘을 하루에 약 5그램 복용시키고 있다. 이 내복량은 칼슘 원소로 환원한다면 920밀리그램에 상당하는 것으로 식사에서 섭취하는 양에 비해 훨씬 많아지고 있다.

 이 약에 식사에서 섭취하는 칼슘량(평균 500밀리그램)을 더하면 하루에 총 1400밀리그램의 섭취량이 되는데, 치료의 일환으로써 뼈의 칼슘량을 늘리기 위해서는 이 정도의 칼슘량을 계속해서 섭취하는 편이 좋다고 생각하고 있다. 해외에서도 우유, 유제품을 많이 먹는 나라에서는 칼슘을 하루 평균 1000밀리그램 이상 섭취하고 있는 국민도 드물지 않다. 유산 칼슘을 아침, 점심, 저녁 각각 1.7그램씩 먹기 때문에 다시 먹기 벅차기는 하지만 실제로 복용하고 있는 환자를 보면 먹을 수 없을 만큼 많은 양은 아닌 것 같다.

또한 칼슘제는 부작용을 거의 볼 수 없지만 복용량이 많고 소화·흡수되는 비율이 적은 점 때문에 간혹 위가 트릿하거나 식욕이 저하되거나 변이 딱딱해져서 변비가 심해졌다는 등의 호소를 하는 사람이 있다.

그런 사람한테는 약의 복용을 중지시킨다.

우리 나라의 식단으로는 섭취하는 칼슘량이 비교적 적기 때문인지 칼슘제만을 내복해도 1년 후에는 뼈의 칼슘량이 늘어났다고 보고하는 의사들이 많이 있다. 골다공증에 일어서 칼슘제는 어느 연대의 여성에게나(물론 남성에게도) 필요한 기초 치료약이라고 할 수 있다.

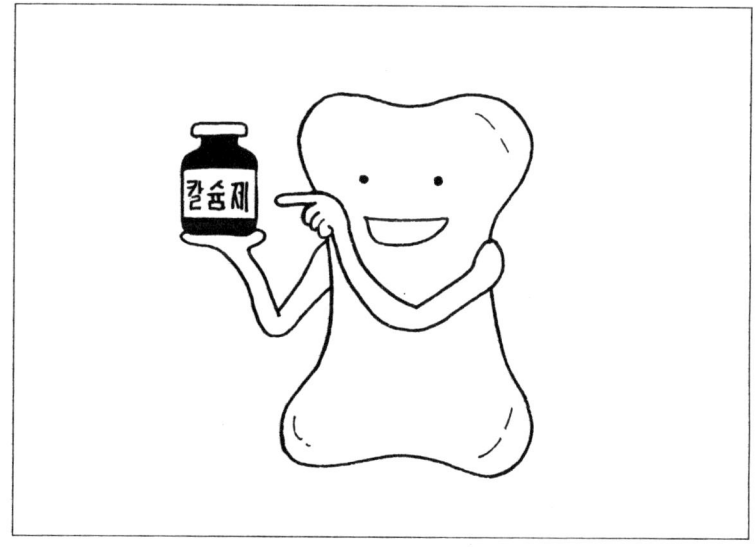

호르몬 보충요법이란

□ 주목받고 있는 호르몬 보충요법

골다공증 진단을 받은 여성 중, 여성 호르몬(에스트로겐)의 내복이 효과적인 것은 다음과 같은 사람이다.

폐경한 지 얼마 안 되는 50~60대의 여성, 30~40대에 부득이 양쪽 난소의 적출수술을 받은 사람, 월경이 없거나 주기에 이상이 있거나 양이 지나치게 적은 등으로 에스트로겐이 결여된 여성들에게는 호르몬 보충요법이 좋다.

이와 같은 여성은 체내에서 분비되는 여성 호르몬의 양이 부족한 경우가 많고 그 때문에 뼈가 약해지므로 약으로 여성 호르몬을 복용시켜서 보충하려는 것이다. 이것을 '호르몬 보충요법(HRT)'이라고 한다.

여성은 40~50대에 대부분 자연스럽게 폐경을 맞게 되며 폐경 이후는 급속도로 약해지는 것으로 알려져 있다.

따라서 여성 호르몬의 보충요법은 필요불가결한 치료법처럼 생각할 수 있다. 그러나 이 연대의 여성 누구나 호르몬 보충요법을 받아야 하느냐 하면 꼭 그렇지는 않다. 어째서일까?

부작용으로써 암이 발생하기 쉽고 월경 같은 출혈이 부정기적으로 나타나는 것 등이 여성 호르몬의 보충요법이 아직까지 각광받지 못했던 주요 이유라고 할 수 있다.

□ 부작용

여성 호르몬의 내복으로 증가할 가능성이 있는 암은 자궁암과 유방암이다.

이전에 이런 암 때문에 수술 등의 치료를 받은 경험이 있는 사람, 모친이나 자매 등 가까운 친족 중에 이런 암에 걸린 사람이 있을 경우는 호르몬 보충요법을 받지 않는 편이 좋을 것이다.

그러나 최근의 여러 가지 연구에서는 호르몬 보충요법을 또 하나의 여성 호르몬인 황체 호르몬(프로게스테론이라고 한다)과 잘 조합시켜서 실시하면 결코 자궁암의 발생률이 증가하지 않고 오히려 감소한다는 보고도 있다(그림 21).

또한 다른 보고에서는 10년 동안이나 여성 호르몬을 계속 복용하고 있으면 자궁암의 발생률은 8배나 늘어나지만 정기적으로 의사의 검진을 받고 있으면 암이 발생했다고 해도 일찍 발견할 수 있어 조기치료를 받을 수 있다.

따라서 호르몬 보충요법을 받지 않고 있는 사람에 비해서 암으로 인한 사망률이 결코 높다고는 할 수 없다고 하겠다.

유방암에 대해서도 발생률은 늘어나지만 그 후엔 병의 진행이 느려져서 결국 여성 호르몬을 내복해도 사망률은 늘어나지 않았다는 보고도 있다.

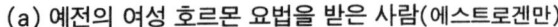
(a) 예전의 여성 호르몬 요법을 받은 사람(에스트로겐만)

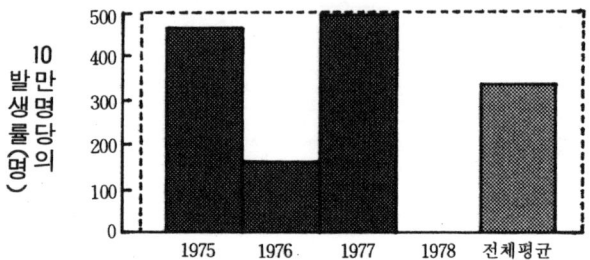
(b) 새로운 여성 호르몬 요법을 받은 사람
(에스트로겐 + 황체 호르몬)

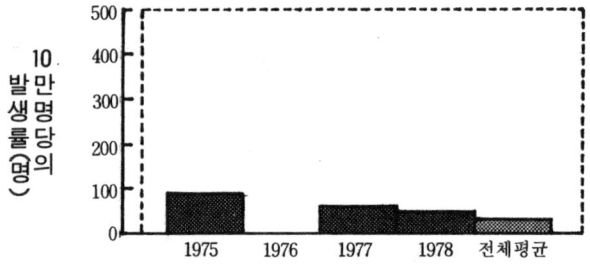
(c) 여성 호르몬 요법을 받지 않았던 사람

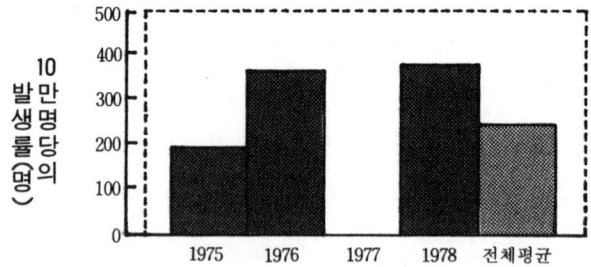

새로 연구된 여성 호르몬 보충 요법을 받은 사람은 골다공증의 발생률이 저하되어 있다.

〈그림 21〉 여성 호르몬 요법과 자궁암 발생률.

물론 이들 보고와는 반대로 여성 호르몬을 복용하면 암에 걸리기 쉬워진다는 보고도 있다.

과거에 자신이나 어머니, 자매 등의 혈족이 암에 걸린 적이 있는 사람은 여성 호르몬의 내복을 피하는 것이 무난하다고 하는 것은 이런 이유 때문이다.

그러나 그 외의 사람은 받아도 무난한 치료법이 이 호르몬 보충요법이 아닐까 한다.

□ 효과가 현저한 호르몬 보충요법

미국처럼 약의 효과나 부작용에 대해서 정확히 설명되어지는 '인폼드 컨센트'의 사고방식이 정착되어 있는 나라에서는 폐경 후의 여성의 30퍼센트 가까이가 여성 호르몬 보충요법을 받고 있다는 보고도 있다.

이것은 호르몬 보충요법을 받아야 하는지, 다른 치료법을 선택해야 하는지 등의 약의 사용법에 대해서 자세한 설명을 듣고 부작용에 대해서 충분히 이해하고 있으면 여성 호르몬 보충요법은 절대 위험한 치료법이 아니고 장점이 많다는 사실을 미국 여성은 알고 있기 때문일 것이다.

여성 호르몬의 또 하나의 부작용인 월경과 같은 출혈은 치료 개시 후 2~3개월 내에 멈추는 경우가 많고 6개월 이상 계속된다는 보기 드문 사람한테는 약의 종류나 양, 병용하는 황체 호르몬의 복용 방법 등을 연구하거나 변경함으로써 좋아지는 경우가 많은 것 같다.

그 밖에 심장, 신장, 간장의 작용이 저하되는 사람이나 혈관

내에 혈액 덩어리(혈전)가 생긴 사람은 여성 호르몬에 의해 증상이 악화될 가능성이 있으므로 해당자에서 제외시키고 있지만 이 점에 대해서도 걱정할 필요가 없다는 의견도 있어서 다양한 견해가 제기되고 있다.

여성 호르몬 보충요법에 대해서 부작용이나 치료를 받지 않는 편이 좋다고 생각되는 사람의 경우만을 강조해서 써왔는데 그것은 이 치료법이 약에 의한 골다공증의 치료법 중에서도 몸에 대해 가장 큰 영향을 미치는 것이기 때문이다.

요즘은 호르몬 보충요법을 HRT라고도 해서 치료법으로 널리 알려져 있기 때문에 장·단점을 정확히 알리기 위해 부작용 등에 대해서 특히 자세하게 썼다.

물론 여성 호르몬을 보충하게 되면 뼈에 대한 확실한 작용을 볼 수 있다.

골다공증에 대한 효과를 입증하는 예로써 미국 내의 한 병원에서는 10명의 여성을 대상으로 칼슘제와 에스트리올을 1일 2밀리그램씩 15개월 동안에 걸쳐서 처방한 결과 평균 6퍼센트나 팔뼈의 칼슘량이 늘어났다.

또한 미국 내의 한 대학병원에서 약 60명의 골다공증 환자를 대상으로 가짜약과 에스트리올 중 하나를 환자의 양해를 구해 복용시킨 적이 있다.

그리고 약 1년 후에 뼈의 칼슘량을 측정한 후, 어느 쪽 약을 복용했는지를 의사와 환자가 알게 된다는 선입관 없는 2중맹검법(二重盲檢法)이라는 임상 검사를 했다.

그 결과, 가짜약을 복용한 약 반수의 예에서는 뼈의 칼슘량

제1부 골다공증 징후와 진단 · 129

이 줄어들었는데 비해서 여성 호르몬을 복용한 약 반수의 사람들은 뼈의 칼슘량이 늘어났다.

그 차이는 약 4.6퍼센트나 되었기 때문에 비교적 약한 작용밖에 없는 여성 호르몬제의 복용이라도 1년 동안에 뼈의 칼슘량이 3~5퍼센트나 증가한 것이 된다.

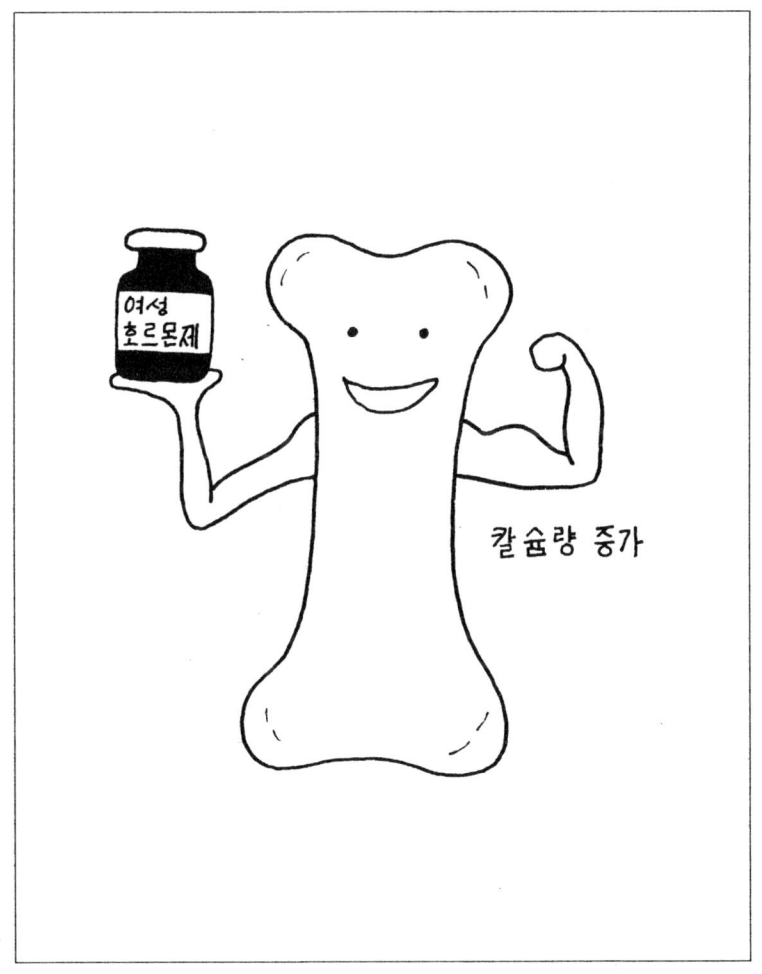

인기가 좋은 비타민 D제

□ 칼슘의 흡수를 높이는 비타민 D

여성은 70세 이상이 되면 뼈에서 칼슘이 감소하는 속도는 둔하지만 이 무렵이 되면 여성 호르몬의 결핍으로 뼈가 약해지기보다는 칼슘의 소화·흡수율이 저하되거나 뼈를 형성하는 세포의 원기가 없어져서 뼈가 약해진다.

따라서 뼈를 강화하는 것은 장관으로부터의 칼슘의 체내 흡수를 늘리고 뼈를 만드는 세포의 기능을 높이는 비타민 D, 그 중에서도 활성형 비타민 D의 복용이 효과를 나타낸다.

제2차 세계대전이 일어난 후에 일본에서는 '초코라 D'라는 비타민 D제를 어린 아이들에게 복용시켰다. 이것은 기름에 녹아 있는 비타민 D를 약으로 복용하는 것이었는데 그 초코라 D와 최근의 의사들이 처방하는 활성형 비타민 D와는 어떤 차이점이 있을까?

간유(肝油) 등에 포함되어 있는 비타민 D는 많이 먹으면 몸 속을 돌아다니고 있는 동안에 일부가 간장을 통과한다.

그 통과한 것 중의 또 일부가 간장에서 '탈피(脫皮)'하여 원

제1부 골다공증 징후와 진단 · 131

기 꼬리표를 한 개 단다. 이것으로 조금은 뼈 세포의 기능이 좋아지거나 칼슘의 소화·흡수율을 올리는데 도움이 된다.

원기 꼬리표를 한 개 단 비타민 D가 다시 혈액 속을 돌아다니는 동안에 그 일부가 신장을 빠져 나가는데, 그 통과한 비타민 D의 일부가 두 번째 탈피를 해서 원기 꼬리표가 한 개 더 달린다.

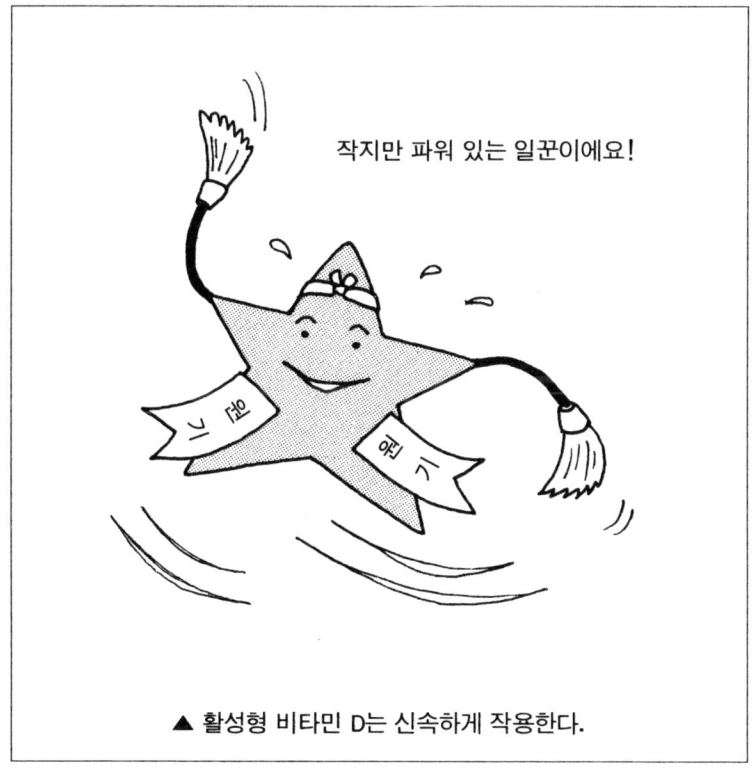

▲ 활성형 비타민 D는 신속하게 작용한다.

간장의 원기 꼬리표와 신장의 원기 꼬리표, 이 두 개를 갖고 있는 비타민 D는 원래의 비타민 D의 양에 비하면 미미한 양으로 줄어들지만 뼈를 강화하는 작용이나 장관에서 칼슘을 흡수하는 작용을 돕는 힘은 1500배 정도나 강력해진다.

□ 활성형 비타민 D

비타민 D를 약으로 복용해서 두 개의 원기 꼬리표가 찰싹 달라붙는 것은 소수에 불과하고 간장이나 신장병 또는 나이탓으로 간장, 신장의 기능이 나빠져 있는 사람은 탈피(脫皮)해서 원기 꼬리표를 잘 달 수 없다.

그래서 약을 만들 때에 처음부터 원기 꼬리표를 한두 개 붙여 두면 효과도 확실하고 신속하다는 생각에서 신장의 원기 꼬리표가 붙은 비타민 D가 만들어진 바, 이것이 바로 골다공증의 약으로 약 10년 전부터 해외에서는 시중의 약국에서 시판되고 있다. 이것이 알파칼시돌이라는 약이다.

이 약이 혈액 속에 들어왔을 경우, 크기 자체가 큰데다가 혈액의 흐름도 풍부한 간장이라면 통과하기가 쉬워져 그 간장에서 원기 꼬리표는 쉽게 달 수 있을 것이다.

이러한 사실을 바탕으로 처음부터 간장과 신장의 원기 꼬리표를 둘 다 붙여 버린 비타민 D를 약으로 복용하면 효과는 더욱 확실하고 신속할 것이라는 생각에서 개발된 약이 칼시트리올이다.

모두 원래의 비타민 D보다도 일을 잘 한다는 이유에서 활성형 비타민 D라고 명명되었다.

최근에는 의사들이 비타민 D로서 간유(肝油)나 초코라 D와 달리 이 활성형 비타민 D를 처방한다.

그러나 효과가 빠르고 확실하게 나타나는 약일수록 몸에 좋은가 하는 문제에서는 확신하기 어렵다.

왜냐하면 본래는 나타나지 않기를 바라는 약의 부작용을 확인하기 위해서 의사는 눈을 뗄 수 없게 되기 때문이다.

따라서 활성형 비타민 D는 약국에서 아무나 구입해서 자신의 책임 하에 복용할 수 없다. 반드시 의사의 처방을 받아 의료기관의 감독 하에서 작용이나 부작용의 체크 등을 받으면서 복용할 필요가 있다.

이러한 사항들이야말로 부작용이 적은 간유 등과 크게 다른 점에 속한다.

활성형 비타민 D의 부작용으로써는 드물지만 식욕의 저하, 부종의 발생, 신장의 기능이 일시적으로 나빠지는 경우가 있지만 모두 가벼운 정도이다.

또한 다른 부작용으로써 장관으로부터 칼슘을 지나치게 흡수해서 혈액 속의 칼슘이 너무 진해지는 경우를 가끔 볼 수 있다.

앞에서 언급한 '칼슘은 생명을 태우는 불꽃'이라는 부분에서 혈액 속의 칼슘은 항상 일정한 농도로 유지되고 있어, 그 점이 몸에 존재하는 60조개의 세포를 작용시키는데 필수조건이라고 했다. 혈액 속의 칼슘 농도가 활성형 비타민 D의 부작용으로 20퍼센트나 진해지면 식욕이 저하되고, 30~40 퍼센트나 진해지면 의식이 가물가물해진다.

이런 부작용을 빨리 발견하기 위해서는 종종 의사에게 자신의 증상을 설명하거나 조사받을 필요가 있다.

□ 알파칼시돌의 효과

여성 호르몬제와 비교하면 효과에 비해서는 부작용이 적어 의사의 입장에서도 비교적 안심하고 처방할 수 있는 것이 바로 이 활성형 비타민 D의 특징이라고도 할 수 있다.

일본이나 미국 등의 선진국 병원에서 사용되고 있는 골다공증 치료약의 절반 이상이 활성형 비타민 D라고 할 만큼 인기가 높은 치료약이기도 하다.

참고로 일본의 한 병원에서는 알파칼시돌을 1일 1마이크로그램과 유산 칼슘을 1일 5그램씩 복용하고 있는 여성 10명을 대상으로 팔뼈의 칼슘량의 변화를 15개월 간에 걸쳐서 조사한 적이 있었다.

그 결과 평균 10퍼센트에 이르는 뼈의 칼슘량의 증가를 보여 골다공증 치료에 사용되는 약을 여러 가지로 경험한 의사들조차도 약에 의한 치료법 중에서는 가장 효과가 높았다고 얘기하고 있다.

그런데 활성형 비타민 D를 내복하면 얼마 만큼 골절의 비율이 감소하느냐 하는 점에 대해서 200여 군데의 병원 자료를 토대로 하여 약 1천여 명의 환자를 대상으로 조사한 해외의 사례를 살펴 보기로 한다.

그 방법은 미리 등이나 허리뼈의 엑스레이 사진을 찍어 두고 어떤 환자에게는 알파칼시돌을 1일 1마이크로그램 복용시키고 다른 환자에게는 특별한 치료를 하지 않는다는 것이다.

환자에게는 치료법의 주지를 미리 충분히 설명해서 납득시킨 후에 치료 허락을 받아 1년 후에 한 번 더 등과 허리뼈의 엑스레이 사진을 찍었다.

　이런 방법은 환자에 대해서 실시하는 임상연구의 하나로 언뜻 인체실험 같지만 실제 환자에 대한 연구 없이는 약의 효과나 부작용을 정확히 알 수 없기 때문에 부득이하게 실시하게 된 실험연구이다.

　그런데 이 연구 결과 아무런 치료를 받지 않은 골다공증 환자의 경우는 1년 동안에 한 사람이 평균 한 개의 비율로 등뼈가 부서지거나 변형되어 갔다고 한다.

　그러나 알파칼시돌을 복용한 사람의 경우는 이같은 등뼈나 요골의 부서짐, 변형은 1년 동안에 한 사람이 평균 0.5개의 비율로 나타나 약을 복용하지 않은 사람에 비해 약 2분의 1로 줄어든다는 사실을 알게 되었다.

　즉, 알파칼시돌은 골절의 위험성을 반으로 줄일 수 있는 것이다. 이 골절 억제효과는 넓적다리죽지의 골절에 대해서도 마찬가지이기 때문에 가장 성가신 골절인 대퇴골 경부 골절을 유발할 위험성도 절반가량으로 줄어들게 한다고 볼 수 있다.

　좀더 달리 표현하자면 이 골절로 자리에 드러눕게 되는 기회를 50퍼센트가량 줄였다고 할 수 있다.

　또한 60세 전후의 사람에 비해 70~80세 전후의 사람으로 연령이 높아짐에 따라서 등이나 허리의 뼈가 보다 부러지기 쉽고 부서지기 쉬워지는데, 알파칼시돌을 내복하고 있는 환자들 가운데 80세 전후인 사람들이 70세 전후의 사람들과 다름없을 만큼 부러지거나 부서지거나 하는 비율이 줄어들었다고 한다.

□ 칼시트리올의 효과

알파칼시돌의 효과에 대해서는 1년 이상으로 장기간에 걸쳐서 이루어진 임상 연구는 없지만 미국 등지에서는 같은 활성형 비타민 D인 칼시트리올이라는 약에 대해서 골절의 감소 상황을 더욱 장기간에 걸쳐서 연구하고 있다.

미국의 두 대학병원에서는 수진한 골다공증 환자를 대상으로 아무 치료도 하지 않은 상태에서 등뼈나 요골의 부러지는 비율을 조사해서 칼시트리올을 복용한 사람과 비교했다.

그 결과, 치료를 받지 않았던 사람들은 1년 동안에 1000명 중 830명 정도의 비율로 등뼈나 요골이 부러져 버렸다.

그런데 칼시트리올을 1년 간 복용한 사람들의 경우 골절의 비율이 약 절반으로, 2년 간 내복한 사람들은 약 3분의 1로, 3년간 내복한 사람들에게는 약 4분의 1로 감소된다는 것을 알 수 있었다.

결과적으로 활성형 비타민 D는 장기간 복용하면 복용할수록 골절의 비율을 줄이고 나이를 먹으면서 뼈가 부러지기 쉬워지는 현상을 억제하는 작용이 있다고 할 수 있다.

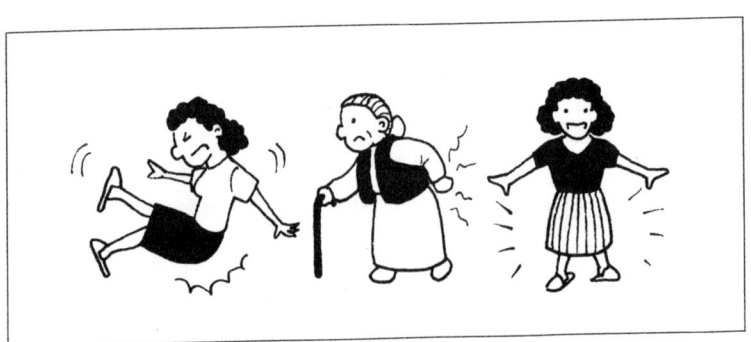

목초(牧草)에서 개발된 이프리플라본

□ 이프리플라본의 효과

한창 자라는 망아지나 송아지는 목초를 먹고 몸이 급속도로 커지는데 목초 중에서도 '아메리카 거여목'이라는 클로버 비슷한 식물 속에는 성장을 촉진하는 성분이 함유되어 있지 않을까 해서 연구가 계속되어 왔다.

그 결과 이 목초 속에는 이프리플라본이라는 성분이 있어서 이것이 성장을 촉진할 뿐만 아니라, 뼈를 강화시키는 작용도 한다는 것을 알게 되었다.

이런 이유에서 이프리플라본은 80년대 후반부터 골다공증의 치료약으로써 의료기관에서 환자에게 쓰여지고 있다. 이프리플라본은 현재 일본이나 이탈리아 등지에서 환자를 대상으로 처방되고 있는 바, 이 약 치료를 받지 못하고 있는 사람은 뼈가 약해져 가는데 반해서 이프리플라본을 내복하고 있는 사람의 뼈는 조금씩 강해져 간다는 사실이 증명되고 있다.

이상으로 얘기했듯이 골다공증에 대한 치료약으로써는 우선 기본이 되는 칼슘제가 쓰여지며 여기에 여성이라면 여성 호르몬제, 남녀 모두에게 사용할 수 있는 활성형 비타민 D, 이프리플라본제가 현재 골다공증 치료에 사용되고 있는 약이라고 할 수 있다.

또한 카르티토닌제제의 주사약, 에르카토닌도 장기간 사용하면 **뼈**를 강화시킨다는 사실이 최근에 증명되어 효과를 올리고 있다.

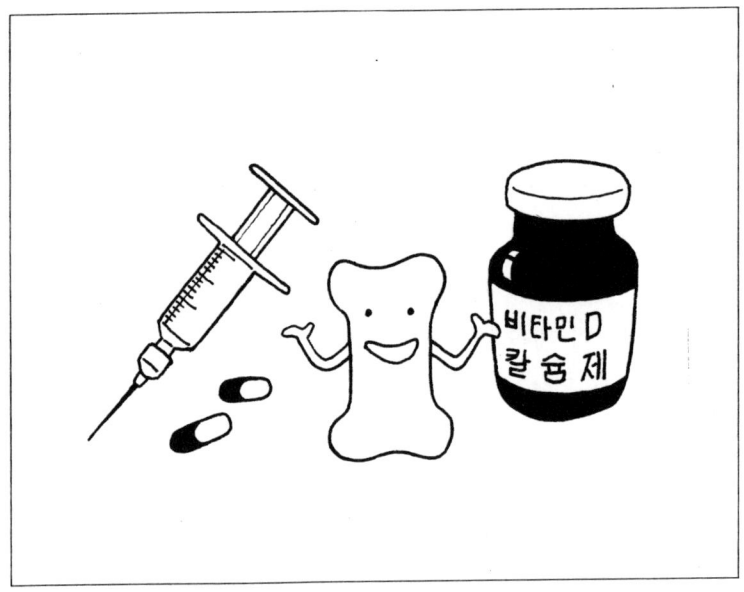

구체적으로는 칼슘제 외에 약제를 하나, 둘 첨가해서 처방하는 의사가 많은 것 같다.

시간을 내어 의료기관을 찾지 않고 골다공증을 치료하려 하거나 예방하고 싶은 사람은 칼슘이나 비타민 D가 들어있는 칼슘제를 약국이나 병원 등에서 구입하여 그것을 복용하는 것도 하나의 방법이라고 하겠다.

| 제7장 |

예방의 열쇠는 식사·운동·일광욕

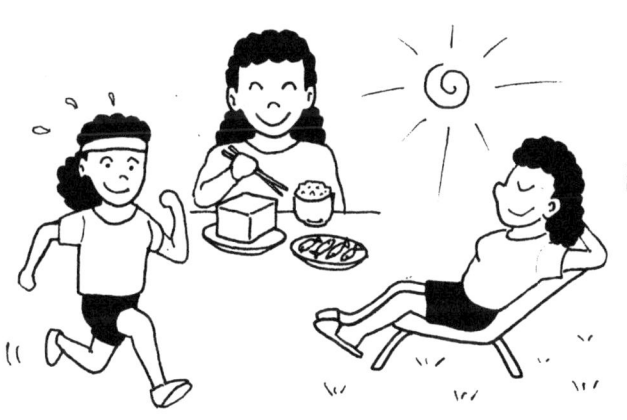

골다공증은 예방할 수 있다

지금까지는 골다공증의 원인과 치료법에 대해서 설명해 왔다. 그런데 까다롭고 또한 예방법이 발달되어 있지 않기 때문에 노력을 해도 효과가 그다지 없는 병도 있다.

그러나 고혈압, 동맥경화, 당뇨병 등 대부분의 성인병은 식사나 운동 등 생활습관의 개선으로 상당한 예방효과를 보이고 있다.

골다공증도 라이프 스타일, 즉 생활습관이 크게 영향을 미치는 성인병의 하나이기 때문에 조기치료를 하거나 가능하면 예방해서 발병 시기를 늦추거나 막아야 한다.

하지만 어떤 병이라도 발병해 버리면 이미 때는 늦다고 병의 예방만을 생각하고 있으면 인생이 마치 질병 예방을 위해 존재하는 것처럼 되어서 주객이 전도된 느낌으로 변하고 있다.

병이 없으면 더할 나위 없이 좋겠지만 그렇지 않더라도 별로 부자유스럽지 않다면 생활을 즐기고 사회에 봉사하는 것이 삶의 목적이라고 할 것이다. 어디까지나 질병 예방이 인생의 목적이 되지 않기를 바란다.

제1부 골다공증 징후와 진단 · 141

몸의 상태는	① 신장(키)이 작아진다.	6
	② 등이나 허리가 구부러졌다.	6
	③ 가볍게 넘어지기만 했는데 뼈가 부러졌다.	10
	④ 날씬하다.	2
	⑤ 친척이나 가족 중에서 골다공증 환자가 있다.	2
	⑥ 위나 장 수술을 받은 적이 있다.	2
	⑦ 폐경을 맞이했다.	4
생활태도는	⑧ 생리불순이다.	2
	⑨ 우유나 유제품을 별로 좋아하지 않는다.	2
	⑩ 두부나 뼈째 먹는 생선류 등은 별로 먹지 않는다.	2
	⑪ 하루에 20개피 이상의 담배를 피운다.	1
	⑫ 술을 잘 마신다.	1
	⑬ 밖에 나가는 것을 좋아하지 않는다.	2
	⑭ 운동이나 몸을 움직이는 것이라면 질색하는 편이다.	4
	합 계	

3점부터 8점인 사람

생활습관이 별로 뼈에 좋지 않은 편인 당신은 나이에 비해 뼈가 더 노화되어 있을 가능성이 높다. 주의해야 한다.

9점부터 14점인 사람

이런 생활을 계속하면 약해질 위험이 높다. 고칠 수 있다면 단 한 가지라도 고치도록 노력하자.

15점 이상인 사람

매우 위험하므로 주의해야 한다. 뼈가 상당히 약해져 있다고 생각되므로 생활 전반을 재평가하고 의사의 진찰을 받도록 한다.

〈그림 22〉 이런 사람은 주의해야 한다.

□ 이런 사람은 주의하자

그렇다면 골다공증의 예방을 유의해야 하는 사람들은 어떤 사람들일까?

그것을 〈그림 22〉로 정리해 보았는데 식습관부터 보자면, 우유나 유제품(버터, 치즈, 요구르트 등)을 평소부터 섭취할 기회가 적은 사람, 우유나 유제품을 먹으면 설사를 하기 때문에 먹을 수 없는 사람은 주의를 요한다.

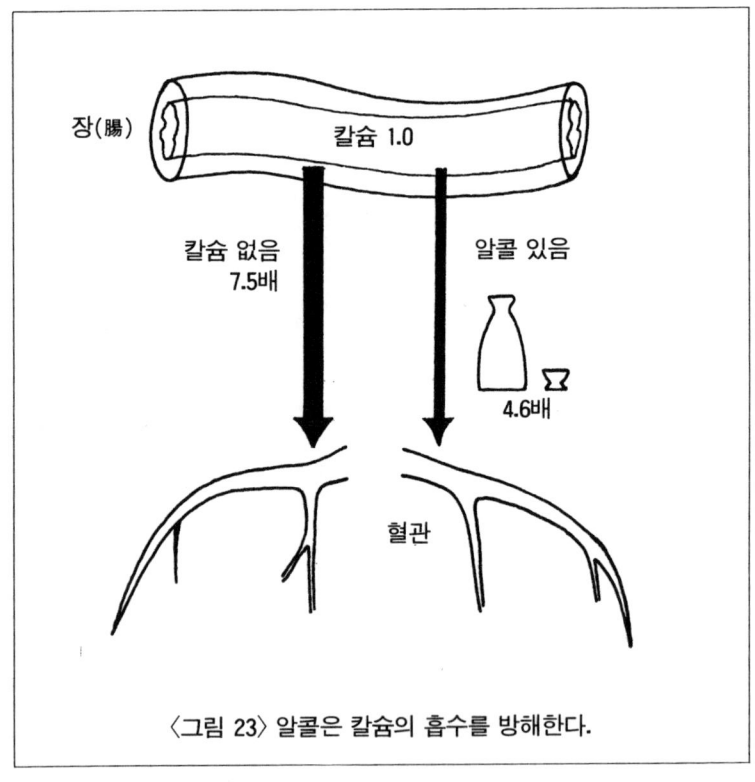

〈그림 23〉 알콜은 칼슘의 흡수를 방해한다.

또한 뼈째 먹을 수 있는 잔생선이나 해조류(海藻類) 등의 해산물을 싫어하는 사람, 두부나 녹황색 야채를 평소 식사에서 먹지 않는 사람도 주의해야 한다.

왜냐하면 이런 식습관을 가진 사람이나 체질인 사람은 아무래도 평소의 칼슘 섭취가 불충분해지기 때문에 뼈가 약해지기 쉬워진다.

그 밖에 담배를 많이 피우거나 술을 과음하는 것도 뼈를 약화시킨다.

특히 젊은 여성이 담배를 피우면 여성 호르몬의 분비가 나빠지거나 위장에서의 칼슘의 소화·흡수력이 저하됨으로써 뼈의 칼슘 저장이 적어져서 50세 무렵에는 일찌감치 골절의 위험성을 나타낸다.

한편 술을 마시면 음식물 속의 칼슘이 장관(腸管)으로부터 혈액에 흡수되기 어려워진다(그림 23). 술은 칼로리는 높지만 미네랄이 함유되어 있지 않기 때문에 술을 과음하면 뼈가 약해지는 원인이 된다.

□ 식사·운동·체격·가계의 4가지에 주의

식사, 흡연, 음주 외에 주의해야 할 것은 일광욕을 할 기회가 적은 사람이나 활동적인 생활을 보내고 있지 않은 사람의 생활습관으로써 이런 사람들은 뼈가 약해질 위험성이 높다고 할 수 있다.

일광욕을 하게 되면 피하지방에서 비타민 D가 형성되어 이롭고 또한 운동을 통해서 뼈에 반복적인 압박이 가해짐으로써 뼈가 강해져 간다.

따라서 일광욕과 운동, 이 두 가지와 관련된 생활 습관이 없는 사람은 주의를 해야 한다.

또한 신체의 특징이나 가족과의 관계에서 보자면 체격이 마른 사람이나 한 핏줄인 가족 중에 골다공증 진단을 받은 사람이 있거나 가족 중에서 노인이 되고 나서 골절을 일으킨 사람이 있는 경우에도 주의를 요한다.

지금까지 요주의라고 얘기한 4항목, 즉 식사·운동량·체격·가계(家系) 중에서 한 가지라도 의심이 가는 점이 있는 사람은 젊을 때부터 예방에 유의하는 것이 중요하다.

가계(유전적인 원인도 비중이 크다)에 대해서는 자신의 노력으로도 어쩔 수 없지만 마른 체격의 사람은 체격이 탄탄해지도록 운동, 식사 개선과 같이 생활습관을 통해 예방할 수 있다. 그러기 위해서는 14~15세부터 20대에 걸친 사춘기, 청춘기부터 시작하는 것이 가장 좋다.

일반적으로 20~30대에 뼈의 칼슘량이 가장 많아지는데 이 때의 체내 칼슘의 양이 앞으로 골다공증에 걸리기 쉬우냐 아니냐와 관계가 있으므로 사춘기 이후의 예방도 필요하고 유효성이 높다고 할 수 있다.

더구나 뼈에 있어서 바람직하지 않은 식사를 좋아하는 사람이나 운동 습관이 없는 사람, 체격이나 유전적인 면(가계)에서 불리한 사람은 특히 분발해서 생활을 개선해 나가야 할 것이다.

뼈를 강화할 세 번의 기회

□ 사춘기에 신체를 단련한다

 요즘의 청소년은 키는 예전에 비해 큰 편이지만 체력은 예전보다 못한 것 같다. 여기에는 입시 위주의 교육으로 인해 중·고교시절에 신체를 단련할 시간이 거의 없다는 이유가 크게 작용할 것이다.
 하지만 입학 시험의 속박에서 풀려난 학생이 유도부에 들어가서 매일 연습하면 그 학생의 체격은 1년도 채 안 되어 목부터 팔까지 굵고 건강해진다.
 키가 크지 않은 사람이 뼈가 굵어지고 단단해져서 사각 체형이 되는 것을 보기 좋다고 생각하는 사람과 그 반대로 생각하는 사람이 있겠지만 사춘기부터 청년기에 걸쳐서는 운동이나 식사로 체격이 변할 수 있을 만큼 뼈의 강화를 위한 유연성과 가능성을 내포하고 있다고 하겠다.
 따라서 조상대대로 마른 체격인 사람은 한탄만 하지 말고 최대 골량을 늘리기 위해서 사춘기부터 청년기에 걸쳐서는 되도록이면 잘 먹고 틈틈이 운동을 해주므로서 뼈를 강화하기를 바란다.

이 사춘기가 골다공증을 예방할 수 있는 첫번째 기회라고 할 수 있을 것이다.

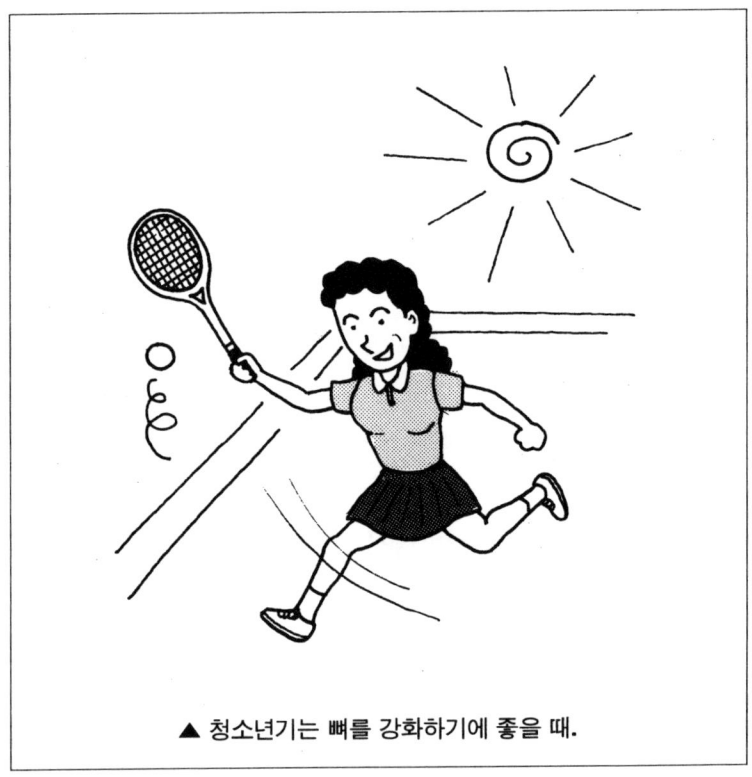

▲ 청소년기는 뼈를 강화하기에 좋을 때.

잘 먹고 신체를 단련하는 것은 청소년기 때가 가장 바람직하지만 50대에 뼈의 칼슘량이 급속도로 감소할 무렵, 혹은 70대 전후가 되어 뼈가 약해진 후라도 늦지는 않다.

나이를 막론하고 칼슘을 많이 섭취하고 운동을 열심히 해서 장골(壯骨)이 되는 것은 골절의 시기를 늦춘다는 의미에서 효과적이다.

다만 나이를 먹으면서 식욕이 저하되고 무릎도 약해지므로 식사를 왕성하게 하거나 운동을 많이 한다는 자체가 어려워지므로 젊은 시절, 특히 청소년기에 뼈에 칼슘을 많이 저금해 두는 것이 단연코 유리하다.

□ 폐경기는 뼈를 강화하는 기회

50대의 여성, 특히 폐경 후 수년간은 뼈에서 칼슘이 현저하게 감소하기 때문에 이 시기야말로 뼈를 강화해야 할 두 번째 기회라고 할 수 있다.

여성 호르몬의 감소를 보충하기 위해서는 의료기관을 통해 검진을 받는 수밖에 없지만 식사와 운동을 통해서 뼈로부터 칼슘이 깎여 나가는 것을 조금이라도 막는 것은 자신의 노력으로도 가능하다.

미국 뉴욕시의 알로이어 박사는 평균 53세로서 폐경 후 5년쯤 지난 여성 18명을 대상으로 9명에게는 특별한 운동도 시키지 않고 1년간 경과를 관찰해서 1년 후에 전신의 칼슘량을 측정했다.

• 하루 25분의 운동으로 뼈가 강해진다

운동의 유무	사례수	연령(세)	폐경후(년)	전신 칼슘량(g)	
				관찰 전	1년 후
운동을 한 군	9	53.0	5.4	781	801
운동을 하지 않은 군	9	52.3	5.5	824	804

그 결과 1년 전에 비해 전신에서 뼈의 칼슘량이 20그램이나 줄어들었다.

이것은 전신의 칼슘량 약 800그램에 비해 2.5퍼센트에 상당한다.

그런데 겨우 하루 25분 정도의 실내운동을 한 다른 한쪽의 9명의 여성의 칼슘량은 1년 동안에 평균 20그램이나 늘어났다.

이것도 전신의 칼슘량의 약 2.5퍼센트에 상당한다.

폐경 후 5년된 여성이라고 하면 뼈의 칼슘량이 신속하게 감소되는 시기이지만 그래도 25분이라는 짧은 시간 동안의 운동으로도 2.5퍼센트나 뼈가 강해져서 운동을 하지 않은 사람에 비해 5퍼센트나 차이가 나고 있다.

따라서 이 시기의 여성한테는 넉넉하게 30분 동안 걷는 등의 가벼운 운동을 권하고 있다.

□ 칼슘제 복용도 효과적

또한 운동 외에 칼슘 내복약에 대해서도 효과가 인정되고 있다.

약 10년 전, 일본의 동경시 내에 있는 한 양육원 부속병원에서 다키자와 의사 등의 팀이 공동으로 연구한 결과로는 10명의 노인에게 유산 칼슘 5.0그램(칼슘 원소로서 920밀리그램)을 처방, 1년 후에 팔뼈의 칼슘량을 측정했더니 치료 개시 전에 비해 1년 후의 측정량이 분명하게 증가했다고 한다.

이것은 아무 치료도 하지 않은 10명의 칼슘량이 감소한 것과 대조적이었다.

다른 연구로써 그들은 일본의 관동지방에서 평균 10년 간에 걸쳐 시판 칼슘제(칼슘 원소로서 약 720밀리그램)를 구입해서 내복하고 있는 중노년층 여성 29명의 허리뼈의 칼슘량을 측정하였다고 한다.

그 결과 29명 중 대부분의 여성은 같은 나이 또래의 여성들보다 허리뼈의 칼슘량이 많았다고 한다.

이 중에서도 특히 40~50대의 폐경 전후의 여성은 시판 칼슘제를 복용함으로써 허리뼈가 보다 강해져 있었다는 것이다.

이와 같이 폐경이 되어 뼈의 칼슘량이 급속하게 감소하는 것도 칼슘 섭취나 적당한 운동으로 막을 수 있으므로 이 기회를 놓치지 않도록 하기 바란다.

□ 70세 이후에도 뼈는 강해진다

골다공증을 예방하는 세 번째 기회는 70~80세에 등이 구부러지거나 키가 줄어들거나 허리, 등이 아프다는 등으로 골다공증의 3대증상이 나타났을 때이다.

이 무렵이 되고 나서 골다공증을 예방한다고 하니 이미 때늦은 것이 아닐까 생각할지도 모른다.

확실히 어떤 병이나 진행상태를 원상 복구시키는 것보다 가벼운 초기 상태에서 예방하거나 치료하는 편이 효과적이다.

골다공증에 대해서도 등이 구부러져 버리고 나면 약간 늦은 것은 틀림없지만 일상생활 속에서 유의해야 할 3가지 원칙, 즉 식사·운동·일광욕은 고령이 되고 나서라도 효과적이다.

70대의 고령자라도 게이트볼을 계속하면 뼈의 칼슘량이 늘어난다는 연구결과도 있고 고령이 되고 나서 칼슘제를 내복해도 분명히 뼈의 칼슘량이 늘어난다는 치료 성적도 보고되어 있다.

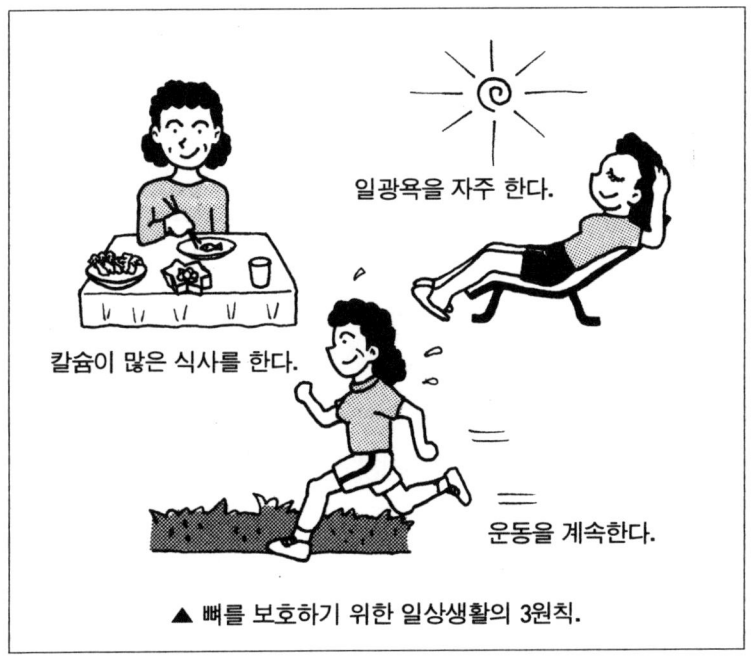

▲ 뼈를 보호하기 위한 일상생활의 3원칙.

 등이나 허리가 구부러지고 나서는 식사나 운동을 해도 효과가 적다고 포기하고 의사로부터 약을 받아 먹는 사람이 많은 것 같은데 그 때에도 일상생활상 지켜야 할 3가지의 기본원칙을 실행하기 바란다.
 이 3원칙은 가장 효과가 좋은 골다공증 치료약과 같은 효과가 있다.
 거듭 말하지만 골다공증 약을 내복하고 있는 사람이라도 매일 운동을 거르지 않는다, 칼슘이 많은 식사를 한다, 일광욕을 한다는 3가지의 원칙은 지켜주기 바란다.

또한 노인 중에는 의사를 찾아 가기 무척 싫어하는 사람들도 있는데 그 사람들도 일상생활의 3원칙에는 주의하기 바란다.

□ 허리나 등의 통증이 가벼워진다

뼈가 강해지기 위해서는 수개월 간이나 걸리고 또한 사람에 따라서는 수년이나 걸려서 서서히 강해지기 때문에 증상이 갑자기 변한다든가 눈에 보이는 변화가 갑자기 나타난다는 경우는 적다고 할 수 있다.

그러나 뼈를 강화하는 약을 복용하고 있는 사람들이 가장 먼저 깨닫는 것은 허리나 등의 통증이 줄어들었다, 허리나 등이 가벼워졌다, 허리에 힘이 들어갔다는 증상인 것 같다.

뼈가 약한 사람한테는 뼈를 강화하는 약이 아니고 우선 통증을 덜어 주기 위한 진통제를 처방하는 경우가 있다.

그렇게 하면 통증은 줄어들고 무거운 느낌이 떨어지지만 허리에 힘이 들어가게 되었다고 표현하는 사람은 적은 것 같다.

따라서 뼈를 강화하는 약을 복용해서 허리에 힘이 들어갔기 때문에 일이나 여러 가지 동작을 하기가 수월해졌다고 표현하는 사람이야말로 뼈가 강해진 사람이 아닐까 하고 생각되고 있다.

그리고 반년 전, 1년 전을 뒤돌아보면 이전보다 훨씬 활동적인 생활을 보내고 있다는 사람이 많은 것 같다.

이렇게 되면 골다공증이 치료되었다고까지는 할 수 없더라도 쾌차하고 있음에는 틀림없다.

더욱이 뼈가 강해지기 시작함으로써 일상생활이 활동적이 되면 그것이 또다시 뼈를 강화한다는 식으로 좋은 순환이 된다.

약이 아니고 일상생활에서 예방을 하고 있어도 매우 더디기는 하지만 이런 실감을 가질 수 있는 것 같다.

골다공증을 예방하는 기회로써 사춘기부터 20대의 젊은 시절, 폐경 후, 70~80대, 이렇게 세 번의 연령층에 대해서 각각 무엇이 유효한지를 설명해 왔다.

이 중에서는 젊은 시절에 뼈의 칼슘 저금량을 늘리는 것이 가장 쉽고 효과적이라고 생각되므로 꼭 실행에 옮기기 바란다.

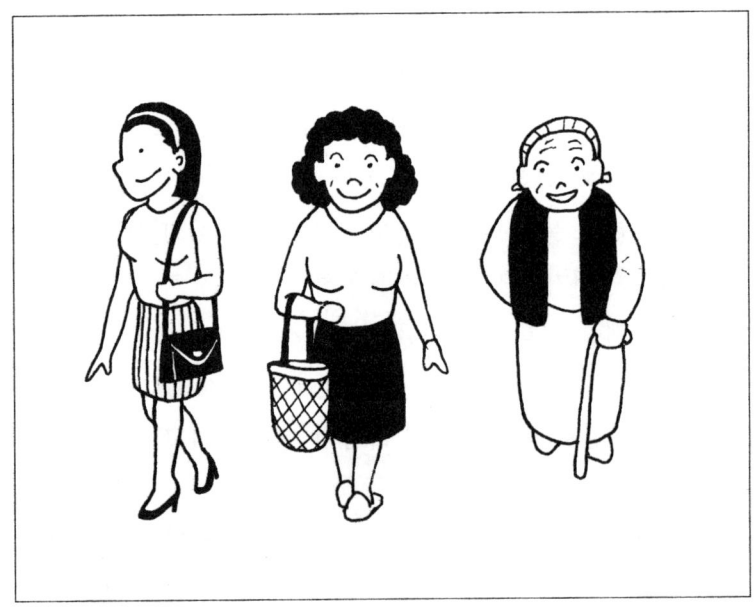

제8장

칼슘이 많은 식사를 하자

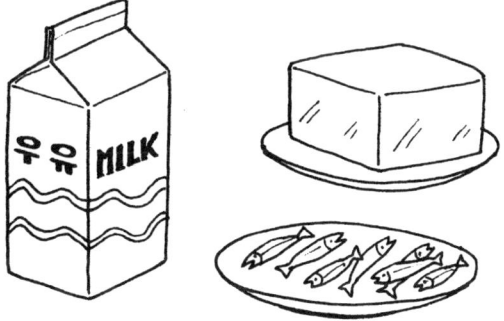

왜 식사가 중요한가

□ 칼슘은 왜 체외로 배설되는가

골다공증을 예방하기 위해서는 식사로 칼슘을 많이 섭취하거나 일광욕 등으로 체내의 비타민 D를 늘리거나 혈액 속의 칼슘을 뼈에 결합시키기 위해서 운동을 하는 등의 세 가지가 중요하다고 얘기해 왔다.

각각 어떻게 예방하는지, 또한 그 효과에 대해서도 분명히 말하고 싶지만 우선 기본이 되는 식사에 대해서 설명하고 넘어가기로 한다.

뼈에 함유되어 있는 미네랄에서 가장 중요한 칼슘은 식사를 통해 입으로 흡수되어 대소변, 땀을 통해 체외로 배출된다. 단백질이나 지방 등의 영양소는 에너지의 원천이 되거나 몸을 구성하는 소재로 이용되기 때문에 그대로 대소변, 땀이 되어 나가는 일은 없다.

그러나 칼슘은 뼈에 있어서나 신체 세포에 있어서나 필요한 미네랄인데도 불구하고 신장, 장관(腸管), 땀을 통해 체외로 배출되어 버린다.

체내의 60조개의 세포를 작용시킨 후의 칼슘은 음식물로 몸에 들어온 칼슘과는 달라서 쓸모없게 변화된 칼슘이기 때문에 버려지는 것일지도 모르지만 꼭 그렇다는 증거는 없다. 어쩌면 몸에 쌓이기 쉬운 식염이나 요소 등이 소변으로 체외로 배출될 때에 칼슘도 조금 섞여서 버려지는 것인지도 모른다.

□ 칼슘 농도가 올라가면 위험

왜 부족한 듯한 칼슘을 매일 체외로 배출하는지, 그 이유는 확실치 않지만, 생물이 바다 속에서 발생한 점과 관계가 있기 때문이라고 추정되고 있다.

20억년 이상이나 바닷물 속에서 부득이 생식하면서 진화해 온 많은 생물은 산소를 흡수하기 위한 호흡을 할 때마다 몸에 들어오는 식염이나 칼슘을 몸 안에 지나치게 쌓이지 않도록 몸 밖으로 어떻게 내보내느냐가 중요한 과제가 되고 있었던 것 같다.

현재의 바닷물은 칼슘이 녹아 있는 농도가 혈액의 약 4배 정도이므로 진한 편이다.

이것은 옛날부터 그랬던 것이 아니고 육지에서 유입된 여러 가지 물질이 바닷물의 증발로 인해 20억년에 걸쳐 서서히 농축되어 왔다고 생각하는 편이 자연스러울 것 같다.

칼슘 농도 등이 지금보다도 훨씬 엷은 바닷물에서 발생한 생물에 있어서는 점점 진해져 가는 바닷물의 칼슘을 어떻게 능숙하게 몸 밖으로 내보내느냐가 과제가 된다. 너무 진한 농도의 칼슘에 세포가 노출되면 세포는 작용을 정지하게 되어 버리기 때문이다.

　가령 인간의 경우는 혈액 100미리리터당 8.5~10.5밀리그램의 칼슘 농도로 유지되고 있으면 문제가 생기지 않지만 13~14밀리그램으로 30~40퍼센트나 진해지면 의식장애 등의 신경증상을 일으킨다.

　이와 같이 세포를 둘러싸는 칼슘 농도가 올라가면 위험하기 때문에 바닷물에서 흡수한 진한 칼슘을 몸 밖으로 방출하는 작용이 매우 발달한 것으로 생각된다.

　조개류는 몸 밖으로 방출한 칼슘과 탄산을 결합시켜서 능숙한 솜씨로 이들 폐품을 패각으로 이용하고 있다.

　그러나 칼슘이 체외로 배설되기 때문에 골절되기 쉽다는 이론을 염두에 둔다면 고령화 사회인 20세기의 인류에게는 매우 곤란한 문제 중의 하나로 부각될 것이다. 바닷물의 부력으로 살고 있는 많은 생물과 어쨌든 수명이 길지 않았던 지금까지의 동물이나 인간에게 있어서는 나이를 먹어 골절로 고생한다는 일이 없었다.

□ 칼슘 출납이란

　어쨌든 몸에서 칼슘이 줄어들기 때문에 그것을 식사로 보충해야 한다. 칼슘은 입을 통해서만 들어오지만 나가는 곳은 주로 대소변이다.

　따라서 입으로 들어오는 칼슘량과 대소변 속의 칼슘량을 비교하면 그 사람이 체내에 칼슘을 저장하고 있는지 줄이고 있는지 알 수 있다.

제1부 골다공증 징후와 진단 · 157

이것은 가계부나 경리에서 그 달에 들어온 돈과 나가는 돈 중 어느 쪽이 많으냐 하고 계산하는 출납과 비슷하다고 해서 '칼슘 출납'이라고 한다.

하루에 입으로 들어오는 칼슘량이 거의 제로에 가까운 상태일 경우 대소변으로 칼슘이 하루에 약 100~200밀리그램 정도 나가기 때문에 칼슘 출납은 하루에 마이너스 100~200밀리그램이 된다.

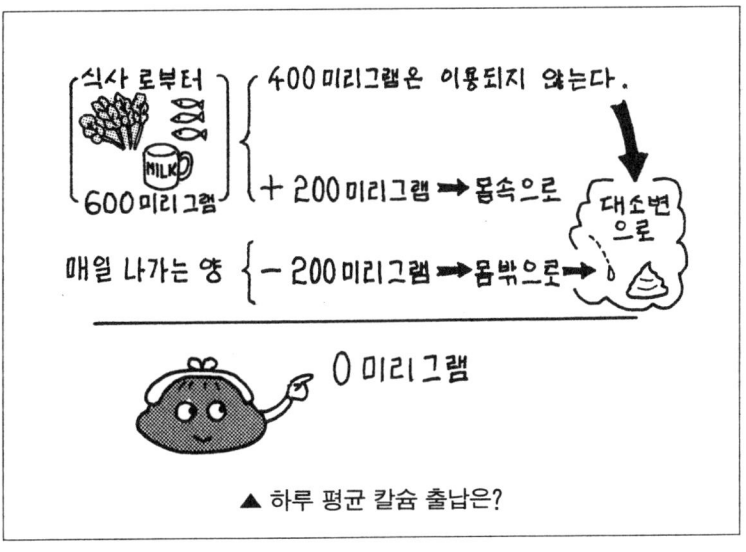

▲ 하루 평균 칼슘 출납은?

만일 300밀리그램의 칼슘을 식사에서 섭취하면 칼슘 출납은 300~200으로 적게 어림잡아도 플러스 100밀리그램은 되어야겠지만 실제로는 그렇지가 않다.

장관으로부터 체내에 칼슘이 흡수되는 양은 대충 식사에서 섭취한 양의 약 3분의 1이기 때문에 300밀리그램의 칼슘을 섭취해도 몸에 100밀리그램이 들어갈 뿐, 나머지 200밀리그램은 이용되지 않고 변으로 나간다.

　따라서 300밀리그램의 칼슘을 식사에서 섭취하고 소변으로 200밀리그램의 칼슘이 나가면 100~200밀리그램으로 마이너스 100밀리그램의 칼슘 출납이 된다.

　이런 사실에서도 알 수 있듯이 소변으로 200밀리그램의 칼슘이 배설되었다고 한다면 하루에 600밀리그램의 칼슘을 섭취하지 않으면 칼슘 출납은 일정한 수준을 유지할 수 없게 된다.

　이 때문에 칼슘의 영양 소요량이 하루 평균 600밀리그램으로 정해져 있다.

　그러나 노인의 경우에는 칼슘의 소화, 흡수율이 저하되어 있기 때문에 하루에 850밀리그램 정도의 칼슘을 섭취하지 않으면 출납이 딱 맞아 떨어지지 않는다고 주장하는 학자도 있다. 관련 의사들의 경우에도 600밀리그램으로는 적고 약 800~1000밀리그램은 섭취해야 골다공증의 예방이 되지 않을까 생각하고 있다.

□ 칼슘이 풍부한 식품

　하루에 800~1000밀리그램의 칼슘을 섭취하면 칼슘 출납이 제로에서 플러스로 바뀐다고 생각할 수 있지만 이것은 음식물의 내용에 따라서도 달라진다(그림 25).

　장관에서 50퍼센트 가까이나 칼슘을 흡수하는 우유나 유제품이면 먹는 양이 약간 적어도 괜찮겠지만 17~18퍼센트밖에 흡수되지 않는 야채류에서 칼슘을 섭취하려고 한다면 넉넉히 먹지 않으면 필요한 칼슘량이 몸 속에 들어가지 않는다.

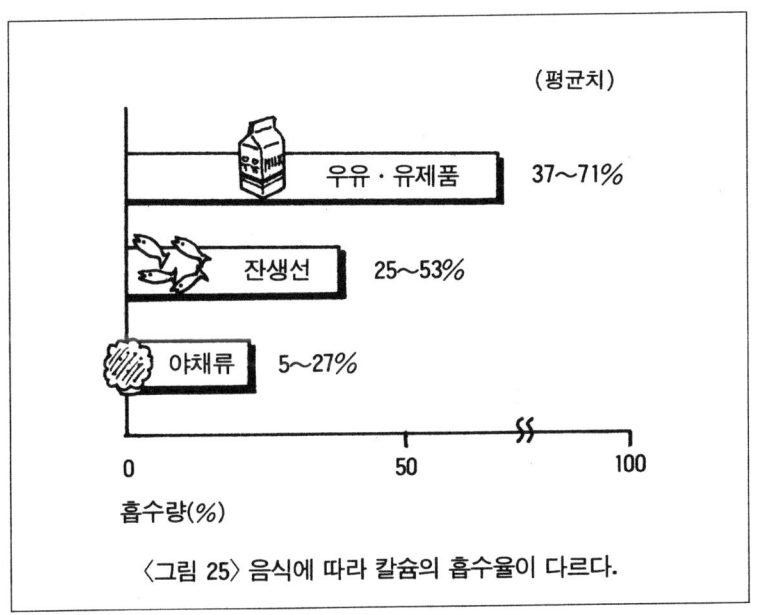

〈그림 25〉 음식에 따라 칼슘의 흡수율이 다르다.

　그럼 우유나 유제품만으로 필요량을 섭취하면 효율이 좋으리라고 생각할 수 있을지도 모르지만 한 종류의 식품에만 의존한 식사는 권장할 수가 없다.

　우리나라 사람들의 1일 평균 칼슘 섭취량은 약 540밀리그램(1991년도)으로 적은 편이지만 다행스러운 것은 여러 가지 식품에서 골고루 칼슘을 섭취하고 있다는 점이다.

　여기에서는 골다공증과 칼슘에 대해서만 설명했는데 나이와 더불어 늘어나는 병이나 영양과 깊은 관계가 있는 병은 그 밖에도 많이 있다.

　따라서 여러 가지 식품을 골고루 먹어서 영양의 치우침을 막고 많은 종류의 미네랄이나 영양분을 섭취할 수 있도록 하기 바란다.

뼈를 강화하는 식품

□ 우유를 좀더 마시자

 이상과 같은 이유에서 현재 식사에다가 200~400밀리그램의 칼슘을 더 보충하기 바라는데 추가 식품을 우유나 유제품에 의지하면 제일 간단하다는 것도 사실이다(그림 26).
 칼슘의 섭취량을 늘리려고 밥에 꽃새우나 녹미채를 잘게 썰어서 섞어 꽃새우밥, 녹미채밥이라는 멋스런 이름을 붙였다고 해도 칼슘은 얼마 포함되지 않는다.
 녹미채밥의 경우 밥이 보이지 않을 정도로 녹미채를 섞어도 칼슘은 겨우 30~40밀리그램 늘어날 뿐, 우유 한 모금만도 못하다.
 역시 칼슘을 많이 섭취하는데는 우유나 유제품만큼 손쉬운 것도 없다.
 칼슘 200밀리그램에 상당하는 음식물은 우유 1개(200밀리리터의 작은 팩), 치즈 1개(약 30그램), 요구르트 200밀리리터 등이다. 우유의 경우 저지방 우유(로패트 밀크)나 무지방 우유나 칼슘의 함유율은 거의 같고 차게 하거나 데우더라도 칼슘량에는 변화가 없다.

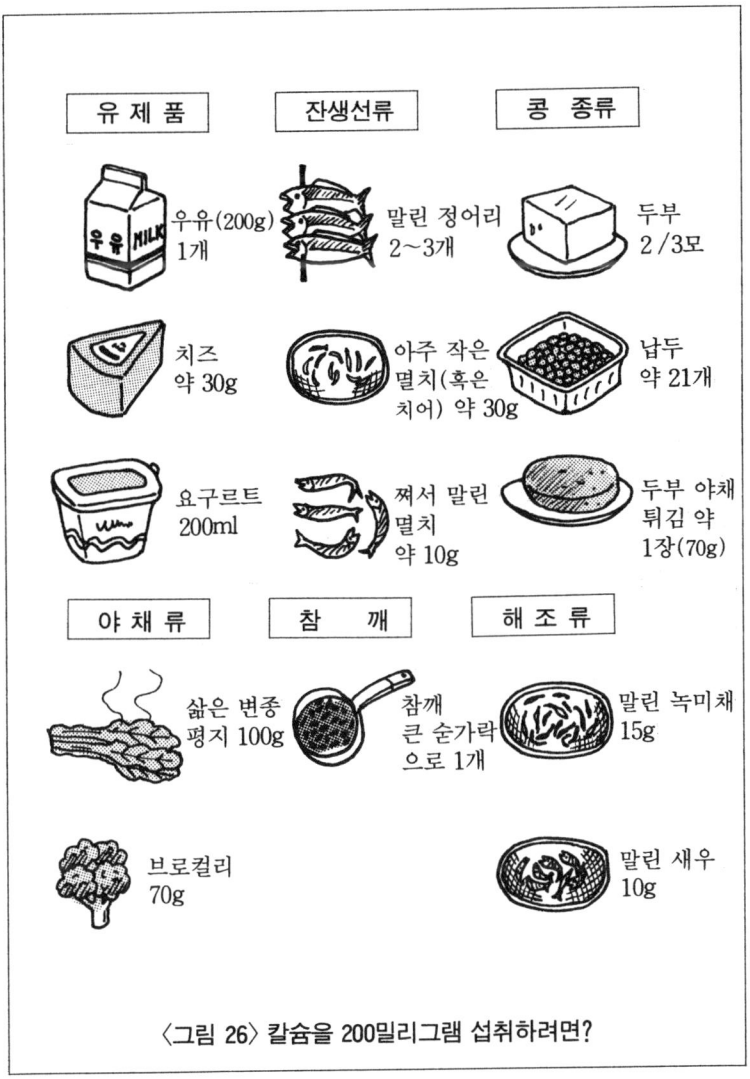

〈그림 26〉 칼슘을 200밀리그램 섭취하려면?

최근 우유에 칼슘을 첨가한 제품이 몇 가지 발매되고 있다.

이 칼슘 첨가 우유는 일반 우유에 비해 칼슘량이 20~80퍼센트 증가되어 있기 때문에 이것을 마시면 칼슘 섭취량을 간단히 늘릴 수 있다.

그러나 이런 칼슘 첨가 우유는 슈퍼마켓이나 식료품 가게에서 판매하고 있지 않는 경우도 많아 우유 판매점에서 직접 구입하거나 배달시킬 필요가 있으므로 약간 불편한 점도 있다.

□ 우유를 못 마시는 사람

칼슘의 섭취량을 늘리는데 우유가 좋다는 사실을 알고 있어도 우유를 마시면 곧 설사해 버리는 사람도 적지 않다.

이런 사람은 장 속에서 우유의 성분 중 하나인 유당을 분해하는 능력이 없기 때문에 우유가 분해되지 않고 장을 그대로 통과해서 설사를 일으키는 것이다. 장 속에서 유당을 분해하는 효소는 갓난 아기나 어린 시절에는 누구나 갖고 있기 때문에 우유나 모유를 마실 수 없는 유아나 어린이는 거의 없다.

그러나 성장 후 우유를 마시지 않는 습관이 오래 계속되면 장 속의 유당 분해 효소가 점점 적어진다.

이런 상태로 중노년이 되어 갑자기 우유가 장관 속에 들어오게 되면 유당을 완전히 분해할 수 없기 때문에 그대로 통과시키게 된다.

이것을 '유당 불내증(乳糖不耐症)'이라고 하는데 우유나 유제품을 먹는 습관이 없는 사람은 유당불내증을 나타내는 경우가 많다.

재일교포로서 의사로 일하고 있는 P씨가 이전에 근무하던

병원에서 노인의 몇 퍼센트가 우유를 마실 수 있는지를 영양사를 통해 조사한 적이 있었는데 노인 중 약 3분의 2는 우유를 쉽게 마실 수 있었고 나머지 3분의 1은 우유를 마시지 않았지만 그 중에도 우유 맛이 싫다든가 수분을 섭취하고 싶지 않다는 등의 이유로 우유를 마시지 않는 사람도 있었다고 한다. 따라서 유당불내증인 노인은 3분의 1보다 더욱 적은 수치로 추정하게 되었다는 것이다.

그러나 양로원 등에서 거주하고 있는 노년층 사람들에게 우유를 마시게 할 경우 반드시 10퍼센트 전후의 사람이 우유를 마시면 배가 꾸르륵거린다든가 설사를 한다고 호소하고 있어서 이상의 사실을 종합할 경우 유당불내증인 사람은 고령자층이 약 10퍼센트, 중장년층이 약 5퍼센트, 청년 이하에서는 1퍼센트 이하일 것으로 추정할 수 있다.

아울러 유당불내증인 사람이라도 우유를 전혀 먹지 않는 것은 아니어서 1~2스푼의 우유라면 괜찮다는 경우가 많다.

따라서 우선 소량의 우유를 마시는 습관부터 들일 필요가 있다. 그것이 몸에 배면 다음에 2~3스푼, 4~5스푼, 반 컵으로 늘어나게 되면서 서서히 위장이 길들여져서 효소를 늘려가며 마실 수 있게 된다.

참고적으로 우유를 마시는 연습을 할 때에는 우유가 따뜻하면 훨씬 마시기 쉬워진다.

□ 치즈는 일종의 칼슘 창고

유제품 중에서도 우유에 대해서 자세히 얘기했는데, 치즈나 버터, 요구르트, 탈지 우유에도 칼슘이 많이 함유되어 있음을 기억해 두기 바란다.

치즈는 독특한 향 때문에 싫어하는 사람이 많을지도 모르지만 된장같이 먹는 습관을 들일 경우 특유의 향이 없으면 오히려 뭔가 부족한 느낌이 들게 된다. 우리나라에서 만들어지고 있는 치즈는 외국산 치즈에 비해 향도 맛도 담백해서 즐겨 먹지 않는 초보자가 먹기 좋도록 조미되어 있는 것 같다.

그리고 가능하면 외국산 치즈에도 도전해 보기 바란다.

국내에도 맛있는 음식이 많이 있는데 굳이 향이 강한 외국 음식을 무리해서 먹을 필요가 없다고 생각하는 사람도 있을 것이다.

그러나 한 가지라도 많은 종류의 음식을 먹을 수 있게 되면 그것을 소재로 한 많은 음식을 먹을 수 있어 식생활이 풍부해진다. 게다가 치즈는 우수한 칼슘원이기 때문에 노력해서라도 먹는 습관을 들이도록 권한다.

구미의 호텔에서 아침 식사를 뷔페식으로 내놓는 곳에서는 반드시 여러 종류의 치즈가 놓여 있어서 원하는 양만큼 치즈커터로 잘라서 먹을 수 있도록 되어 있다. 그러나 국내에서는 외국인 숙박객이 많은 일류 호텔의 뷔페에서밖에 치즈 서비스를 볼 수 없다. 한국인도 조금 더 치즈를 좋아하게 되면 칼슘 섭취량이 늘어날 텐데……하고 생각하면 안타깝다.

□ 버터를 능숙하게 이용하자

이제 버터는 우리 한국인에 있어서도 꽤 친숙한 맛이지만 버터를 듬뿍 사용해서 구운 요리는 고급이라는 이미지 때문에 비만의 장본인 취급을 당해 버려서 여전히 먹을 기회가 적은 식품이 되고 있는 것 같다.

그리고 버터 못지 않게 칼로리가 높은 마아가린을 빵에 듬뿍 발라 먹으면 조금은 살이 빠지겠지 생각하고 있는 사람이 많은 것 같은데 이것은 버터에 있어서는 엉뚱한 오해나 다름없다. 칼슘의 섭취량을 늘리기 위해서 버터도 능숙하게 식생활에 이용하여 독특한 향과 맛을 즐겨 보기 바란다.

□ 요구르트도 칼슘 보급원

요구르트도 기호식품 중의 하나인데 여성이 건강식 다이어트 식품의 첫번째로 꼽고 있는 것이 이 요구르트인 것 같다. 옛날의 요구르트는 자를 수 있을 만큼 딱딱해서 주둥이가 넓은 병에서 스푼으로 떠 먹는 타입의 것이 많았는데 지금은 우유처럼 마실 수 있는 타입부터 반액상의 것까지 포함해서 종류가 다양해졌다.

또한 여러 가지 맛이 첨가된 것부터 플레인의 것까지 맛이나 향도 가지각색이므로 칼슘의 보급을 위해서 기호에 맞는 타입을 메뉴에 하나 더 첨가하면 식사가 더욱 풍부해질 것이다.

□ 잔 생선, 건어물도 칼슘이 풍부

예로부터 우리나라 사람들이 칼슘원으로 먹고 있던 식품은 해산물, 농산물이었다. 김, 미역 등 해조류를 건조 중량으로 따져 15그램 가량 먹으면 우유로는 1개분(200㎖)을 마신 효과와 같게 되고 칼슘량으로는 약 200밀리그램을 섭취하게 된다.

그 밖에 마른 새우, 쪄서 말린 멸치, 치어(稚魚 ; 알에서 깬 지 얼마 안 되는 어린 물고기, 매우 작은 멸치류 등)에도 많은 칼슘이 포함되어 있어서 10~15그램 정도 먹으면 우유 1개, 200밀리그램의 칼슘을 섭취하는 효과를 얻게 된다.

또한 빙어, 미꾸라지, 별빙어 등 통째로 먹을 수 있는 잔생선을 3~4개나 먹으면 우유로는 200㎖를 마신 효과, 즉 약 200밀리그램의 칼슘을 섭취할 수 있게 되는 것이다.

해산물에 함유된 칼슘량과 그 흡수율은 대강의 기준으로 볼 때 생선의 크기, 건조 정도나 해조류의 산지(産地)에 따라서도 달라진다.

□ 야채를 좀더 먹어야 한다

우유나 유제품은 입으로 들어간 칼슘량의 약 50퍼센트가 체내에 들어가지만 해산물은 대개 30퍼센트가 체내에 들어갈 뿐이고 나머지 70퍼센트는 이용되지 않고 대소변으로 배출되어 버려진다.

해산물에 비해 더욱 이용률이 낮은 것이 야채류이다. 무잎이나 변종평지와 같이 아삭아삭하고 녹색을 띤 야채류에는 칼슘이 많이 포함되어 있어 변종평지 등은 4분의 1다발 먹으면 우유 1개분, 약 200밀리그램의 칼슘을 섭취한 것이 된다.

그러나 야채류의 칼슘은 체내에 약 18퍼센트만 들어갈 뿐이고 나머지는 이용되지 않고 변으로 나간다.

야채류로부터 칼슘을 보충하는 것은 불리해 보이지만 어쨌든 브로컬리는 뼈를 강화하기 쉽다는 보고가 있고 현대인은 우유, 유제품, 해산물, 야채, 곡류 등 여러 가지 식품에서 칼슘을 섭취하기 때문에 뼈가 비교적 쉽게 부러지지 않는다는 견해도 있으므로 다양한 음식을 먹는 것이 효과적이라고 여겨진다.

따라서 녹황색 야채도 식탁에 올리도록 노력하기 바란다.

□ 참깨와 두부도 칼슘이 많다

야채 외에 칼슘을 풍부하게 함유한 식품으로는 참깨와 두부를 들 수 있다.

참깨는 15그램, 두부는 3분의 2모, 으깬 두부에 잘개 썬 야채나 다시마 등을 넣고 튀긴 큼직한 것 1개가 우유 1개분, 약 200밀리그램의 칼슘에 해당하므로 이것들도 요리에 이용하는 것이 유익하다.

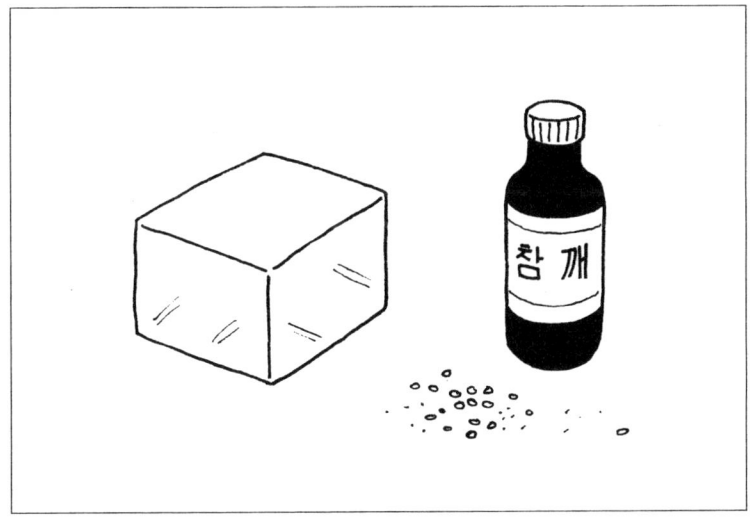

하루에 필요한 칼슘량

□ 하루 평균 400밀리그램을 여분으로 섭취하자

지금까지 칼슘을 풍부하게 함유하고 있는 식품에 대해서 어느 정도의 양을 먹어야 우유 1개분, 약 200밀리그램의 칼슘에 해당하는지를 얘기해 왔다.

한국인의 하루 평균 칼슘 섭취량은 약 600밀리그램이 안 되기 때문에 이상적인 칼슘 섭취량 800~1000밀리그램(1일)에 비해 400밀리그램 정도가 부족하다.

따라서 가능하면 우유 1개분의 칼슘 함유량에 해당하는 식품을 두 종류 이상 섭취하도록 권장한다.

물론 두부 3분의 2모가 많은 것 같으면 3분의 1모와 말린 정어리 2마리라는 조합이라도 우유 1개분, 약 200밀리그램의 칼슘과 같기 때문에 자신의 기호나 몸의 상황 및 칼로리 상태, 다른 질병에 대한 주의사항 등도 감안해서 식단을 짜기 바란다.

□ 외식은 일반적으로 칼슘이 적다

매일 정확한 칼슘섭취를 일과 속에 계획하다 보면 자연히 식품수가 늘어나고 또한 손으로 만든 요리가 아니면 달성할 수 없다는 사실을 깨달을 것이다.

반찬가게에서 팔고 있는 음식은 기름에 튀기거나 조미가 강하다는 등의 공통점이 있어서 별로 많은 양, 종류를 먹을 수 없도록 되어 있다.

또한 거리의 식당이나 레스토랑에서 식사를 하면 해산물이나 녹황색야채, 콩류 등의 곡물을 충분히 섭취할 수 없는 경우가 많은 것 같다.

서울시내에 거주하면서 맞벌이를 하는 주부나 자취하는 20대의 여성, 95명을 임의적으로 선별하여 식사습관을 물어본 결과 아침·점심·저녁 매끼의 식사를 직접 만들지 않고 반찬을 사오거나 외식이 잦은 편이었는데 그들이 먹는 음식은 지방분이 많아서 칼로리가 높은데 비해 칼슘 섭취량이 적다는 경향을 볼 수 있었다.

식사는 연극과 비슷하다고 생각한다. 모처럼 정성을 들여서 식사를 만들어도 같이 맛보거나 칭찬해 주는 사람이 없이 혼자서 먹어야 한다면 관객이 없는 모노연극과 같은 기분이 들지도 모른다.

모노연극을 할 정도라면 일도 바쁘고 휴식도 귀중하다는 이유로 식사를 만들지 않게 되기 쉬운데 몸을 위해서나 뼈를 위해서 긴 80평생을 생기 있게 생활하기 위한 기초를 다진다는 마음으로 젊은 시절부터 칼슘이 많은 식사를 만들어 먹도록 해야 할 것이다.

□ 칼슘의 흡수율은 음식에 따라 다르다

입으로 들어간 칼슘이 몸 속으로 들어가는 비율은 음식에 따라 달라서 우유나 유제품의 경우는 약 2분의 1, 해산물은 약 30퍼센트, 야채류는 20퍼센트 정도라고 했다.

이것은 어디까지나 어느 일정한 표준적인 조건 하에서의 연구결과에 불과하다.

몸에 흡수되는 비율에 영향을 미치는 요소는 많이 있다.

칼슘 흡수율의 차이에 대해서 자세히 연구할 생각이라면 방사선을 내는 칼슘을 함유한 음식을 먹고 혈액 속에 검출되는 방사선의 양을 측정하면 간단히 결과를 얻을 수 있지만 방사선을 함유한 식품을 먹는 연구를 인간에게 실시하는 것은 피폭량의 문제 등으로 어려워지고 있다.

따라서 칼슘이 체내로 들어가는 것에 대해서는 이전의 연구성과나 동물실험결과로부터 다음과 같은 사실을 추정할 수 있을 뿐이다.

우선 음식에 따라서 칼슘의 체내 흡수율에 차이가 생긴다. 우유에 함유되는 카제인이나 양질의 단백질은 칼슘의 체내 흡수를 높여 준다.

반대로 너무 진한 소금맛은 칼슘의 체내 흡수를 줄이며 지나친 음주는 칼슘이 장관(腸管)으로부터 체내로 이동되는 것을 억제해 버린다는 문제점을 안고 있다.

그러나 적당한 농도의 조미나 적당량의 알콜은 위액의 분비를 늘린다. 그 결과 쉽게 녹지 않는 음식물 속의 칼슘이 위산에 의해 많이 녹아 나와 쉽게 몸 속으로 이동해 간다.

이와 같이 위산의 분비량이 칼슘의 체내 흡수량에 영향을 미친다.

즐겁게 식사를 하거나 식욕을 돋구는 전채요리나 식전 술(물론 적당량)부터 식사를 시작하는 것 등은 칼슘의 체내 흡수를 늘리는 요령이라고도 할 수 있다.

☐ 과잉섭취한 칼슘은?

음식물 중의 칼슘은 평균 약 30퍼센트가 몸 속에 흡수된다고 했지만 가령 우유나 참깨, 두부 등 칼슘을 많이 먹고 게다가 약이라도 칼슘을 복용해서 1일 총 3000밀리그램이나 되어버렸을 경우, 1000밀리그램의 칼슘이 몸 속에 흡수되는가 하면 그렇지 않다.

음식물 속의 칼슘은 평균적으로 30퍼센트 가까이가 체내에 흡수되지만 3000~9000밀리그램이나 칼슘을 섭취했을 경우는 몸에 흡수되는 비율이 점점 작아져서 마침내는 평균 20퍼센트 정도밖에 안 된다. 혈액 중의 칼슘량이 너무 지나치게 많아지지 않도록 몸의 입구인 장관(腸管)에서도 컨트롤하고 있는 것이다.

한편 소량의 칼슘밖에 섭취하지 않았을 경우에는 평균 약 60퍼센트의 많은 비율로 체내에 흡수된다.

따라서 1주일 동안에 몇 차례만 왕창왕창 칼슘을 한꺼번에 섭취하는 것은 가장 효율적이지 못한 방법이다.

반대로 매일 일정하게 넉넉한 칼슘을 먹는 것이 현명한 칼슘의 섭취방법이라고 할 수 있다.

□ 임신 중은 뼈를 강화하는 기회

임산부나 젖을 먹이는 여성은 아이한테 칼슘을 뺏겨 버리기 때문에 많이 보급(110쪽 참조) 해야만 한다.

이 시기의 여성은 먹은 칼슘의 체내 흡수율이 현저하게 증가한다고 알려져 있다.

따라서 최근에는 출산 경험이 있는 여성, 젖을 먹이는 여성, 자녀 수가 많은 여성, 수유 기간이 긴 여성 등과 전혀 출산 경험이 없는 여성과는 전신의 뼈에 포함되어 있는 칼슘량에 차이가 없다는 보고가 많은 것 같다.

따라서 임신 중이거나 수유 중일 때는 1000밀리그램 이상의 칼슘을 섭취하자는 의사들의 권유에 따르고 있다면 칼슘을 아이에게 뺏기기 때문에 몸에서 칼슘이 줄어들어 간다고는 생각하지 않아도 될 것이다.

오히려 장관에서의 체내 흡수율이 상승해 있는 임신, 수유 기간에는 일생 중에서 칼슘의 저장을 늘릴 수도 있는 최적의 기회라고 할 수 있다.

따라서 임신·수유 중일 때는 아이에게 뺏기는 양 이상의 칼슘을 식사에서 섭취하여 칼슘의 저장을 늘린다는 마음으로 임하기 바란다.

이런 기회를 활용하는 것은 임신·수유(授乳)하는 여성에게만 허락되는 특권으로 고통이 따르는 출산을 대신할 수 있는 유일한 부수입이라고도 할 수 있다.

제9장

일광욕은 왜 필요한가

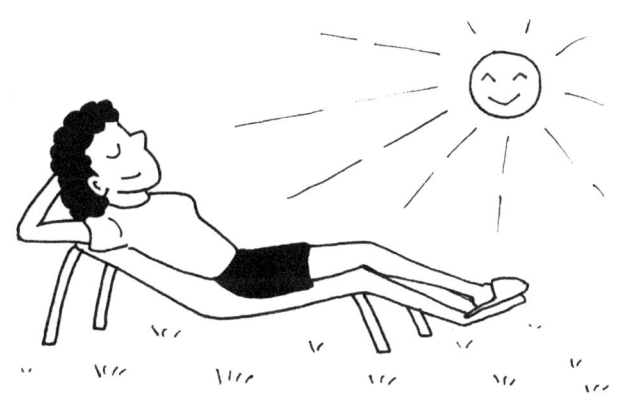

비타민 D의 두 가지 작용

□ 비타민 D의 여러가지 작용

칼슘을 체내에 흡수하는 방법은 식사 외에 또 한 가지 있다.

그것은 비타민 D의 작용에 기대하는 것이다. 비타민 D는 뼈 속의 세포의 작용을 활발하게 해주는 것과 동시에 장관 내의 칼슘의 체내 흡수를 활발히 하는 작용이 있다.

비타민 D는 뼈나 칼슘과 관계할 뿐만 아니라 체내의 세포가 자신의 역할을 바꿔서 다른 좋은 작용을 하거나 때로는 몸에 있어서 바람직하지 않은 작용을 하는 경우가 있는데 이것에도 비타민 D가 관계하고 있다.

이 작용을 잘 이용하면 암 발생이나 암의 확대를 억제하는 데 비타민 D가 유효하다고 할 수 있을지도 모른다.

일반적으로 외부로부터 체내에 세균이나 바이러스가 침입해 오면 몸의 세포는 몸으로 부딪치거나 독소와 같은 항체를 만들어서 공격하는 등의 반응을 한다.

이것을 면역반응이라고 하는데 이 반응을 강화시키거나 약화시키거나 하는 데도 비타민 D가 관계하고 있다.

옛날부터 여름 해수욕을 잘 하면 겨울은 감기에 걸리지 않는다고 했는데 이 말도 여름에 비타민 D를 늘림으로써 면역력이 강화되는 것과 관계가 있는 것일지도 모른다.

□ 아주 작은 일광욕으로 비타민 D가 만들어진다

비타민 D는 이와 같이 여러 가지 작용을 하는데 그 중에서도 가장 두드러지는 작용은 장관(腸管)에서의 칼슘의 체내 흡수작용과 뼈 형성 작용 두 가지이다.

이런 작용 때문에 일반적으로 어린이는 하루에 400단위, 성인은 하루에 100단위의 비타민 D를 음식물로부터 섭취하도록 권장되고 있다.

그리고 음식물에서 섭취한 양과 같은 정도의 비타민 D가 자신의 체내에서도 생산되기를 기대하고 있다.

비타민 D가 체내에서 생산되기 위해서는 작은 노력이 필요한데 그것이 바로 일광욕이다.

우리들의 피부 밑에는 한 겹으로 된 피하지방이 존재하고 있다. 살이 찐 사람은 피하지방을 집을 수 있을 만큼 두꺼워져 있지만 마른 사람이라도 얇지만 피하지방이 몸 전체를 감싸고 있다.

이 피하지방에는 지방류인 7-디히드로 콜레스테롤이 함유되어 있다. 이것은 동맥경화의 원인도 되는 콜레스테롤과 매우 비슷한 구조를 하고 있는데 7이라는 번호 부위에서 디히드로기(基)라는 가지가 나와 있는 보기 드문 콜레스테롤이다.

이 콜레스테롤은 체내의 모든 콜레스테롤의 양에 비하면 굉장히 적지만, 비타민 D원으로서 피하지방에 충분한 양이 포함되어 있다.

그러나 7-디히드로 콜레스테롤은 일광의 자외선을 받아 비타민 D로 변화하지 않으면 아무 소용없는 이상한 물질이다. 자외선을 만나지 않으면 결국은 분해되어 사라져 버린다.

그러나 이 콜레스테롤이 피부를 통과한 작은 자외선을 쬐면, 그로 인해 화학 구조에 변화가 생겨서 비타민 D가 되는 것이다.

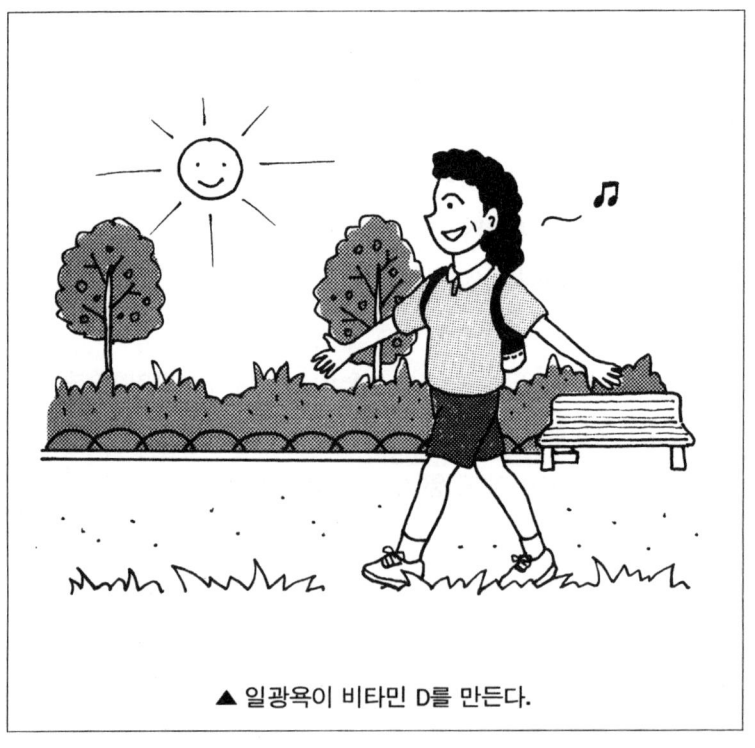

▲ 일광욕이 비타민 D를 만든다.

지금으로부터 40여년 전에 독일에서 이루어진 연구에서 1평방센티미터의 피부를 태양에 쪼이자 3시간만에 17~18단위의 비타민 D가 만들어진다는 사실을 알았다.

따라서 하루에 100단위의 비타민 D를 체내에서 생산하려고 할 경우 6평방센티미터의 피부를 태양에 쪼일 뿐으로 충분하다는 얘기도 된다.

이것은 새끼손가락 반만한 피부에 해당하므로 하루에 필요한 비타민은 새끼손가락 1개를 3시간 동안 태양에 쬐면 생산되기 때문에 전신을 새까맣게 태울 필요는 없다.

□ 저장해 둘 수 있는 비타민 D

칼슘은 매일 부지런히 식사에서 섭취할 필요가 있으며 가끔씩 왕창 먹어도 먹은 양만큼 축적되지 않는다고 했다.

그러나 비타민 D는 먹거나 만들어서 저장할 수가 있다.

비타민 D가 체내에서 분해되거나 사라지거나 하는 속도가 매우 느리기 때문에 수개월이 지나야 겨우 축적량의 절반이 없어진다는 식이다.

따라서 만일 필요한 양의 8배나 체내에 비타민 D를 축적해 두면 보급이 끊어졌다고 해도 다음 해까지 안심할 수 있게 된다.

그래서 여름에 해수욕을 잘 하면 겨울까지 감기에 걸리지 않고 비타민 D를 저장해서 사용할 수 있다.

하루에 필요한 비타민 D의 양은 새끼손가락 1개를 3시간 정도 태양에 쪼일 뿐으로도 충분히 만들어지는데 신체의 좀더 많은 부분을 태양에 쬐면 축적량이 늘어나서 당분간 꼼짝않고 집안에 박혀 있다고 해도 또는 매일 비만 내려서 태양을 쬐지 못해도 안심할 수 있게 된다.

□ 대역으로 음식물을 말리면 좋다

사람에 따라서는 햇빛에 과민하기 때문에 곧 피부에 염증을 일으켜 버리거나 업무상의 이유로 햇빛에 타는 것은 바람직하지 않다는 경우도 있을 것이다.

이런 사람은 자신의 몸을 태양에 쬐는 대신에 음식을 태양에 쬐는 것도 한 방법이다. 비타민 D원을 많이 포함하는 표고버섯, 목이버섯, 팽이버섯 등을 태양에 쬐어 요리에 사용하거나 말린 생선이나 잔 생선, 말린 새우를 다시 한 번 말리거나 우유 등을 단시간 태양에 데우거나 하는 것도 유효하다.

건조물(乾燥物)이란 이미 태양에 말린 것이 아닌가 하고 생각하고 있는 사람도 있겠지만 많은 건조 해산물은 일손을 덜고 품질을 일정하게 유지하기 위해서 전기 건조시키고 있어서 자외선을 쬐고 있지 않는 경우가 많다.

따라서 건조물을 구입한 후 다시 한 번 집에서 태양에 쬐어 말릴 것을 권한다.

□ 자외선으로 변신한다

비타민 D원을 포함한 식품을 여러 가지 말했는데 식물성의 것과 생선 등의 동물성의 것에서는 약간 구조가 달라진다.

표고버섯, 목이버섯, 팽이버섯 등의 버섯류를 중심으로 한 식물성 비타민 D원은 에르고스테롤이라는 물질이다. 에르고

스테롤은 7-디히드로 콜레스테롤과 구조식이 거의 비슷하지만 22번과 23번이라는 번호 부위에서 2개의 결합선이 다리를 놓고 있는 점이 다르다.

이것이 자외선의 작용으로 비타민 D로 변화했을 때에는 비타민 D_2 라고 불리고 있다.

한편 가다랭이, 다랑어, 고등어, 달걀, 뱀장어, 우유 등 동물성의 비타민 D원은 22번째와 23번째 사이의 다리가 1개로 그것을 7-디히드로 콜레스테롤이라고 해서 자외선의 작용으로 비타민 D가 되었을 때 비타민 D_3 로 불리고 있다.

비타민 D_3 는 칼슘을 운반하는 물질이라는 의미에서 콜레칼시페롤이라고 불리고 있지만 비타민 D_2 도 칼시페롤이라고 해서 거의 같은 작용을 하는 것으로 보고 있다.

비타민 D 자체에는 칼슘을 장관에서 체내로 운반하는 작용은 별로 없다. 음식물로부터 혈액에 들어온 비타민 D도, 피하지방에서 생산된 비타민 D도 그 일부가 간장을 지날 때에는 탈피(脫皮)해서 25번째 부위에 원기 꼬리표가 있는 물이 결합해서 25-히드로키시 비타민 D가 된다.

이것은 단순한 비타민 D보다 몇 배나 효율 있게 장관(腸管)으로부터 체내에 칼슘을 흡수하는데 작용하지만 아직 불충분하다.

25-히드로키시 비타민 D의 일부가 신장을 지나면 더욱 탈피해서 1번째의 부위에 원기 꼬리표인 물이 결합해서 1.25-디히드로키시 비타민 D가 된다. 25-히드로키시 비타민 D는 이와같이 물과 결합하면 화학 작용을 일으키므로 유념해 둘 일이다.

25-히드로키시 비타민 D에 비해 1.25-디히드로키시 비타민

D는 100분의 1정도로 양이 줄어들지만 장관 내의 칼슘을 체내에 흡수하는 작용은 더욱 강력해진다.

따라서 비타민 D를 늘려서 칼슘의 체내 흡수를 늘릴 생각이라면 일광욕이 중요하지만 정상적인 간장이나 신장의 작용도 중요한 요소가 된다.

만일 간장병, 신장병에 걸려 있는 경우에는 더욱 비타민 D의 양을 늘리도록 연구하는 것이 좋다.

일광욕이나 식사 등의 건전한 방법으로 비타민 D를 늘리면 다소의 내장 기능 저하도 극복할 수 있게 되므로 효과가 다양해지기 때문이다.

그러나 간장 기능이나 신장 기능의 저하가 미미한 정도인지 현격한 것인지는 반드시 주치의와 상담하여 파악하기 바란다.

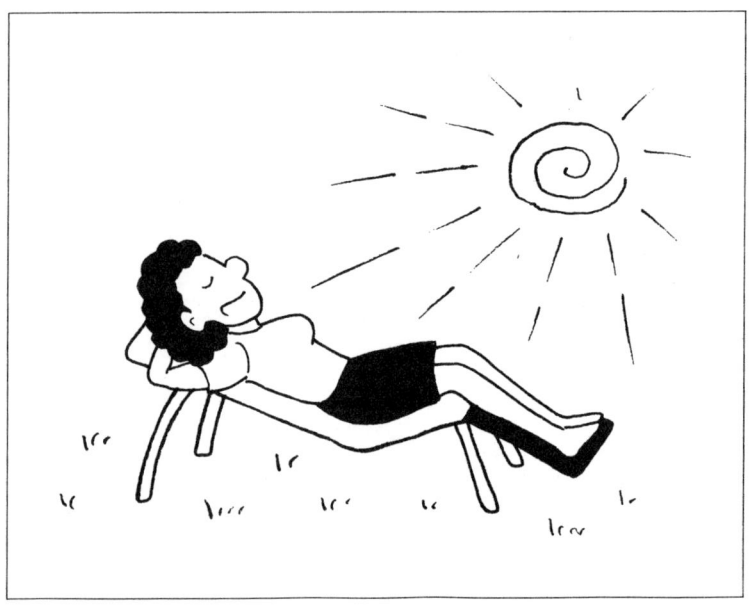

일광욕의 중요성

□ 일광욕에 관한 세계의 실제 상황

다음은 일광욕의 실제 효과에 대해서 설명한다.

유럽에서는 여름철에 일광욕을 해두지 않으면 겨울에 골절되기 쉽다는 말이 있는 것 같다.

실제로 위도가 높은 북구에서는 일광욕은 생리적 요구이기라도 한 듯이 태양이 나오면 추위도 거의 반라 차림으로 조깅을 하거나 일광욕을 하는 한편 위도가 낮은 남쪽 나라로 장기간의 바캉스를 떠나는 광경도 흔히 볼 수 있다.

미국에서도 뉴욕이나 보스턴 등 위도가 높은 도시보다도 아리조나주의 페닉스나 캘리포니아주의 샌디애고, 텍사스주의 달라스 등에서 정년퇴직 후에 여생을 보내는 것이 최고의 행복이라고 생각하고 있는 사람이 많은 것 같다.

미합중국에서도 남쪽 3분의 1에 상당하는 부분을 '선벨트(태양지대)'라고 해서 동경하는 사람이 많은 까닭은 조상 대대로 북부에서 살면서 일조량 부족으로 건강을 해친다고 느끼고 싫증이 난 탓일지도 모른다.

영국 본섬 중에서도 약간 북쪽에 위치하는 글라스고의 경도는 동아시아 근처에서 보면 사할린 북단과 일치할 정도로 경도가 높다.

그곳에서는 겨울이 되면 낮 시간이 짧은데다가 맑은 날이 적기 때문에 월 평균 28시간밖에 해가 비치지 않는다.

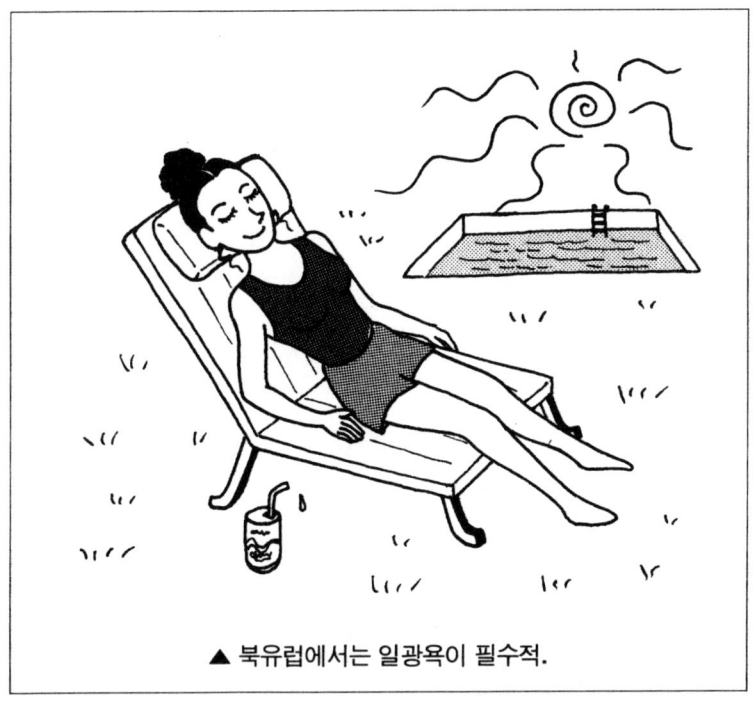

▲ 북유럽에서는 일광욕이 필수적.

그런데 여름에는 1개월 동안에 179시간이나 해가 비친다.

이와 같이 여름에 비해 겨울에는 6분의 1밖에 일조 시간이 없는 지역에서는 여성의 손뼈의 칼슘량이 여름철에 비해 겨울철에 약 8퍼센트나 적어진다는 사실이 판명되었다.

미국에서도 여성의 요추의 칼슘량을 측정한 연구에서 뼈의 칼슘량이 여름에는 많고 겨울에는 적어진다는 사실이 밝혀졌다.

또한 북유럽에서는 약 3000명의 넓적다리죽지뼈를 골절한 환자가 몇 월에 가장 많이 발생하는지를 조사한 적이 있었는데 그것에 따르면 여름에 비해 겨울에 더 골절율이 높은 것으로 나타났다.

골절은 뼈의 강도만 관계하는 것이 아니고 의복이나 환경에도 영향을 받기 때문에 겨울철에 골절환자가 많다고 해도 모든 원인을 햇빛이 부족하다는 이유에 돌릴 수는 없을 것이다.

그러나 여름철에 일광욕을 하지 않으면 겨울철에 골절상을 당하기 쉽다는 말이나 여름철에 비해 겨울철에는 8퍼센트나 뼈의 칼슘량이 감소한다는 사실로 미루어 볼 때 일조량의 감소에 따르는 비타민 D 결핍이 골절환자의 증가와 관계가 있음은 틀림없다고 추정된다.

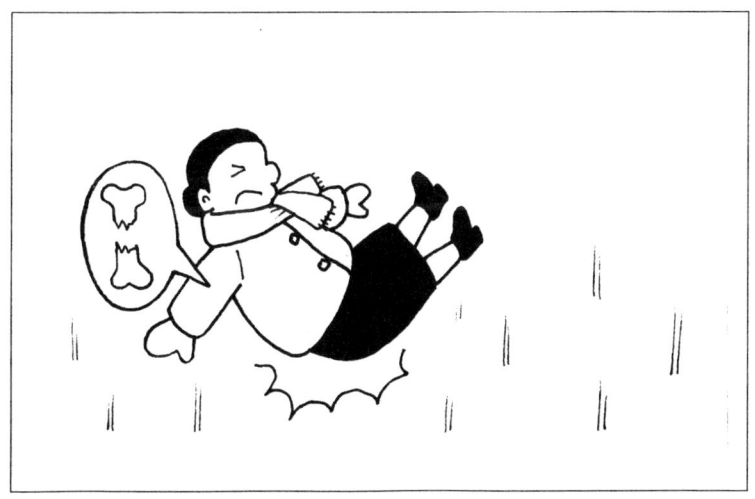

✱ 칼슘은 골다공증뿐만 아니라 동맥경화에도 연관

생선이나 우유에 많이 포함되어 있는 칼슘이, 뼈의 주성분으로서 없어서는 안 된다는 것은 잘 알려진 사실이다. 그리고 이 칼슘이 부족하면 곧 뼈에 구멍이 숭숭 뚫리게 되는 골다공증으로 악화될 수 있다는 것도 또 이 병이 여성에게 많다는 것도 이미 잘 알려져 있다.

그러나 최근에는 활동이 왕성한 남성에게 있어서도, 흘려들어서는 안 될 이야기들이 칼슘을 둘러싸고 확산되고 있다. 즉, 칼슘의 섭취 부족은 체내의 칼슘 농도의 이상을 가져오고, 그것이 동맥경화나 고혈압, 마침내는 심근경색의 원인이 된다는 것이다. 그런데, 칼슘은 뼈의 주성분일 뿐만 아니라 혈액 중에 일정한 농도로 존재하고 체내의 세포에서 활동하고 있다.

그래서 칼슘의 섭취가 불충분하면 인간의 몸은 혈액 중의 칼슘 농도를 일정하게 유지하기 위해서 뼈를 녹여 거기에서 칼슘을 혈액에 들여 넣어 부족분을 보충하게끔 되어 있다.

이때 칼슘 부족의 정보를 받아 뼈로부터의 유입을 지시하는 것은 부갑상선(副甲狀腺)으로부터 분비되는 호르몬인데, 칼슘 부족이 일상적이 되면 이 호르몬의 지시도 일상적이 되어, 뼈로부터의 칼슘 유입을 과잉 상태로 만들어 버린다. 혈액 중에 칼슘이 넘쳐나게 되는 것이다. 칼슘 부족이 칼슘 과잉상태를 만들어낸다고 하는 이 아이러니컬한 현상은 '칼슘 파라독스'라고 하는 이름으로 불리고 있는데, 그것이 초래하는 사태는 심각하다.

과잉된 칼슘은 혈관의 세포에 들어가 혈압을 올려 버린다. 또 심장의 근육을 구성하는 심근세포에서 칼슘이 과잉되면 심근세포가 갑자기 파괴되어 심근경색을 일으킨다. 더욱이 과잉된 칼슘은 동맥경화를 일으키는 바탕이 될 수도 있다. 이렇게 볼 때, 지금 곧 시작할 수 있는 노화 방지법으로서, 생선이나 우유에서 칼슘을 적극적으로 섭취하는 식사법을 들지 않을 수 없다.

제10장

뼈를 강화하는데는 적당한 운동이 필수적

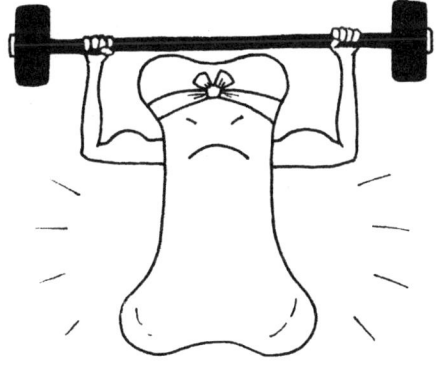

가벼운 운동으로 골다공증을 예방

□ 운동으로 압박이 가해지면 뼈는 강해진다

칼슘이 많은 음식을 많이 먹고 일광욕으로 늘린 비타민 D의 도움을 빌어 그것을 체내에 많이 흡수해도 체액 속에 녹아 있는 칼슘의 농도는 일정하게 유지되고 있기 때문에 지나치게 진해지는 일은 없다. 혈액 속에 많이 녹아 있는 칼슘이 대소변으로 버려지기 전에 저장시키기 위해서는 뼈에 대한 압박이나 압력이 필요하게 된다.

왜냐하면 앞에서 말했듯이 뼈에 부담이 가해지면 골아(骨芽)세포가 뼈에 칼슘을 다시 바르려고 작용하기 때문이다.

그 결과 산책이나 스포츠 등 뼈에 대한 압박의 반복이 뼈를 강화하는 것이다.

종합병원에서 근무하는 정형외과 전문의인 P씨가 병원 근처에서 게이트볼을 하고 있는 사람들의 뼈의 칼슘량을 측정한 적이 있었다.

가장 우수한 타입의 뼈 칼슘량 측정기는 팔뼈를 아이소토프에서 나가는 방사선으로 측정하는 것으로 이것을 골염분석기

제1부 골다공증 징후와 진단 · 187

(骨鹽分析機)라고 부르고 있다.

이 측정기로 게이트볼을 하고 있는 남성의 뼈 밀도를 조사한 후 별다른 운동을 하고 있지 않는 20세부터 80세까지의 남성 41명의 뼈 밀도와 비교해 보았다.

그 결과 게이트볼을 계속하고 있었던 남성의 대부분이 70대의 고령자들뿐이었는데도 불구하고 뼈의 칼슘량은 같은 나이 또래의 운동을 하지 않는 남성에 비하여 20~30퍼센트나 많아 30~40대의 사람과 다르지 않음을 알게 되었다고 한다(그림 31).

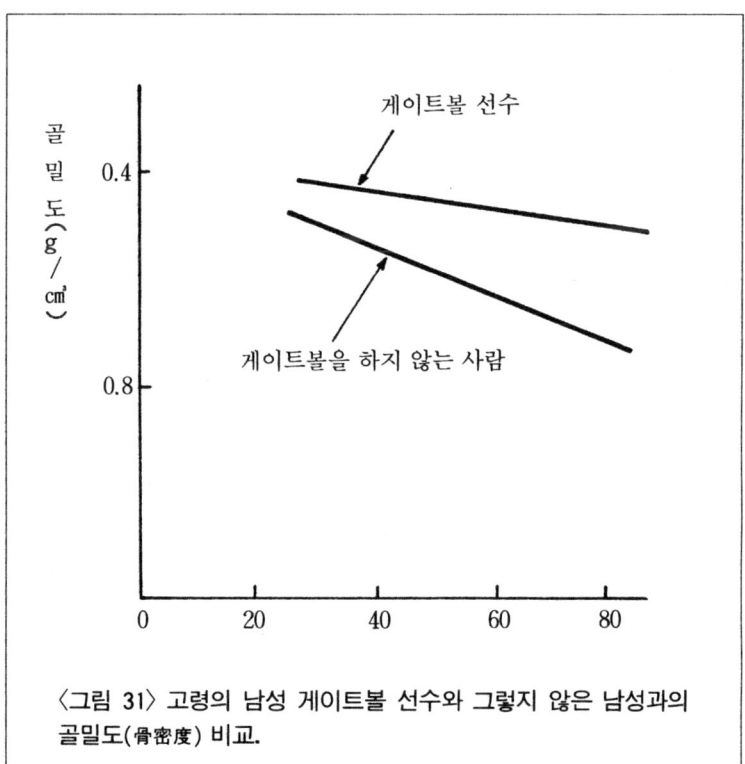

〈그림 31〉 고령의 남성 게이트볼 선수와 그렇지 않은 남성과의 골밀도(骨密度) 비교.

이 고령의 게이트볼선수들은 아침식사 전의 연습을 빼놓지 않을 만큼 열심히 게이트볼에 몰두하고 있었다는 것이다.

하지만 이 팀은 실제 게이트볼대회에서는 그다지 좋은 성적을 올리지 못하고 있다고 들었기 때문에 좀더 연습에 열심인 팀의 사람들의 뼈의 칼슘량은 더욱 많을 것으로 추정된다.

□ 게이트볼로 뼈가 강해진다

게이트볼을 하고 있던 그 노인들의 뼈의 칼슘량이 많았던 까닭은 나이를 먹고 나서도 운동을 계속하는 것 같은 사람들은 원래 젊을 때부터 운동을 하고 있어서 비교적 완력에 자신이 있는 사람이기 때문일지도 모른다.

운동 애호가 중에는 젊을 때부터 뼈의 칼슘량이 많은 경우도 생각할 수 있으므로 뼈가 강하다고 해도 게이트볼 덕분인지 어떤지는 확실치 않게 된다.

그래서 P씨는 게이트볼을 하고 있던 노인을 대상으로 4년 후에 다시 한 번 팔뼈의 칼슘량을 측정해 보았다.

같은 검사를 4년 후에 실시했다고 해도 70대 노인에 대한 추적 조사이기 때문에 몇 명인가는 재검사를 할 수 없었다.

어쨌든 4년의 간격을 두고 두 번 측정할 수 있었던 남녀 총 8명에 대해 뼈의 칼슘량의 변화를 살펴 본 결과 8명 중 4년간 게이트볼을 계속하고 있던 6명은 남녀 모두 뼈의 칼슘량이 늘어났다고 한다.

그런데 연습을 중단해 버린 두 사람은 뼈의 칼슘량이 감소해 있음을 알 수 있었다(그림 32).

제1부 골다공증 징후와 진단 · 189

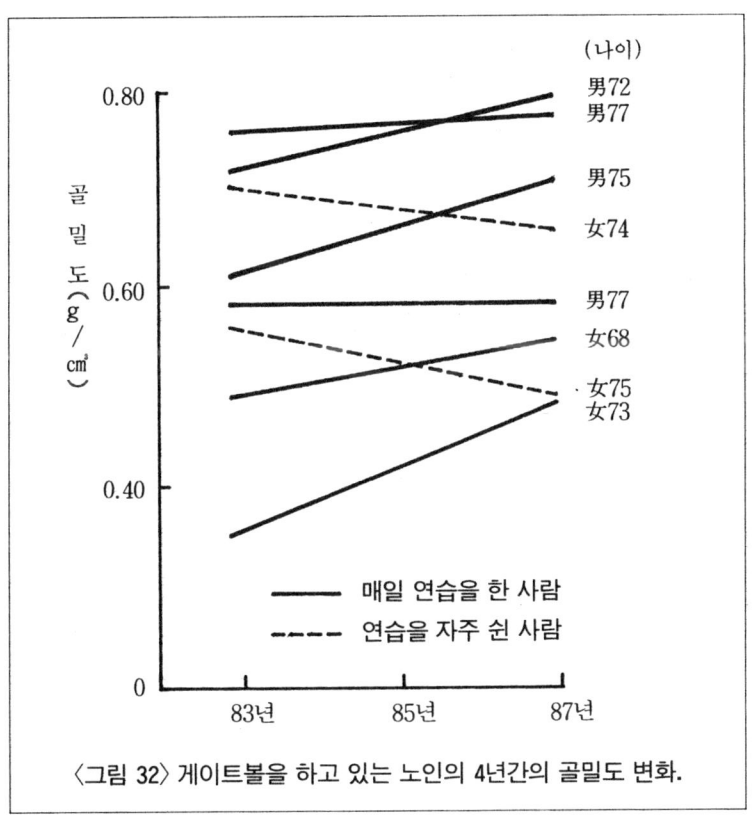

〈그림 32〉 게이트볼을 하고 있는 노인의 4년간의 골밀도 변화.

이 추적 조사는 어디까지나 4년 동안 건강하게 매일의 생활을 보내고 있다가 병원에 볼런티어로서 검사를 받기 위해 내원한 사람들만의 결과이다.

그동안에 죽은 사람이나 컨디션이 나빠져서 내원할 수 없게 된 사람은 제외되었으므로 건강한 '엘리트 노인'의 검사결과일지도 모르지만 연습을 중단한 두 사람은 뼈에서 칼슘량이 감소하고 게이트볼을 계속하고 있었다기보다는 계속할 수 있었던 사람들은 뼈의 칼슘량이 4년 동안에 증가했음을 알 수 있다.

이 결과로부터 가령 나이가 70세라도 매일 운동을 하는 것이 좋고 특히 이 게이트볼 정도의 낮은 운동량의 스포츠를 계속하는 것만으로도 뼈의 칼슘량은 꾸준히 늘어난다는 사실을 알 수 있다.

이 연구결과는 1988년에 열린 서울 올림픽대회 때에 출판된 올림픽위원회가 편집한 스포츠의학서에 실려 있다. 올림픽에서는 세계의 일류 선수가 평소의 연습성과를 겨루고 그 결과에 의해 희비가 엇갈린다.

한편 브라운관 뒤에서 스포츠를 통해 건강해진다든가 건강한 상태로 운동을 하기 위해 필요한 의학적, 생리학적인 부분에 대한 연구 성과 등을 갖고 의학·생리학적인 연구성과를 학자들이 지상(誌上)에서 논쟁하고 있다는 사실은 거의 알려져 있지 않다.

□ 여성에게도 권하고 싶은 스포츠

게이트볼은 젊은 여성이나 주부층의 사람들과는 상관없을 것 같으니 테니스나 에어로빅은 어떨까.

테니스 역시 뼈에 칼슘을 불러 모은다는 해외 보고가 있어서 평생에 걸쳐 테니스를 계속하고 있던 여성은 같은 연령층의 여성에 비해 팔뼈의 칼슘량이 많은데 그것은 라켓을 쥐는 쪽의 팔에 대해서는 당연하다고 해도 그 반대쪽 팔에 대해서도 마찬가지였다.

따라서 테니스와 같은 전신운동은 몸의 여러 부분의 뼈를 강화하고 있음이 틀림없다.

제1부 골다공증 징후와 진단 · 191

에어로빅에 관해서도 미국에서는 대중화되어 있듯이 젊은 사람의 **뼈**의 칼슘량이 이 운동으로 어느 정도 증가하느냐 하는 연구가 많이 이루어지고 있다.

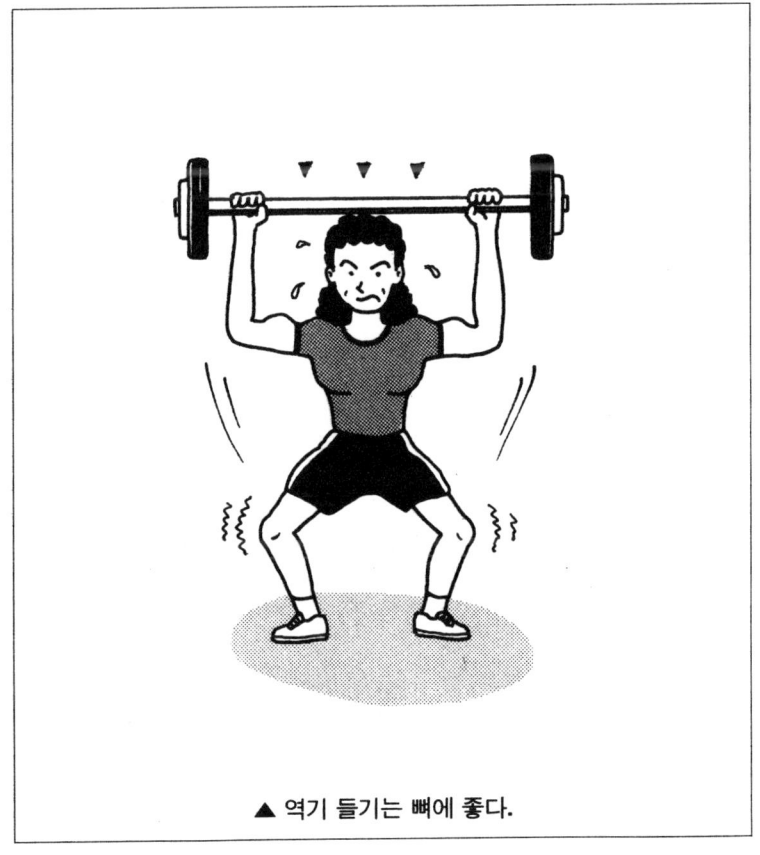

▲ 역기 들기는 뼈에 좋다.

특별히 운동을 하지 않았던 사람들에 비해 에어로빅을 계속 하고 있던 사람들의 **뼈**는 칼슘량이 많아진다는 연구 보고가 많이 있다. 아울러 어떤 연구에서는 에어로빅과 역기 들기를 조합해서 실시한 사람들은 **뼈**의 칼슘량의 증가가 더욱 현저했다고 보고하고 있다.

그렇다고 해서 젊은 여성이나 주부들에게 뼈 강화에 최상인 역기 들기를 하자는 캠페인을 펼칠 생각은 없다.

역기 들기가 삶의 낙이자 보람이라고 생각하는 프로급의 여성 보디빌더와 같이 특수한 여성은 차치하고 자신의 취미와 능력에 맞춰서 즐기면서 계속할 수 있는 운동이 가장 바람직할 것이다.

일반적으로 뼈에 대한 하중량(부하되는 무게)과 그 하중회수를 곱한 결과가 뼈 강도(強度)의 증가와 관계가 깊다고 보고되어지고 있다.

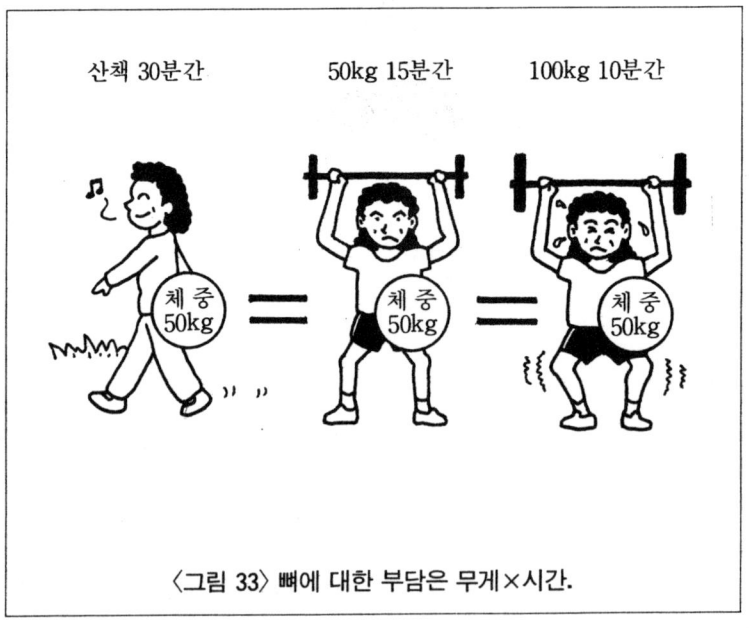

〈그림 33〉 뼈에 대한 부담은 무게×시간.

따라서 역기 들기의 반이나 3분의 1의 부담밖에 안 되는 가벼운 운동을 했을 경우에는 2~3배의 회수, 즉 장시간에 걸쳐서 운동을 하면 같은 효과를 얻을 수 있게 된다.

가령 50킬로그램 체중의 사람이 50킬로그램의 무게를 15분간 들어올리는 것과 50킬로그램의 사람이 100킬로그램의 무게를 10분간 들어올리는 것, 50킬로그램의 사람이 맨손으로 30분 걷는다고 했을 때 뼈를 강화하는 작용에는 큰 차이가 없게 된다(그림 33).

□ 산책도 효과적

이와 같은 산책 습관만으로도 뼈에 있어서는 충분히 유효하다.

시내의 한 종합병원에서는 같은 아파트에 사는 노인을 대상으로 산책 습관의 유무에 대해서 조사한 적이 있었다고 한다.

그 결과 141명의 노인 중, 산책 습관이 있는 사람은 골다공증의 정도가 가벼운 것을 알 수 있었다고 한다.

게이트볼이나 산책은 허리나 다리에 자신의 체중만 실리고 그 밖에 특별한 부담이 가해지지 않는 종류의 운동인데 이런 가벼운 정도의 운동이라면 매일매일 실천하도록 생활습관화할 수 있을 것이다.

건강한 나날을 보내기 위해서

□ **스포츠장애에 주의**

가벼운 운동이나 그보다 조금 힘든 운동은 뼈에 유용하지만 반대로 너무 지나치게 격렬한 운동은 일반적으로 바람직하지 않다.

추적당하는 듯한 필사적인 태도로 스포츠를 하고 있는 사람을 흔히 보는데 그와 같은 자세는 스트레스의 원인으로 운동을 하면 부상이나 건초염을 일으키기 쉽고 또한 여성 호르몬의 분비량이 줄어든다.

운동 중의 창상이나 골절, 염좌 등 급성 증상을 스포츠 외상이라고 하고 아킬레스건이나 팔꿈치 주위에 통증이 남아 있거나 허리가 아파서 펼 수 없는 등으로 증상이 서서히 나타나는 것을 스포츠장애라고 한다(그림 34).

과거에 운동을 했던 사람, 가령 고교시절에 선수로 뽑혀서 수업보다도 운동을 우선하고 있었던 경험이 있는 사람은 그 이유 때문에 운동에는 항상 자신이 있는 사람일지도 모른다.

그러나 몇 년간이나 스포츠를 중단하고 있다가 갑자기 운동

제1부 골다공증 징후와 진단 · 195

을 재개하면 뜻밖의 스포츠외상이나 스포츠장애에 시달리지 않는다고 장담할 수가 없다.

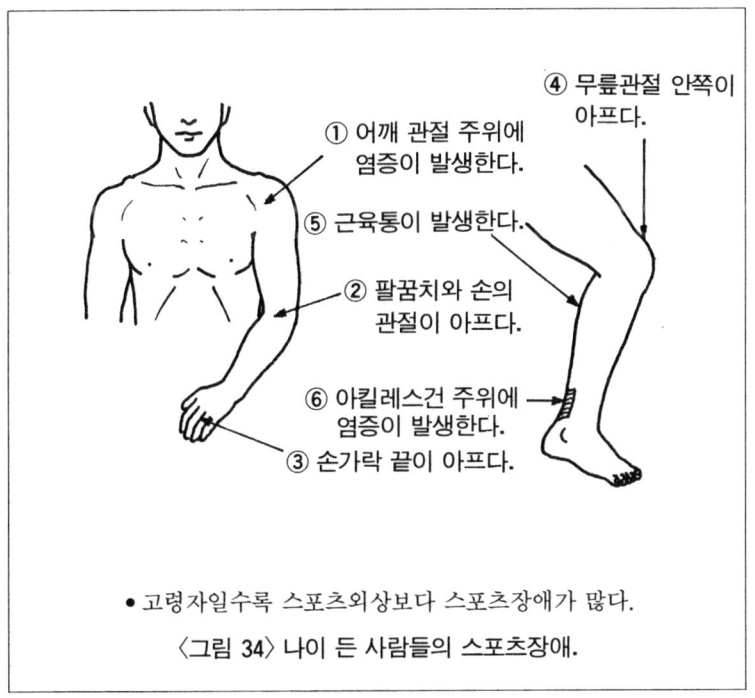

• 고령자일수록 스포츠외상보다 스포츠장애가 많다.
〈그림 34〉 나이 든 사람들의 스포츠장애.

재개하는 첫시기는 충분한 기초훈련부터 시작할 필요가 있다. 뼈를 강화한다는 관점에서는 그다지 격렬하지 않은 기초훈련으로 충분하며 그 이상으로 지나치게 하면 뼈를 강화하는 효과보다도 스포츠외상이나 장애를 일으킬 가능성이 높아진다.

그렇지만 다소는 격렬해도 열심히 실력을 겨루는 스포츠나 고도의 테크닉을 필요로 하는 운동이 더 재미있는 것은 사실이기 때문에 어느 운동종목을 권하고 어느 운동종목을 금지한다고는 일률적으로 말할 수 없다.

그러나 여자 마라톤선수처럼 생리불순이나 생리가 멎어 버릴 정도의 스트레스가 가해지면 스포츠를 안 하고 있는 여성보다도 더욱 뼈가 약해져 버린다고 앞에서 말했다.

'지나친 것은 모자라느니만 못하다'고 할 수 있을 것 같다.

따라서 매일 즐기면서 실행할 수 있는 운동 습관을 들이는 것이 가장 바람직하다고 할 수 있다.

□ 몸을 움직이는 일도 유효

영어의 '엑서사이즈'에 해당하는 적당한 말이 없어서 운동이라는 말을 쓰고 있는데 여기서 말하는 운동이란 몸을 많이 움직이는 동작을 나타내고 있다.

따라서 몸을 많이 움직여서 일하면서 걷는 생활을 계속하고 있는 사람들은 그것만으로도 훌륭한 운동을 하고 있는 것이 된다.

간호사는 몸을 쓰는 일이 많아 하루 평균 1만4천보나 걷고 있다는 조사결과가 있다.

이와 같은 직종의 사람들의 운동량은 충분하다고 생각되므로 나머지는 일광을 쬐거나 칼슘이 많은 식사를 하는 점에 유의하면 좋을 것이다.

최근에는 여성도 남성과 마찬가지로 옥외에서 건설업에 종사하거나 힘든 노동을 하는 사람이 늘어나고 있는데 그런 사람의 경우엔 운동량은 충분하므로 단 한 가지, 식사에 주의하는 편이 좋다고 할 수 있다.

뼈에 있어서 가장 걱정스러운 직업은 하루종일 의자에 앉아서 있어야 하는 것이다.

물론 여성에게 있어서도 문제지만, 남성에게 있어서도 뼈뿐만 아니라 심장 등에도 좋지 않다고 알려져 있다.

그렇지만 회사 내에서 사무직 사람들이 모두 어슬렁어슬렁 돌아다니며 일을 수행할 수 없기 때문에, 일할 때는 하고, 업무 이외의 시간은 몸을 쓰는 취미나 운동 등을 유의해 주기 바란다.

□ 자리보전의 원인은 골절이 많다

노인들이 어떤 병을 원인으로 하여 자리보전하게 되는지를 조사한 M병원의 조사 결과를 참조하면 가장 많은 비율을 나타낸 것이 뇌졸중이다.

뇌졸중을 일으키면 한 쪽 손이나 다리가 마비되어 버리기 때문에 중증의 마비를 유발하게 되어 걸을 수 없게 되거나 끝내 자리보전하게 되며 이러한 구조는 쉽게 이해할 수 있다.

그런데 자리보전을 하게 되는 두 번째의 원인(병)으로 나타난 것이 '노쇠'이고 보면 조금 색다른 느낌을 갖게 된다.

이것은 나이를 먹었다는 것 외에 특별히 큰 병을 발견할 수 없었기 때문에 노쇠(老衰)라는 진단명을 사용한 결과라고 할 수 있다(그림 35).

노쇠와 같은 막연한 병명이 아니고 확실한 병명을 들고 있는 조사결과에서는 자리보전을 하게 되는 두 번째의 원인으로써 골절을 들고 있는데 그 비율은 약 10퍼센트로 뇌졸중의 약 3분의 1이다. 골절 후 뼈가 제대로 붙지 않거나 붙을 때까지

시간이 너무 오래 걸림으로써 자리보전하게 되는 것은 쉽게 상상이 간다.

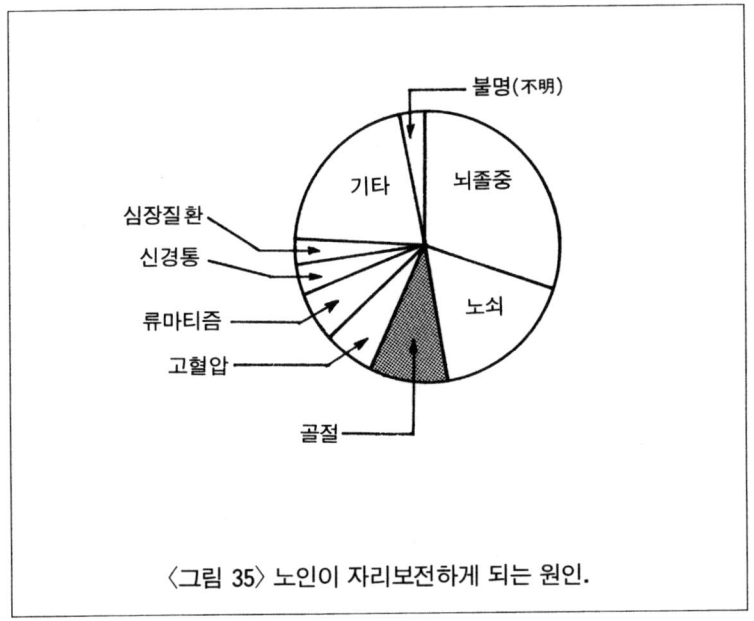

〈그림 35〉 노인이 자리보전하게 되는 원인.

그 다음으로 심장병, 신경통, 고혈압 등이 자리보전의 원인으로 자주 등장하는데 이들 병에 대해서는 왜 자리보전의 원인이 되고 있는지 쉽게 설명하기가 어려운 편이다.

결국 노인이 자리보전하게 된다고 해도 저 병을 앓은 후부터라든가, 저 병 때문에라고 하듯이 명확히 원인을 확인할 수 있는 것은 뇌졸중이나 골절 등 약 절반 정도이다.

나머지 반은 이렇다할 분명한 원인이 없이 뭔가 병에 걸려서 안정을 취하고 있거나 나이를 먹어서 점점 몸을 움직이지 않게 되다 보니 결국 자리보전하게 되어 버렸다는 경우가 많은 것 같다.

이와 같이 몸을 쓰지 않음으로써 일어나는 여러 가지 증상을 '폐용증후군(廢用症候群)'이라고 한다.

● 폐용(廢用)증후군을 일으키기 쉬운 부분

장기(臟器)	증 상(症狀)
1. 뼈	골다공증
2. 관절	관절 구축(拘縮)
3. 근육	근력과 내구성의 저하
4. 피부	욕창
5. 심장	기립성(起立性) 저혈압・맥박이 자주 뜀
6. 폐	숨이 참
7. 소화기	식욕부진, 변비
8. 뇌, 신경	정신활동성의 저하

몸을 쓰지 않으면 뼈가 약해지는 것은 거듭 말해 왔지만 그 밖에 근력이나 근육의 지구력도 저하된다.

또한 관절의 움직임이 나빠지고 피부도 얇아지기 때문에 관절이 굳거나 살갗이 곧 찢어지거나 욕창이 생겨 버린다.

심장이나 혈관의 작용도 쇠약해져서 움직이면 금방 두근두근거리거나 일어서면 혈압이 내려가서 아찔해지는 현기증도 생긴다. 위나 장에서는 음식물을 충분히 소화, 흡수할 수 없게 되고 또한 남은 것을 항문 쪽으로 내보내는 능력도 저하한다.

따라서 식욕이 저하하거나 변비에 걸린다. 이것도 오랫동안 몸을 쓰지 않아서 발생하기 쉬운 위장증상이다.

그리고 생각하거나 사물을 기억하거나 하는 것도 귀찮아져서 지적 활동성이 서서히 저하되어 간다.

이와 같이 몸을 쓰지 않아서 발생하는 폐용증후군은 다른 동물계에서는 볼 수 없는 증상에 속한다. 사실, 우리 인류의 경우에도 수십년 전까지는 경험한 적도 없었던 것이 이 증후군이다.

□ 새로운 문명병, 폐용증후군

옛날에는 누구나 몸을 쓰지 않으면 생활양식을 얻을 수 없었기 때문에 노인이나 임산부까지도 일을 했다.

또한 병에 걸려도 의료수준이 낮은 이유도 있어서 일찍 죽는 경우도 많았고 오랜 세월에 걸쳐 자리에 누워 있는 경우가 드물었기 때문에 몸을 쓰지 않아서 생기는 폐해에 대해서는 충분히 알려져 있지 않았다.

그런데 20세기 후반에 접어들면서 대조직 속에서 몸을 많이 쓰는 사람들과 그렇지 않은 사람들의 집단이 나타나고 더구나 건강관리가 잘 이루어지게 되었다.

가령 큰 우체국에서는 하루종일 앉아서 전보를 보내거나 사무를 계속하고 있는 사람들이 있는 반면 하루종일 시내를 다니며 우편물을 배달하고 있는 사람들도 있다.

직장 집단의 경우 업무 내용의 차이 외에 주택이나 수입은 크게 다르지 않기 때문에 생활양식에는 큰 차이가 없다.

만일 몸을 쓰는 사람들과 몸을 쓰지 않는 사람들과의 건강상태를 비교하려고 해도 옛날 귀족과 서민처럼 식사나 주거,

위생상태에 이르기까지 극단적인 차이가 있으면 결과의 의미 부여가 어려워진다.

그 점에서 볼 때, 현대 대조직의 생활 배경은 거의 비슷하고 운동량만이 극단적으로 다르기 때문에 건강상태를 쉽게 비교할 수 있다.

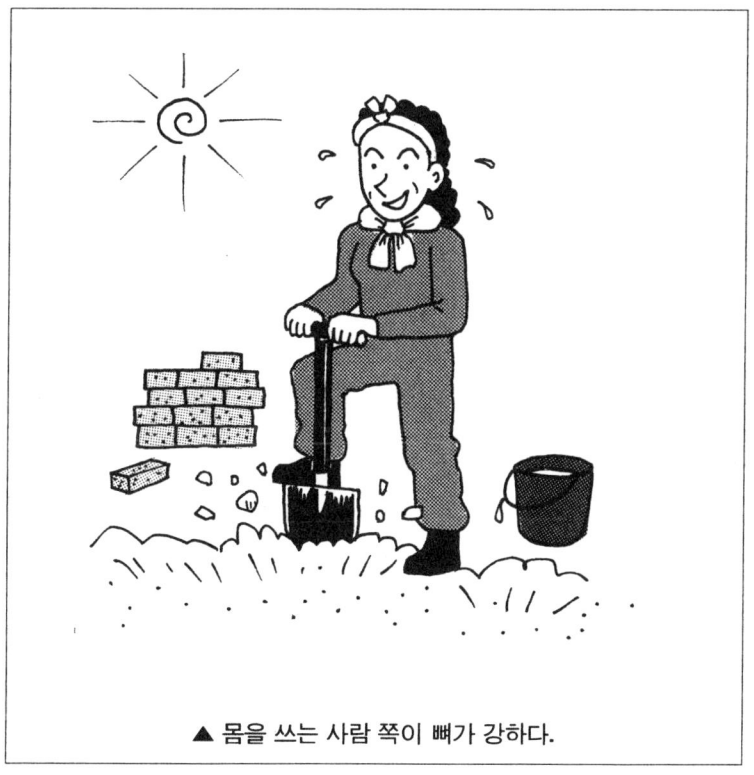

▲ 몸을 쓰는 사람 쪽이 뼈가 강하다.

앉아서만 전보를 치는 사람들은 바깥을 돌아다니는 사람들에 비해 심근경색이나 협심증의 원인이 되는 심장의 관동맥(冠動脈)이 막히는 병에 걸릴 확률이 몇 배나 높다는 사실을 알 수 있었다.

따라서 심장의 관(冠)질환은 운동부족병의 하나로 꼽히고 있는데 같은 운동부족병으로서 당뇨병, 고혈압, 동맥경화 등이 잇달아 밝혀졌다.

이것이 명확해진 것은 불과 30여년쯤 전이다.

그 후 병까지는 아니더라도 운동부족이나 움직일 수가 없어서 일어나는 증상이 잇달아 밝혀져서 폐용증후군이라고 불리고 있다.

폐용증후군은 앞서 말했듯이 여러 장기에 여러 가지 증상으로 나타난다.

요즘 이와 같은 증상을 호소하는 사람이 눈에 띄게 많아진 까닭은 고령자가 증가하고 운동량이 적은 사람의 비율이 늘어났기 때문이다.

그 밖에도 의학이 발달해서 만성병환자나 몸의 컨디션이 안 좋은 사람, 체력이 떨어진 사람도 오래 살 수 있게 된 점 등과도 관계가 있을 것이다.

21세기에는 자리보전하는 사람뿐만 아니라 보통의 진료 때에도 폐용증후군의 증상이 때로는 독립적으로 나타나고 때로는 다른 병을 수반하면서 숨바꼭질할 것으로 예상되고 있다.

따라서 업무를 보느라 자리를 뜰 수 없는 사람, 몸을 안 쓰고 손이나 눈, 머리만을 쓰는 것이 일과인 사람은 폐용증후군을 일으키지 않은 채로, 골절되지 않고 21세기를 즐길 수 있도록 지금부터 생활을 설계하기 바란다.

제11장

전도(轉倒)에 의한 골절을 예방한다

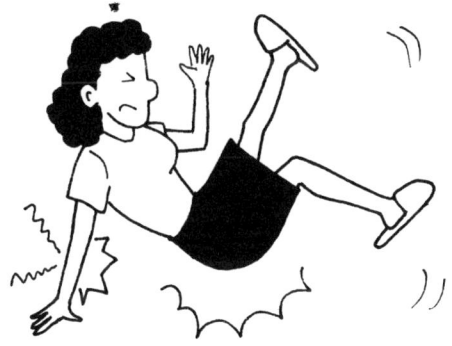

골다공증 예방, 넘어지지 않는 것도 중요

□ 전도(轉倒)의 여러가지

옛날에 비해 요즘의 젊은 여성이나 학생들 중에서 골절되는 사람이 늘어났는지 어떤지 명확히 대답할 수 있는 비교 데이타는 없지만 일반적으로 고령이 될수록 골절되는 사람이 늘어나고 있는 것은 사실이다.

그 때문에 나이를 먹어도 뼈가 약해지지 않도록 젊을 때부터 조심스럽게 대비하는 라이프 스타일 등에 대해서 살펴 보았다. 앞날에 대비해서 뼈를 강화하는 일상생활은 현재의 자신도 골절로부터 구원해 줄 것이다.

그런데 잘 생각해 보면 골절 특히 수족의 골절은 뼈가 약하기 때문만 아니라 넘어지거나 부딪쳐야 비로소 일어나는 것이다.

따라서 골절을 모르는 생기 넘치는 인생을 보내기 위해서는 뼈를 강화하고 동시에 넘어지지 않도록 하는 것이 중요하다.

전도에도 여러가지 타입이 있는데 평평한 곳을 걷다가 갑자기 툭하고 쓰러진다는 것이 일반적이다.

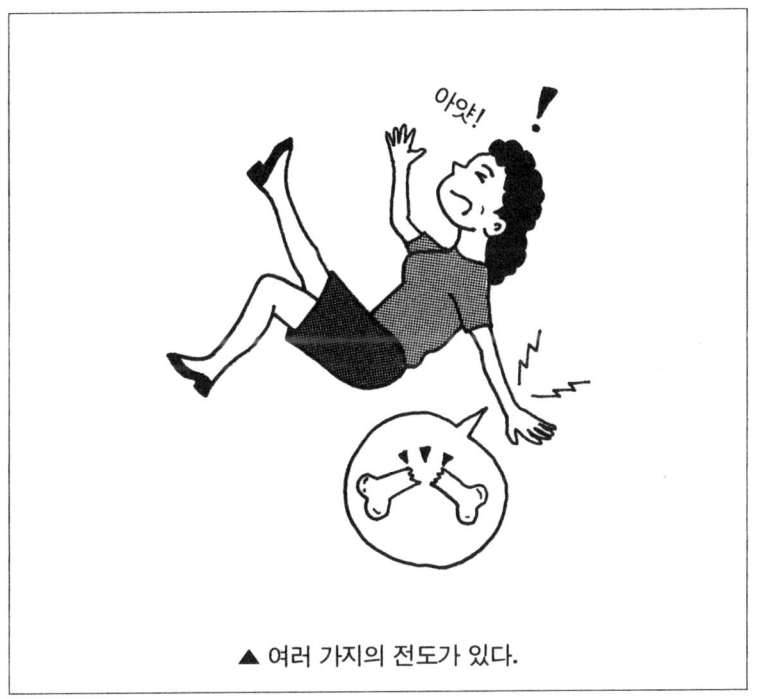

▲ 여러 가지의 전도가 있다.

　그러나 난간을 붙잡고 몸을 기대듯이 하고 조금씩 걸음을 옮기고 있을 때에 갑자기 무릎의 힘이 빠져서 무너지듯이 손바닥이나 엉덩이를 짚는 것도 전도에 속한다.
　또한 침대에서 휠체어나 의자로 바꿔 앉으려고 했을 때에 균형을 잃고 주르르 허리가 미끄러져 버리는 것도 넓은 의미에서의 전도에 속한다.
　이와 같이 여러 가지 전도를 생각하면 전도란 도대체 무엇을 가리키는 것인지 애매하지만 결국은 이동하거나 일어서려고 했을 때에 자세가 무너져서 무릎부터 상반신이 바닥에 주저앉는 상태라고 할 수 있다.

□ 전도의 연구가 진행되고 있다

　전도에 대해서는 대부분의 국내 의사는 일반적으로 소홀히 생각하고 있는 것 같은데 미국을 중심으로 한 해외에서는 의사가 관여함으로써 폐렴이나 고혈압과 마찬가지로 과학적인 방법으로 줄여 나가려는 노력이 이루어지고 있다.

　우리들의 경우 일어서거나 걷다가 전도하면 부끄럽다거나 자신이 잘못했다는 등의 생각이 앞서서 변명을 하는 상황을 자주 본다. 몸의 컨디션이나 기분이 여느 때만 못하거나 또는 바닥 등 환경에 문제가 있었기 때문에 넘어졌다고는 절대 생각하지 않기 때문에 굴러 떨어지거나 넘어지는 등의 문제를 줄이기 위한 과학의 메스를 대기가 어려웠다고 할 수 있다.

　독일의 한 의학잡지에는 나이 든 사람들이 전도를 일으키는 이유나 계기에 대해서 조사한 내용이 소개되었다.

　그것에 따르면 미끄러졌다, 걸려 넘어졌다, 부딪쳤다는 사소한 동기로 전도(轉倒)하고 있는 노인이 15퍼센트에서 35퍼센트로서 정리해 보면 전도의 원인은 순서대로 이 세 가지가 차지하고 있다.

　이것은 젊은 사람들의 대부분이 장애물에 충돌하거나 계단 등을 헛디디서 전도하고 있는 것과 큰 차이가 있다. 그리고 노인이 전도했을 경우 9퍼센트에서 5퍼센트가량의 사람이 골절로 이어지고 있다.

　젊은 사람들의 경우엔 전도하는 것 자체가 적고 혹 전도되더라도 그것이 골절로 이어질 확률도 낮다. 그러나 연령이 높아지면서 전도가 직접 골절로 이어지는 경우가 많아지고 있다.

• 노인의 전도에 의한 부상

① 부상 없음	31.9%
② 작은 부상	50.5%
상처	15.2
염좌	10.8
타박	23.5
기타	1.0
③ 큰 부상	17.6%
골절	9.3
기타	8.3

□ 노인 전도의 특징

나이를 먹으면 전도했을 때 골절되기 쉬워지는 외에 골절 부위에도 특징을 볼 수 있다. 남성이나 여성이나 젊은 사람은 다리를 삐어서 손바닥을 짚고 쓰러져도 염좌하거나 뒤꿈치를 골절하는 것 같은 직접적인 외상이 많지만 50~60대가 되면 손바닥을 짚고 쓰러졌을 경우는 손바닥에서 떨어진 손목에 요골원위단골절(橈骨遠位端骨折)을 일으켜 버린다.

더욱 고령이 되어 70~80대가 되면 좀더 떨어진 넓적다리죽지에 골절이 일어나는 경향을 볼 수 있다.

□ 잘 넘어지는 사람이란

이와 같은 전도로 인한 넓적다리죽지의 골절은 종종 전도를 경험한 사람, 눈을 감고 4초 이상 한 발로 서 있을 수 없는 사람 등에게 확실히 많다(도표 참조).

전도는 본인의 부주의로 일어나는 요소도 약간은 관계가 있을지도 모르지만 그 이상으로 몸의 상태나 생활습관 등의 원인과 관계하고 있다고도 할 수 있다.

전도로 이어지기 쉬운 신체조건으로서는 심장 리듬의 부정(不整), 신경계통의 병, 정신신경계통에 작용하는 약의 내복 등 외에도 고령에 의한 밸런스 장애를 들 수 있다.

젊은 사람의 경우 가만히 서 있을 때의 몸의 흔들림은 20초 동안에 중심이 20센티미터 정도의 궤적을 그리지만 나이를 먹으면 그 궤적이 점점 길어져서 70~80대가 되면 2배인 40센티미터나 된다.

● 어떤 생활습관을 가진 사람들이 넓적다리를 골절했는가

	환자(명)	건강한 노인(명)
증례수	42	57
배경 연령(세)	80	80
체중(kg)	42	46
한 발로 서 있을 수 있는가		
4초 이상	10	21
4초 이하	4	11
우유를 얼마나 마시는가		
1일 200㎖ 이상	20	36
1일 200㎖ 이하	21	21
전도의 경험은		
있다	16	33
없다	23	24
의복 기호는		
양장을 좋아함	17	33
전통의상을 좋아함	23	23

이것은 눈을 뜨고 있을 때의 중심의 흔들림이지만 눈을 감고 있으면 중심의 흔들림은 눈을 뜨고 있을 때의 2배 이상으로 늘어나서 젊은 사람의 경우는 40센티미터, 나이를 먹으면 80~100센티미터나 된다.

이 결과로부터 젊은 사람이 눈가리개를 하고 그대로 걸을 때의 불안정함과 노인이 잘 보고 걷고 있을 때의 불안정함은 같은 것이라고 할 수 있겠다.

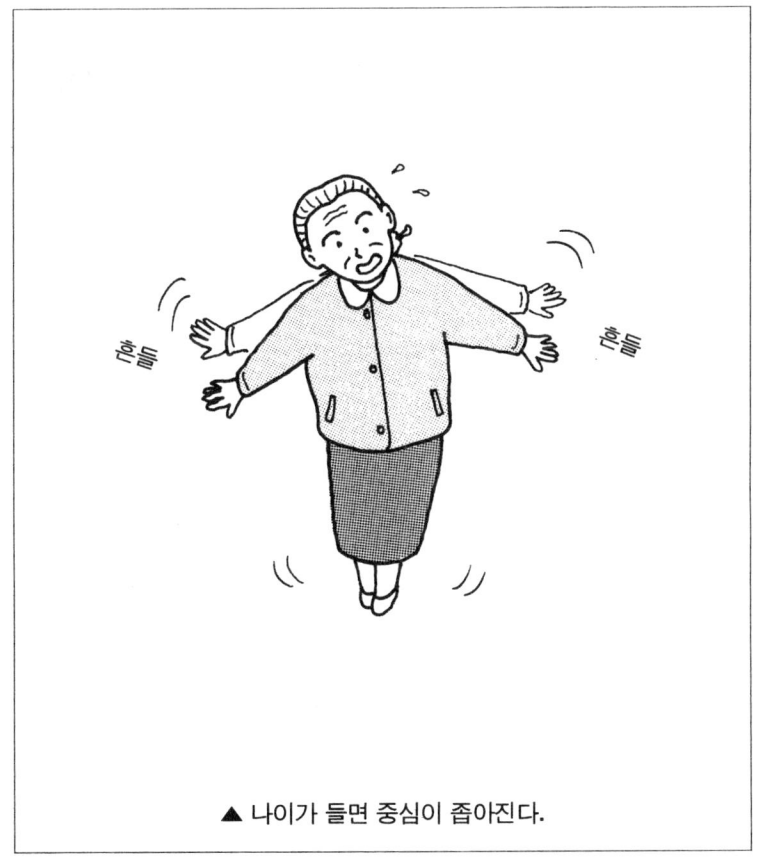

▲ 나이가 들면 중심이 좁아진다.

또한 몸의 중심을 발바닥의 전후 길이의 어느 정도까지 앞쪽, 혹은 뒤쪽에 이동해도 쓰러지지 않고 있을 수 있느냐 하는 실험에서는 젊은 사람의 경우 발바닥의 약 60퍼센트의 범위는 안전역이다.

그에 반해 연령이 높아지면 그 범위가 좁아져서 80대가 되면 발바닥의 전후 지름의 약 20퍼센트로 약 3분의 1까지 좁아지는 것을 알 수 있다.

전후 지름에서 3분의 1로 줄어든다고 하면 안전하게 서 있을 수 있는 범위를 면적으로 표시할 경우 9분의 1 가까이로 좁아져 버리게 된다.

이것들은 다리 근육의 힘이 약해지거나 관절의 움직임이 나빠지거나 순간적인 판단력이 저하했기 때문이므로 젊을 때부터 이런 힘이 저하하지 않도록 노력할 필요가 있다.

그러기 위해서는 산책을 습관화하거나 하이킹 등 격렬하지 않은 운동을 습관화할 필요가 있다.

만일 테니스, 에어로빅 등 격렬하게 몸을 움직이는 운동을 할 경우에는 준비운동으로써 기초적인 운동을 충분히 하는 것이 중요하다.

□ 넘어지는 것을 예방하기 위해서

하이힐보다는 굽 낮은 신발, 통 좁은 치마보다는 바지 등, 가능하면 잘 넘어지지 않는 스타일을 몇 가지 들 수 있다.

그렇지만 인생은 전도 예방이 전부는 아니다. 그때그때의 상황에 맞는 복장이 필요할 때도 있을 것이고 또는 이것저것

멋부리는 것이 즐거움이기도 할 것이다.

 따라서 넘어지기 쉬운 옷차림을 할 때는 육교나 계단 등에서 서둘러서 뛰지 않는다, 비가 내리는 날이나 어두운 밤길은 발밑을 주의하면서 걷는다 따위의 세심한 배려가 필요하게 된다. 자기 집안에서라면 안심이라고 생각하는 사람이 많을지도 모르지만 의외로 잘 넘어지는 곳이다.

 방 안에서는 장시간 보내는 이유도 있지만 걸어다니기에 비좁은 경우가 많아 전기코드에 발이 걸리거나 신문지를 밟고 미끄러지거나 해서 다리나 손의 뼈가 부러지는 경우가 있다.

 따라서 방을 정리정돈해서 움직이기 편하도록 해두는 것이 전도에 의한 골절을 예방하는 길이므로 청소나 정리를 싫어하는 젊은 사람들도 발디딜 곳을 확보하기를 권한다.

 요즘의 젊은 사람들은 어릴 때부터 운동보다 공부를 중요시 여겨서 놀이보다 숙제에 주의를 기울이며 길러진 사람들이 많으리라고 생각된다.

 이런 까닭으로 인해 요즘 어린이들도 옛날에 비해 쉽게 넘어지는 경향이 있다고 지적되고 있다.

 또한 골절은 피하지방의 양과도 관계가 있다. 넘어져도 다이어트 등으로 말라 있는 사람의 경우에는 뼈에 직접적인 충격이 가해져서 쉽게 골절하게 된다.

 덴마크에서는 피하지방을 대신하는 프로텍터를 장착하면 골절을 막을 수 있다는 연구도 있을 정도로 다이어트는 뼈를 약화시키는 것 외에 지방이 적기 때문에 뼈에 외부의 압력이 쉽게 가해져서 골절되기 쉽다는 뜻밖의 함정을 갖고 있다.

이상의 사실을 정리하면 골절을 모르는 건강한 인생을 보내기 위해서는,

1. 뼈를 강화하는 식사, 운동, 일광욕에 주의하자.
2. 잘 넘어지지 않기 위해서 평소부터 활동적으로 지내자.
3. 잘 넘어지지 않기 위해서 복장에 주의하자.
4. 넘어지거나 미끄러지지 않기 위해 주변을 정리정돈하자.
5. 충분한 주의를 기울인 후에 다이어트를 계획하자.

등을 들 수 있다.

5가지 항목 중 일부는 중복되고 있지만 내용을 잘 이해해서 생활에 응용하도록 한다.

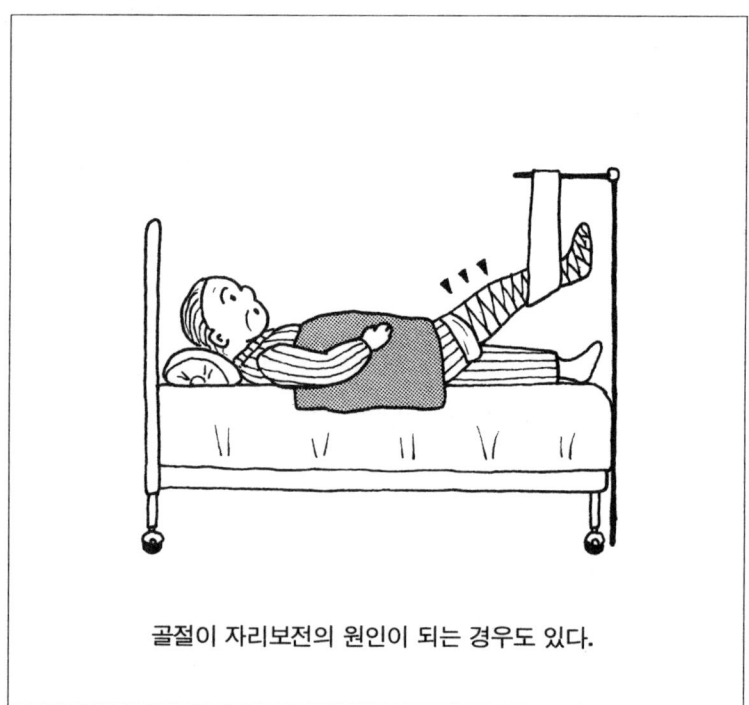

골절이 자리보전의 원인이 되는 경우도 있다.

제12장

뼈는 일생의 반려자

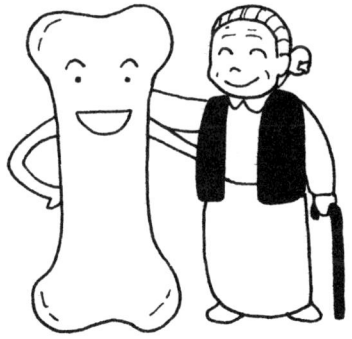

골다공증 대책은 일생의 문제

□ 노력하면 건강은 지킬 수 있는가

 직장에서 정력적으로 매일 일을 처리하고 있는 나이인 사람들이나 자녀 양육을 하면서 가정을 지키고 있는 젊은 주부들은 병에 대해, 하물며 장차 발병(發病)할지도 모르는 뼈의 병에 대해서는 생각하고 있지 않을 확률이 높다.

 그것이 당연한 일로 건강한 때부터 병에 대해서만 신경쓰며 인생은 모두 건강을 위해서라는 생각으로 생활하고 있어서는 비록 몸은 건강해도 마음은 병들어 있다고 할 수 있다.

 왜냐하면 병은 아무리 노력을 해도 막을 수 없는 부분도 갖고 있기 때문이다.

 일반적으로 의사들은 자신들의 경험에 비추어 병의 발생이나 진행은 하늘의 뜻이나 자연의 섭리에 의한 부분이 50퍼센트 전후, 문명의 발달정도나 경제의 풍요로움 등 자신을 둘러싸는 환경이 지배하고 있는 부분이 20~30퍼센트, 자신의 노력이 관계하는 부분이 20~30퍼센트라고 생각하고 있다.

 물론 이것에 대해서는 의사나 공중위생에 종사하는 통계학자에 따라 의견이 조금씩 달라서 환경인자가 보다 큰 비중을 차지하고 있다고 주장하는 사람도 있다.

또한 병의 종류에 따라서도 비중이 달라서 가령 암이나 만성관절 류마티즘은 자연의 섭리가 70~80퍼센트를 차지하지만 당뇨병이나 고혈압은 자신의 노력이 50퍼센트를 차지하는 것이 아닐까 하고 생각되어진다.

확실히 병에 따라서 자신의 노력, 건강증진법 등을 통해 걸리지 않을 수 있는 것과 라이프 스타일과는 관계없이 불가피적으로 찾아오는 것이 있는 듯하다.

자연의 섭리가 관여하고 있는 한, 아무리 노력을 해봐도 그로 인해 병의 발생을 완전히 제어할 수는 없다.

따라서 건강한 사람은 그 나름대로 건강을 유지하기 위해 힘써야 하며 아울러 현재 몸 어딘가가 좋지 않은 사람일지라도 그 나름대로 생활을 즐기거나 사회에 도움이 되는 쪽으로 생각해야 한다고 본다.

□ 뼈의 정비점검을

좋은 도구일수록 목적을 달성하는데 유용하기 때문에 가끔씩은 도구를 점검하거나 다치지 않도록 정비할 필요가 있다.

즉, 24시간내내 도구를 닦거나 점검할 필요는 없지만 쓰면서 가끔씩 정비점검을 해서 오래 가도록 하는 것이 좋다.

뼈의 점검이란 뼈의 건강진단을 뜻하며 정비란 일상생활의 3원칙이 된다. 뼈가 부러지거나 찌부러지지 않도록 가끔씩은 점검을 받고 그리고 칼슘을 많이 섭취하며 햇볕을 쬐고 매일의 가벼운 운동을 하는 정비가 필요하게 된다.

　남성이나 여성이나 젊은 나이의 사람은 뼈가 강해서 일상적으로 가해지는 힘의 몇 배까지도 견딜 수 있게 되어 있다.

　따라서 간단히 골절하거나 뼈가 찌부러져서 변형되는 일은 없다. 젊은 사람이 넘어져서 골절된 경우 그것은 상당히 세게 부딪쳤다든가 높은 곳에서 미끄러져 떨어졌다든가 하는 등으로 일반적으로 가해진 힘이 굉장히 컸을 경우가 대부분이며 뼈가 약해졌기 때문에 골절하는 일은 별로 없다.

　젊을 때에는 가령 뼈의 칼슘분이 적어져 있었다고 해도 뼈의 강도를 유지하는 또 하나의 성분, 콜라겐선유(線維)가 충분히 강하기 때문에 어린 나무가 휘어서 잘 부러지지 않듯이 쉽게 골절하지 않는다.

　그러나 뼈의 칼슘분이 적은 채로 나이를 먹어가면 칼슘분은 점점 더 줄어드는 경향을 보이고 또한 콜라겐도 약해져 간다 (콜라겐이 나이를 먹으면 어떻게 변화해서 약해지느냐에 대해서는 불분명한 점도 있지만 칼슘의 감소와 함께 줄어들어 물러져 가는 것은 틀림없을 것 같다).

　골절과 콜라겐의 역할 등 아직 밝혀지지 않은 부분도 있지만 뼈의 칼슘분이 줄어들어 있는 사람은 그만큼 뼈가 약한 것은 틀림없다.

　그리고 뼈의 칼슘의 양이나 강도(強度)는 인종이나 가족적인 유전, 어릴 때부터의 식생활, 활발성 등 자신을 둘러싼 환경, 체질, 기호 등 자연의 섭리나 지금까지의 환경의 지배를 받아 결정되고 있는 부분이 70~80퍼센트일지도 모른다.

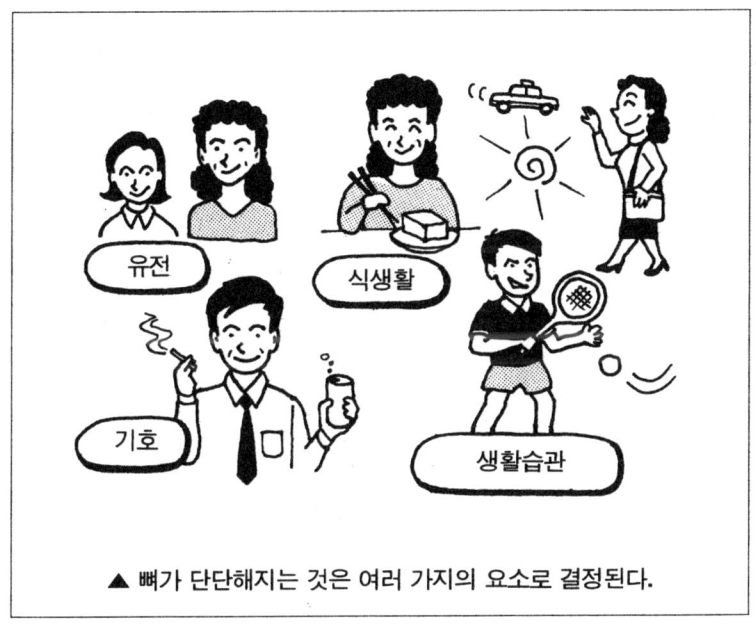

▲ 뼈가 단단해지는 것은 여러 가지의 요소로 결정된다.

그러나 나머지 20~30퍼센트에 대해서는 자신의 앞으로의 노력 여하에 따라 달라진다고 할 수 있으므로 작은 노력만으로도 뼈에 칼슘을 저장해서 강화할 수 있다고 하겠다.

이 강화하는 방법이 뼈의 정비라고 할 수 있다. 젊을 때부터 뼈를 강화하는 마음가짐을 갖고 생활하다 보면 자신도 모르는 사이에 뼈가 강해지면서 건강한 노년을 보내게 되는 것이다.

□ 5년마다 뼈 검사를

기계를 정비하기 위해서는 미리 정확히 점검을 해야 한다.

뼈에 대해서도 마찬가지로 결혼 날짜를 앞두고 점검을 하는 것도 좋은 방법이다. 또는 25세, 30세 생일이라는 고비마다 어느 정도 뼈가 강한지, 같은 나이대의 사람에 비해 뼈의 칼슘량이 많은지, 적은지를 측정해 보면 좋을 것이다. 대부분의 중노년층은 자신의 혈압이나 혈액 중의 콜레스테롤치를 알고 있다.

이 수치를 아는 것이 고혈압, 동맥경화, 뇌졸중을 예방하는 첫걸음이 된다. 마찬가지로 뼈의 칼슘량에 대해서도 마찬가지인데 특히 여성은 자신에게는 어느 정도의 칼슘이 저장되어 있는지를 골다공증과 관계가 없는 젊은 시절부터 알아 둘 필요가 있다고 생각한다.

계속해서 5년 후나 10년 후에 자신의 칼슘 저장이 어떻게 변화했는지를 알면 좀더 확실한 점검이 될 것이다.

5년, 10년마다 점검을 한다고 여유를 부린 것은 젊은 나이일 때의 뼈는 반년이나 1년 동안에 크게 변하지는 않기 때문에 두 번째 점검을 수 년간 이상 간격을 두는 편이 좋다고 판단되기 때문이다.

그리고 두 번째 검사에서 변화가 없거나 오히려 뼈가 강해져 있는 수치가 나오면 지금까지의 생활양식이 좋았다고 할 수 있다.

그러나 두 번째 건진(健診)에서 수치가 현저하게 저하했을 경우에는 뼈를 강화하는 생활양식을 조금 더 적극적으로 받아들이기 바란다. 이와 같은 주의사항은 첫번째도, 두번째도 뼈가 약하다는 결과가 나온 사람에 대해서는 마찬가지이다.

폐경 전후에 있는 45~55세의 여성은 가능하면 두번째 건강진단을 첫번째 건강진단을 받은 1~2년 후에 받기 바란다.

그 결과 처음부터 수치가 낮은 사람이나 그 후의 건강진단에서 결과가 나빠진 사람은 생활양식의 재평가가 필요하다.

남성은 50세 이후에 뼈 건진(健診)을 받아도 늦지 않고 두 번째 건진도 수년 후에 받아도 충분하다.

이것이 뼈 점검의 대략적인 내용으로써 일생에 걸쳐서 자신의 반려자가 되는 뼈의 건강을 지키는 비결이다.

□ 활발해진 골다공증 진료

여기에서 뼈의 정비, 점검의 방법이나 그 효과에 대해서는 잘 알았지만 점검은 어디서 받을 수 있느냐 하는 문제에 곧 부딪쳐 버릴 것이다. 학생이나 고령자의 건강진단은 집단진료나 정기 진료 등에서 실시되어 그 나름대로의 성과를 올리고 있지만 뼈의 진단을 어디서 하는지, 또 어떤 시스템으로 실시하는지, 몇 년 간격으로 실시하는지 등에 대해서는 전국적으로 아직 일률적으로는 정해져 있지 않다.

현재 손뼈의 엑스레이 사진에 의한 방법, 초음파를 이용하는 방법, 허리의 뼈밀도를 측정하는 덱사법 중 어느 것이 정확하고 간편하며 5~10년 후에도 타당성을 인정받으며 이용할 수 있는지에 대해서 연구되고는 있지만, 지금 당장은 충분한 결론을 얻지 못하고 있다.

그러나 골다공증에 대해서 널리 인식되고 있으므로 우리나라에서도 조만간 편리한 검진 시스템과 제도, 의약품이 개발되고 정비되어지리라고 본다.

어떤 사람이 골다공증에 걸렸을 확률이 높은가를 보는 방법이나 진단 후의 지도 등에 대해서는 시설에 따라 다르겠지만 몇 년인가 후에는 최상이라고 생각되는 방향으로 서서히 집약

되어 갈 것이다.

　이상과 같이 골다공증을 전문으로 진단하고 치료하는 의료적 시스템에 대해서 지금 현재는 미완성 부분도 있겠지만 의료정보에 귀를 열어 두고 골다공증에 관한 예방 조치나 종합진료가 시작되면 꼭 받기 바란다.

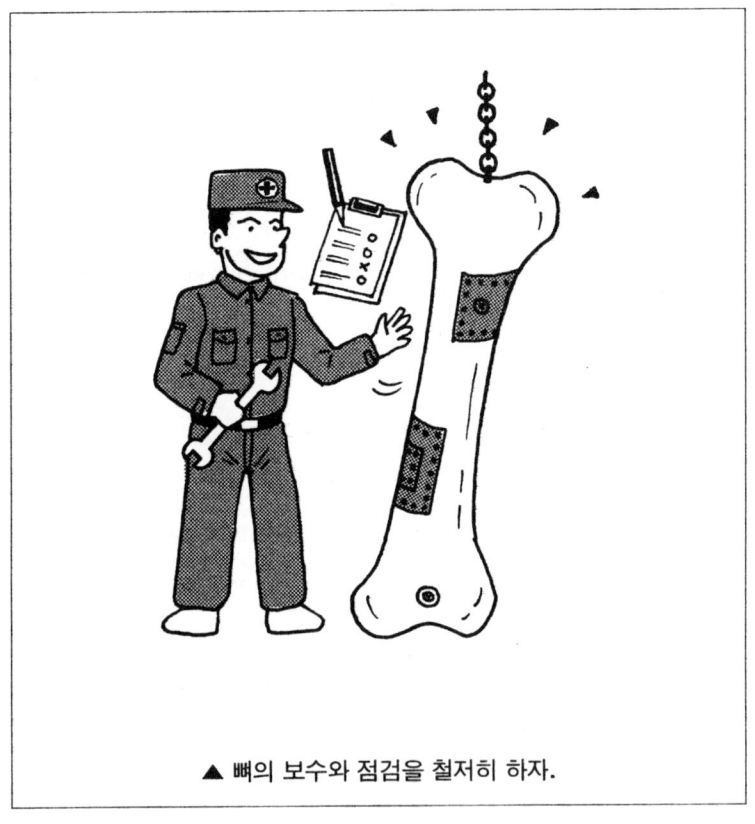

▲ 뼈의 보수와 점검을 철저히 하자.

　뼈의 정비, 점검은 일생의 문제이다. 따라서 장래의 밝은 인생의 초석을 만들도록 사고를 전환해 보는 것은 어떨까.

제13장

뼈에 관한 Q&A

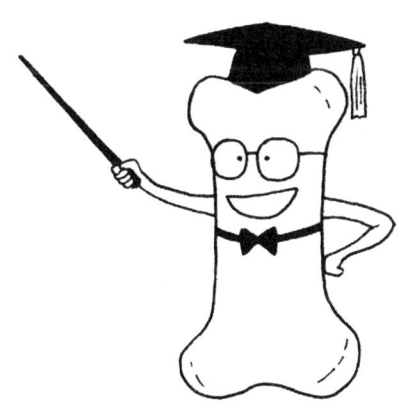

> **Q1** 요즘 허리가 자주 아프다. 골다공증인지 어떤지는 무슨 과(科) 의사선생님한테 진찰을 받으면 알 수 있을까?

A 우선 정형외과의 검진을 권한다

골다공증은 뼈가 약해져서 여러 가지 증상이 나타나는 병이기 때문에 뼈를 전문으로 하는 정형외과 의사한테 가서 진단을 받으면 틀림없다. 뼈에서 칼슘이 빠져 나가고 있는지, 뼈가 부러질 것같이 되어 있거나 변형되어 있지는 않은지를 확인하는 것이 골다공증의 진단이다.

이것을 확인하는 방법으로써는 라디오 아이소토프 등의 방사선을 이용하는 방법, 초음파를 쬐는 방법 등이 있지만 뼈의 칼슘량을 직접 측정하는 기계는 아직 충분하게 보급되어 있지 않다.

따라서 뼈의 엑스레이 사진을 보고 골다공증인지 어떤지를 진단하는 방법이 가장 표준적인 확인방법이라고 할 수 있다.

의사라면 누구나 뼈의 엑스레이 사진을 판독할 수 있도록 의학생 시절부터 교육받아 왔으므로 정형외과 의사뿐만 아니라 다른 과(科) 의사들도 엑스레이 판독은 가능하다.

그러나 정형외과를 전문으로 하는 의사는 의사가 되고 나서도 뼈나 관절에 대해서만 공부하고 뼈의 엑스레이 사진을 늘 보아 왔기 때문에 자신감을 갖고 뼈의 강약(强弱)을 진단해 주리라고 생각한다.

따라서 우선 골다공증이 아닌가 의심되면 그 진단 확정을 위해서 정형외과의에게 검진받을 것을 권한다.

> Q2 골다공증 검진을 받고 싶다. 어떤 방법이 있는가? 또 어느 방법이나 똑같이 뼈의 강도(強度)를 알 수 있는가?

A 세 가지 방법이 있다. 모두 우열을 가리기 힘든 특징이 있다

① 엑스레이 사진으로 판정하는 방법

엑스레이 사진에 의한 방법이란 허리뼈나 손뼈를 엑스레이로 촬영해서 그 필름을 눈이나 기계로 판독해서 판정하는 방법이다. 허리뼈는 가장 빠르고 현저하게 약해지는 뼈이기 때문에 그 엑스레이 사진을 보면 뼈가 정상인지, 약간 약한지, 골다공증이라고 판정해도 좋을 만큼 약해졌는지를 일목요연하게 알 수 있다.

따라서 허리뼈의 엑스레이 사진에 의한 건강진단은 확정진단까지 단숨에 끝나 버리고 가장 약해지기 쉬운 뼈를 직접 건진(健診)할 수 있으므로 결과의 신뢰성이 높고 또한 대상자가 엑스레이 기계 앞에서 검사를 받고 있는 시간은 길어야 3분 이내이므로 대단히 편리하다고 하겠다.

손가락과 같이 알루미늄판이나 알루미늄 슬로프를 엑스레이로 촬영해서 두 가지를 비교하여 손뼈의 칼슘량을 측정하는 방법을 'MD법'이나 'DIP법'이라고 한다.

이 방법의 장점은 손만을 엑스레이선에 쬐면 검진이 끝나기 때문에 비교적 안전성이 높고 촬영시간도 허리의 경우보다 더욱 짧아 서두르면 30초에 촬영이 끝난다.

이와 같은 방법들은 집단검진에 적합한 검사법이므로 주목을 모으고 있다.

그런데 골다공증에 잘 걸리는 뼈는 허리나 등의 해선상으로 되어 있는 뼈인데 긴 관상의 손뼈에서 민감하게 뼈의 약한 정도를 찾아낼 수 있느냐 하는 의문을 갖는 학자도 있다.

또한 엑스레이 필름의 성질이나 현상방법에 따라서 계측치가 조금씩 변할 가능성도 있고 같이 찍혔다고는 해도 알루미늄의 두께에 비해 엑스레이 필름상의 뼈의 희기가 과연 뼈의 강도를 정확히 나타내고 있느냐 하는 의문도 제기되고 있다.

이런 여러가지 의문은 있지만 간편하고 이용하기 쉬운 MD법이나 DIP법이 뼈를 진단하는 히든 카드라고 생각하고 이용하고 있는 시설도 많이 볼 수 있다.

② 덱사법(뼈의 칼슘량을 측정해서 판정하는 방법)

약한 엑스레이를 작은 구멍으로 방출해서 몸 전체 또는 일부에 투과시켜서 몸을 빠져 나오는 엑스레이 양으로 뼈의 칼슘량이나 뼈의 강도를 측정하려고 하는 방법이 '덱사법'이다.

덱사법에서는 전신의 뼈에 대해서나 허리뼈 및 넓적다리죽지뼈(대퇴골)에 대해서 그 강도를 측정할 수 있다.

이 방법에서는 가장 빠르고 현저하게, 뼈에서 칼슘이 줄어드는 허리뼈에 대해서 정확하게 그 칼슘량을 측정할 수 있기 때문에 이상적인 검사법으로 여겨지고 있다.

그러나 이 검사법은 1시간에 많아야 5~8명밖에 측정할 수 없고 기계가 매우 비싸서 실용성에 문제가 있다.

덱사법은 시간이 걸려도 정확한 결과를 알고 싶은 경우나 뼈의 엑스레이 사진과 비교하면서 뼈의 칼슘량을 측정하고 싶은 경우 등 병원 같은 의료기관 내에서의 확정진단에 적합한 검사법이라고 할 수 있다.

덱사법은 뼈의 칼슘량을 정확하게 측정할 수 있는 뛰어난 방법인 만큼 앞으로 어떻게 건강진단 시스템 속에 도입해 가느냐에 대해서 연구가 계속되어 갈 것이다.

③ 아킬레스법(초음파를 뼈에 쬐어 뼈의 강도를 측정하는 방법)

최근 개발된 뼈의 강도를 측정하는 검사기기, 초음파 골량 계측기는 뒤꿈치에 높은 주파수의 소리를 보내어 그것이 뼈 속을 통과하는 스피드나 뼈 속에서 약해져 가는 정도를 가지고 뼈의 강도를 조사하는 것이다.

이 방법은 의자에 앉아서 뒤꿈치를 미지근한 물에 담궈 두기만 하면 자동적으로 뼈의 강도를 측정해 준다는 간편함 때문에 앞으로 많이 보급될 것으로 생각된다.

초음파는 엑스레이에 비해 유해성이 훨씬 적은 점이 최대의 특징으로 의료기관이나 보건소 외의 의료센터에서도 사용할 수 있고 혈압계로 혈압을 재는 것과 마찬가지로 간단히 뼈를 진단할 수 있을 것 같다.

그러나 이 검사법이 정말로 뼈의 칼슘량을 정확히 포착하고 있는지 어떤지 재확인하거나 1인당 10분 가까이를 필요로 하는 검사 시간을 조금 더 단축할 수는 없을까 하는 점 등의 과제가 아직도 남아 있다.

④ 어느 것이 가장 좋은 방법인가?

세 가지 방법은 각각 내용이 현저하게 다르지만 건강한 사람의 수치, 골다공증 판정을 할 수 있는 사람의 수치, 그리고 그 중간으로 주의를 기울이는 편이 좋은 사람의 수치가 나타나 있다. 앞으로는 뼈의 건강진단법이 한 가지로 통일되어 갈지도 모르지만 지금 현재로서는 세 가지 중 어느 것이 가장 우수한 방법인지 우열을 가릴 수가 없다.

어떤 방법이 우수하다고 지레짐작하고 결정해 버려도 다른 방법이 더욱 우수한 경우가 있을지도 모른다.

그래서 당분간은 세 가지 방법 중 한 가지 혹은 이 세 가지를 조합한 방법이 뼈 강도(強度)의 검진법으로써 이용되어질 것으로 생각된다.

일반적으로 뼈가 강해지거나 약해지는 속도는 느리기 때문에 매년 검진을 하면서 주의를 해도 그 효과는 적다.

때문에 검진법의 우열을 가리는데 더욱 오랜 세월이 필요하다. 연구자가 정력적으로 검진법을 연구해도 사회의 움직임, 노인의 증가, 환자의 증가를 따라잡지 못한다는 현재의 실정도 생각해야 할 것이다.

어떤 종류의 검진법이나 그 나름대로 큰 의미를 갖고 있으므로 기회가 있으면 꼭 뼈의 건강진단을 받아서 앞으로의 라이프 스타일을 재평가하는 자료로 참조하기 바란다.

Q3 한방약을 먹거나 침, 뜸 등의 민간요법으로도 뼈가 강해질까?

A 공교롭게도 뼈의 강화와 관련되어 한방이나 민간요법이

정확하게 어떤 효과를 나타내는지는 구체적으로 밝혀지지 않았다.

하지만 일반 한방약 중에서도 병을 확실히 치료하는 종류의 약에 대해서는 의료보험 진료에서 사용할 수 있도록 되어 있다. 다만 그 약들 중에서 골다공증 치료에 효과를 나타내는 약, 뼈를 강화하는 효능이 있는 약은 아직까지 과학적으로 밝혀지지 않았을 뿐이다.

이 점에서 볼 때 한방약을 먹었기 때문에 뼈가 강해진다는 경우는 생각할 수가 없다.

그러나 한방약을 먹고 식욕이 생겼다, 통증이나 부종이 사라져서 걷기 편해졌다는 효과가 나타나서 1일 칼슘 섭취량이 늘어난다, 일광욕을 자주한다, 운동량도 늘어난다는 경우는 있을 수 있다.

따라서 한방약을 먹어도 직접 뼈를 강화하는 효과는 기대할 수 없지만 몸의 컨디션 조정을 통해서 뼈를 강화하는 일은 있을 수 있다고 하겠다.

그 밖에 민간요법이라고 불리는 침, 뜸 등의 요법은 다소 비용이 비싸도 애용하는 사람들을 흔히 보게 된다. 또한 그 효능도 생각보다 높은 듯하다.

이것은 의료보험에 의한 서양 의학적인 진료에서 만족할 만한 효과를 얻지 못했다는 얘기일 수도 있다.

그러나 각각의 민간요법에도 서양의학을 배운 사람한테는 수긍이 가는 부분과 염려스러운 부분이 혼재하고 있다.

화상 등으로 인해 피부에 상처가 나서 결국은 종기가 생기게 되는 뜸이나 목이나 허리를 큰 힘으로 잡아 당겨서 교정하는 정체(整體) 진료법은 나중에 문제가 발생하는 경우도 있다.

게다가 이들 뜸이나 교정 등의 시료로는 뼈를 강화할 가능성이 적다고 단언할 수 있으므로 이른바 민간요법에 의해 골다공증을 예방하거나 치료할 수는 없다고 생각하기 바란다.

> **Q4** 아이를 갖지 못하는 여성은 뼈가 약한 체질이기 때문에 골다공증에 잘 걸린다고 들은 적이 있다. 또 반대로 아이를 많이 낳은 여성일수록 골다공증에 잘 걸린다는 얘기도 들은 적이 있다. 어느 쪽이 사실인가?

A 난소의 기능이 문제다

결혼해도 아이가 생기지 않는 이유는 여러 가지 있다. 그 이유 중 일부를 차지하고 있는 것으로는 선천적인 체질이나 병 때문에 난소의 기능이 나빠져서 여성 호르몬이 충분히 분비되지 않는 상태를 들 수 있다.

여성 호르몬이 충분히 분비되지 않는 상태에서는 뼈가 약해지기 때문에 아이가 생기지 않는 기혼여성은 뼈가 약할 가능성이 있게 된다.

그러나 아이가 없는 원인은 여성 호르몬의 부족뿐만 아니라 남성측에 원인이 있거나 연령이나 여러 가지 상태도 관계하고 있다.

따라서 아이가 없다는 항목은 일목요연하고 알기 쉬운 반면 약간 지나치게 대략적인 경향도 있다.

그래서 아이가 없다고 하기보다 월경이 없거나, 혹은 생리 불순인 여성은 뼈가 약해져 있을 가능성이 있다고 바꾸는 편이 보다 과학적인 듯하다.

아울러 임신했을 때나 젖을 먹이는 시기에 칼슘을 많이 섭취해 두면 뼈가 약해지지 않는다고 하므로 참고하기 바란다.

아기는 태어날 때에 약 28그램의 칼슘을 갖고 있는데 그것을 어디에서 공급해 오느냐 하면 물론 모친의 체내로부터이다.

그리고 아기에게 모유를 먹이면 모친은 하루에 평균 약 220밀리그램의 칼슘을 뺏겨 버려서 1년 동안 수유를 계속하면 약 84그램의 칼슘이 없어진다는 계산이 나온다.

따라서 어머니가 한 명의 아이를 출산해서 수유할 때마다 칼슘을 100그램 이상 잃게 된다.

일반적으로 여성의 칼슘 저장은 남성에 비해 적어서 가장 많은 20~30대라도 겨우 700~800그램에 불과하다고 앞서 말했다.

이와 같이 저장이 적은데 아이를 4명이나 낳아서 그 아이를 모유로 키웠다고 한다면 체내의 칼슘량이 단순계산해도 반으로 줄어 그것만으로도 골다공증에 걸린 것 같은 기분이 들지도 모른다.

확실히 옛날 여성 중에는 아이를 낳을 때마다 이를 상하거나 허리를 펼 수 없게 된다는 사람도 있었던 것 같지만 최근에는 그런 얘기를 듣지 못했다.

그것은 임신 중의 어머니 교육이 보급되어 출산수유에 대비해서 칼슘을 함유하는 식품을 많이 먹을 수 있게 되었기 때문이다.

일반적으로 음식물로 섭취된 칼슘분의 약 30퍼센트가 체내에 흡수되고 나머지 70퍼센트가 변과 함께 버려진다고 얘기했는데 임신·수유 중은 칼슘을 흡수하는 비율이 대폭으로 늘어난다.

게다가 칼슘을 함유한 식품을 많이 먹으면 아이에게 뺏기는 칼슘분을 보충하고도 남는 경우가 많다고 할 수 있다. 최근의 여성은 고생해서 아이를 낳는 대가로 칼슘의 저장량을 늘리고 있다고도 생각할 수 있으므로 최근에는 아이 수가 많아도 어머니의 뼈가 약하다는 도식이 성립하지 않게 되었다.

따라서 아이 수가 많을수록 그 어머니의 뼈는 약할 것이라고 생각하지 않기를 바란다.

그리고 임신·수유 중일 때는 칼슘을 충분히 섭취해서 건강한 아이와 보다 건강해진 어머니가 늘어나기를 바란다.

> **Q5** 허리에 둔통(鈍痛)이 있다. 이 통증이 골다공증으로 인한 통증인가, 아니면 뭔가 다른 병의 통증인가?

 중노년층 사람의 요통의 원인에는 여러 가지가 있어서 통증의 상태만으로 그 원인이 되고 있는 병에 대해서 진단하기는 어려운 경우가 많다.

그러나 자세히 통증의 상태를 들어보면 어느 정도는 병의 원인에 대해서 추정할 수 있다.

가령 고령의 여성이 돌발성 요통 같은 격렬한 요통이 일어나 바로 자리에 누워야 할 정도라도 1~2주일 지나면 통증이 서서히 완화되어 가는 경우는 골다공증일 확률이 높으며 등뼈나 허리뼈가 찌부러졌기 때문이라고 생각할 수 있다.

한편 체격이 다부진 중노년층의 남성 또는 여성이 허리나 등을 민첩하게 움직이기 힘들고 또한 허리가 아프고 그 통증이 다리를 타고 내려간다는 경우에는 요부척주관(腰部脊柱管) 협착증을 의심하게 된다.

이 긴 병명이 붙은 병을 간단히 설명하면 젊을 때부터 몸이나 허리를 지나치게 쓰면 허리뼈가 어긋나거나 뼈에 생긴 가시나 여분의 석탄화물질이 허리를 달리는 척수를 압박하기 때문에 허리가 아프게 되는 것이다.

옛날부터 좌골신경통이라고 불리고 있던 병이 이 요부척주관협착증의 일부라고 생각된다.

이 병에서는 둔부부터 넓적다리 뒤쪽, 발목에 걸쳐서 통증이 이어지고 발가락이나 발바닥 쪽이 저린다는 증상이 나타난다.

또한 10~20분 간 걸으면 허리의 통증이 심해지기 때문에 그 이상 걸을 수 없어 앉아서 앞으로 구부리고 휴식을 취해야 한다는 간헐성 파행도 특징적인 증상이다.

그 밖에 이 병에 걸린 사람의 10~20퍼센트에서는 항문에서부터 음부에 걸쳐 뜨거운 듯한 통증 같은 이상한 느낌을 갖게 된다.

이들 증상이 허리뼈가 딱딱해지거나 어긋나거나 해서 신경을 거슬리는 병의 특징으로 몸의 상태나 증상으로 골다공증과의 차이는 대강 구별할 수 있지만 정확히 감별하기 위해서는 허리 부위를 엑스레이로 촬영하여 판독해야 한다.

> **Q6** 벌써 2년째 정신과에 다니고 있다. 정신안정제나 수면제 등 3종류의 약을 복용하고 있다. 이런 약을 계속해서 복용하면 뼈가 약해지는가?

A 수면제 등 보통의 향정신약을 복용하고 있어도 그것 때문에 뼈가 약해지는 일은 없다.

단, 수면제는 습관이 되거나 아침에 일어난 후에 졸음이 덜 깨는 경우가 있어서 일반적으로는 권할 만한 약이 아니다.

그러나 미국의 한 보고서에 따르면 약 3분의 1의 노인이 수면장애로 시달리고 있다고 한다. 소량의 수면제를 능숙하게 복용해서 불면을 치료하고 낮에 활동할 수 있으면 수면제도 유용하다고 할 수 있을 것이다.

그런데 이들 정신·신경에 작용하는 약을 내복하고 있으면 뼈가 약해진다는 연구보고도 있다.

그 이유는 이런 약을 복용할 상태에 놓여 있는 사람들은 일상생활이 비활동적이고 식욕이 저하해 있는 경우가 많기 때문이라고 한다.

뼈를 약화시키는 또 하나의 이유로써 이들 약 중에서도 경련을 예방하는 약의 일부는 간장에 작용해서 비타민 D의 작용을 저하시켜 버린다. 비타민 D의 작용 저하는 뼈를 약화시켜 버리는데 이것을 항경련제에 의한 골연화증(骨軟化症)이라고 한다.

 항경련제를 계속 복용해야 하는 상태는 뇌졸중이나 머리의 외상(外傷) 후, 또는 선천적인 경련을 일으키기 쉬운 병에 걸려 있을 때 등이다.

 따라서 항경련제를 5~10년 간이나 복용하고 있는 사람은 약이 뼈를 약화시키는 타입의 것인지 아닌지를 의사에게 잘 물어 보고 한편으로는 뼈의 상태가 어떤지를 엑스레이 검사 등으로 확인하는 것이 좋을 것이다.

 그와 동시에 항경련제나 정신·신경약을 복용하고 있는 사람은 칼슘을 많이 함유한 식사와 일광욕, 운동이 곧 치료와 결부되므로 스스로 합병증을 극복한다는 마음으로 생활하는 것이 중요하다.

Q7 칼슘은 요리 방법에 따라서 비타민 C처럼 파괴되어 버리는 경우가 있습니까? 또 효과적인 요리방법이 있다면 가르쳐 주십시오.

A 칼슘은 원소이기 때문에 열을 가하거나 산소나 물, 기름과 접촉해도 그 이상 파괴되거나 감소하거나 하는 일은 없다.

 물론 칼슘을 많이 함유한 잔생선 등을 식초에 담궈 먹으면 칼슘의 일부는 식초에 녹아 나가기 때문에 잔생선 속의 칼슘량은 다소 감소하고 식초 속의 칼슘량이 늘어난다.

 그러나 생선과 식초의 칼슘량을 합치면 같은 양이 된다.

 또한 생선을 오래 조리면 콜라겐이 없어짐과 동시에 뼈의 칼슘량도 약간은 녹아 나가지만 조려진 국물과 생선 속의 칼슘량의 총계는 변함없다.

이와 같이 요리 방법에 따라서 칼슘이 파괴되는 일은 없으므로 비타민 C처럼 가열하면 줄어든다, 믹서하면 적어진다는 등의 걱정은 할 필요가 없다. 먹기 쉽고 맛있는 요리법으로 즐겨 주기 바란다.

잘 녹지 않는 단단한 생선뼈에서 조금이라도 많이 칼슘을 녹여서 몸 속에 흡수하려고 한다면 미리 식초에 담궈 둔 후 부드러워져 있는 뼈를 먹게 되면 위산을 만나 더욱 고도의 효과를 발휘하게 된다.

식초 등에 담그어 두어 부드러워져 있는 뼈를 먹는 것은 식초에 녹아 나와서 달아난 소량의 감소분을 제외하더라도 결과적으로는 유익하다고 할 수 있다

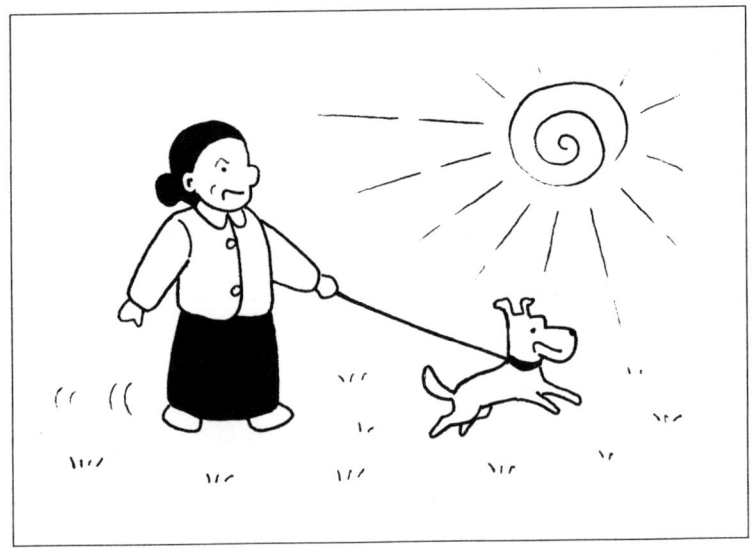

제 2 부

칼슘으로 골다공증을 이긴다

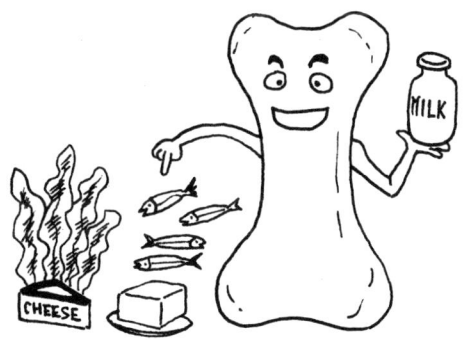

제1장

칼슘 부족으로 인한 건강 문제

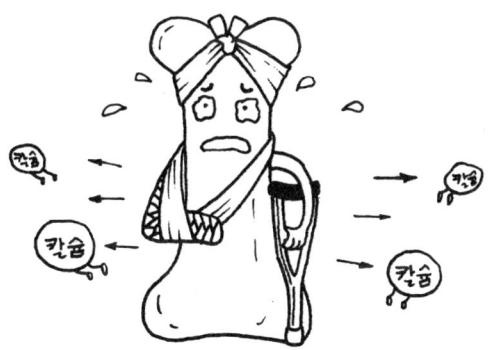

적지 않은 골다공증 환자들의 실태

□ 60대 여성, 3분의 1이 골다공증일 가능성

누구나 나이를 먹으면, 몸 여기저기에 여러 가지 고장이 나게 된다. 그것은 시력이나 청력의 저하와 같은 구체적인 형태로 나타나는 경우도 있지만, 갱년기 장애에 따르는 내장의 병으로 나타나는 경우도 있을 것이다.

그 중에서도 가장 많은 것이 요통과 무릎 통증이다. 사실 요통이나 무릎통증, 어깨결림에는 뼈의 병으로서는 가장 무서운 골다공증이 관계하고 있다.

골다공증이란 뼈에서 칼슘이 빠져서 뼈의 양이 점점 줄어들어 요통이나 골절, 결국은 갖가지 성인병 등의 증상이 발생하기 쉬워지는 병이다. 이 상태가 되면 잘 넘어지고, 또 넘어지면 쉽게 골절을 일으키게 된다.

더욱 곤란한 것은 이 상태에서 골절하면 대단히 치료가 어려워지는 점이다. 그리고 등이 움츠러들거나 허리가 구부러지기도 한다.

이 병이 무서운 이유는 초기에는 자각증상이 없기 때문이다. 그만큼 깨달았을 때에는 번거롭고, 좀체로 치유가 불가능하다. 그 가장 큰 원인은 칼슘 부족인데, 거기에는 여성 호르몬의 에스트로겐이 관계한다.

에스트로겐은 뼈에서 칼슘이 빠져 나가는 것을 막는 작용이 있지만, 여성의 골다공증률은 40대에 2~3퍼센트에 불과한데 비해 50대에는 10~15퍼센트, 60대에는 35~45퍼센트, 80대에는 70퍼센트로 급증한다.

60대 여성의 3명 중 1명은 골다공증에 걸려 있어, 나이를 먹고나서 골절로 자리보전을 하게 되는 여성이 많아지는 것도 충분히 이해가 간다.

또한 가까운 일본에서도 연간 5만명의 사람들이 대퇴골경부 골절을 경험하고 있다고 하는데, 놀랍게도 그 대부분이 여성이며 그 원인도 에스트로겐의 감소로 인한 칼슘 부족에 의해 발생하는 골다공증이라고 한다(우리나라에는 공식적인 통계자료가 없어서 일본의 자료를 참고하기로 한다).

고령자 인구가 증가하는 한편, 골다공증 환자수는 500만명, 예비환자까지 포함한다면 1000만명, 자신이 그 병에 걸린 사실을 알고 치료를 받고 있는 사람은 100만명 남짓으로 추정(일본의 경우)되고 있다. 고령자의 경우, 자리보전을 막기 위해서도 골다공증의 예방과 치료는 중요한 과제이지만 암이나 심장병 등에 비한다면 세상의 인식은 아직도 저조한 것이 현실이다.

그 때문에 일본에서는 골다공증이 어떤 병인가를 알리고 환자들이 서로 도와서 치료함과 동시에 골다공증 연구를 촉진해서 올바른 지식을 보급하려는 민간조직, 재단법인 '골다공증

재단'이 1991년에 결성되었을 정도다.

어쨌든 골다공증에서 문제가 되는 것은 이 병이 폐경 후의 에스트로겐 분비의 감소라는 이유 때문에 여성에게 압도적으로 많다는 점이다.

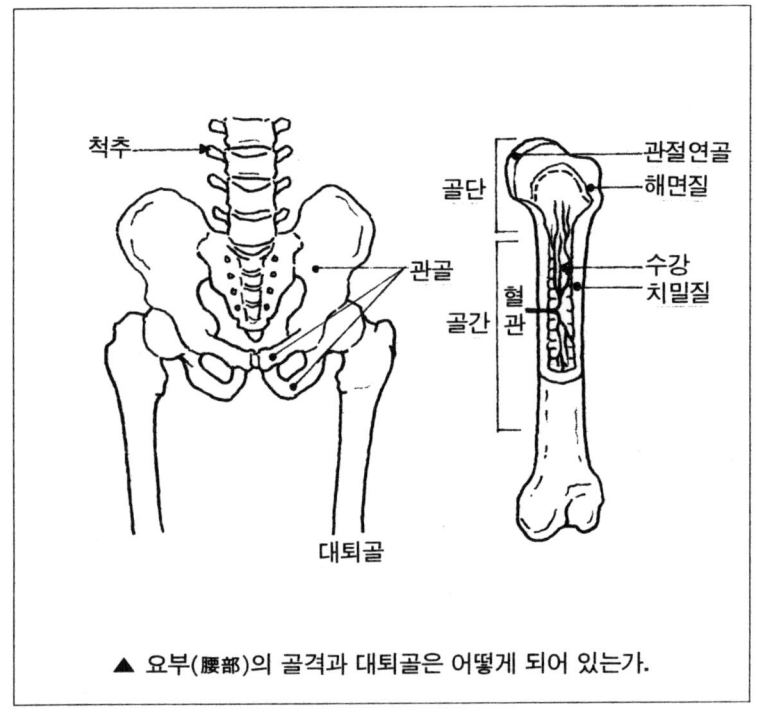

▲ 요부(腰部)의 골격과 대퇴골은 어떻게 되어 있는가.

그 이유에 대해서 간단히 말하자면, 인체의 칼슘의 약 99퍼센트는 뼈와 이에 함유되어 있으며 그 나머지는 약 1퍼센트가 혈액이나 근육 등에 녹아서 세포 내에 들어가 활동하고 있는데 몸 속의 세포 제대로 활동하기 위해서는 무엇보다도 혈액 중의 칼슘량을 항상 일정하게 유지할 필요가 있다.

우리들의 몸은 여러가지 성분으로 구성되어 있지만 그 중에서도 칼슘은 뼈를 형성하기 위해서 중요한 영양소이다. 그 중요한 성분인 칼슘이 빠져 나가면, 몸의 기능은 저하되어 노화가 진행된다.

특히 일단 성인이 되면 노화가 시작되는 현상은 피할 수 없는 인간의 운명이다.

뼈는 성장이 멈춘 후에 차츰 그 양이 줄어들어 가는데 30살 즈음의 뼈가 가장 강한 시기다. 하지만 30세를 넘으면 뼈는 성장을 멈추고 그 후는 차츰 쇠약해져 간다. 이것은 바꿔 말하자면, 몸 속에서 칼슘이 빠져 나가는 것을 의미하고 있다.

음식물에 함유되어 있는 모든 칼슘이 장을 지나 혈액 속에 들어가서 뼈에 이르는 것은 아니다. 칼슘을 얼마나 섭취하느냐는 각각의 몸의 필요에 따라 결정된다.

즉, 성장하고 있을 때의 장은 음식물 속의 칼슘을 잘 흡수해서 낭비없이 받아들이지만 30대에 접어들어 성장이 멈추면 장으로부터의 흡수율은 차츰 저하한다.

따라서 칼슘을 지금까지와 다름없이 섭취하고 있다고 생각하고 있어도 몸 속의 칼슘량은 감소해 있는 것이다.

이런 과정에서 만일 혈액 중의 칼슘이 부족하면 뼈에서 칼슘을 끌어내게 된다. 이것을 칼슘 파라독스라고 한다. 다시 말해서 뼈는 혈액 중에 칼슘이 부족했을 경우의 저장고 역할도 하고 있는 바, 이 뼈에서 칼슘을 끌어내는 역할을 하고 있는 것이 부갑상선 호르몬이다.

그러나 무턱대고 칼슘이 빠져 나가면 뼈에 숭숭 구멍이 뚫려 버린다. 그래서 이번에는 뼈에서 칼슘이 빠져 나가는 것을 억제하는 호르몬이 분비되게 되는데, 바로 그 역할을 하는 것이 여성 호르몬인 에스트로겐이다.

그 밖에 갑상선에서 분비되는 호르몬의 일종인 카르티토닌도 같은 역할을 한다.

여성 호르몬에는 에스트로겐과 황체 호르몬 두 종류가 있는데, 폐경을 기점으로 하여 급속도로 감소하는 것이 에스트로겐이다. 보통 이 에스트로겐의 양이 50pg(피코그램)/mℓ 정도면 아무 문제가 없다고 하지만 그래도 어깨 결림, 초조함 등의 증상이 있을 경우, 그 원인은 칼슘 부족에 있다.

에스트로겐에는 여성 특유의 기관이나 장기의 발육 및 성숙을 촉진할 뿐만 아니라 전신의 세포를 젊게 유지하는 작용이 있다. 하지만 폐경 후의 여성은 에스트로겐이나 카르티토닌의 분비 감소로 노화가 시작될 뿐만 아니라 몸의 모든 부분의 자율신경이 제대로 작동하지 못하게 되어 불쾌한 증상이 나타나거나 한다.

그와 동시에 뼈에서 칼슘이 빠져 나가기 쉬워 골다공증에 걸릴 확률이 높아지는 것이다.

특히 여성의 경우는 50세를 넘으면 골밀도(骨密度)의 감소가 빨라지는데 이것은 뼈를 지키고 있던 에스트로겐이 갱년기를 기점으로 하여 급격히 감소하기 때문이다.

그렇지만 생리가 완전히 사라지기 몇년 전부터 이 호르몬의 감소는 이미 시작되고 있다. 그만큼 빠른 시점에서 칼슘 부족을 보충하면 확실히 효과를 올릴 수 있는 것이다.

여성의 경우, 특히 이 점에 유의해 둘 필요가 있을 것이다.

□ 성인병과도 관계가 있는 칼슘 부족

칼슘 부족으로 인한 골다공증이 무서운 것은 그 다음 단계에서 성인병을 병발(併發)하기 때문이다.

그 중에서도 쉽게 발생하는 것이 동맥경화, 심근경색이다. 이것 역시 에스트로겐의 분비 저하로 인한 칼슘 부족과 밀접한 관계가 있다.

칼슘을 경구적(經口的)으로 섭취하는 양이 부족하면 뼈가 대량의 칼슘을 방출하고 그 칼슘은 혈관이나 뇌 등 칼슘이 있어서는 안 될 장소에 들어가서 고혈압, 동맥경화나 노인성 치매 등의 성인병을 일으킨다.

또한 여러가지 세포 속에 들어가서 그 작용을 저하시킨다. 이미 알고 있듯이 동맥경화증에는 혈관 안쪽에 죽(粥)상태의 조직 덩어리가 생겨서 피가 흐르는 부분이 가늘어지는 죽상 동맥경화증이라는 병이 있다.

이것이 심장에 영양과 산소를 보내고 있는 관상동맥에서 발생하면 심근경색이 되고, 같은 상태가 뇌의 동맥에서 발생하면 뇌경색이 되는데 모두 최악의 경우는 죽음에 이른다.

어떤 때에 이렇게 되느냐 하면, 혈액 중에 콜레스테롤이 많아졌을 때이다. 혈액 중의 콜레스테롤치가 높아지면 혈관세포가 손상되어 혈전이 생기기 쉬워지고 또한 죽상 동맥경화도 발생하기 쉬워진다.

콜레스테롤은 남녀에 관계없이 나이를 먹으면 차츰 증가하는데, 특히 여성의 경우 50세를 경계로 급격하게 증가한다. 이것 역시 칼슘 부족과 에스트로겐 분비의 저하가 관계하고 있다.

여성 성인병의 대부분은 이런 것이 원인이 되어서 노화나 그에 따라 발생하는 여러 가지 병의 원인이 되는 것이다.

예를 들어 좀체로 잠들 수가 없다, 원인불명의 두통이 있다, 머리에 피가 오른다, 수족에 통증이 스치고 지나간다, 혹은 초조해 하는 등, 일반적으로 '갱년기 장애'라고 불리는 증상은 부정수소(不定愁訴)와 같이 일정치가 않다.

사람에 따라서는 매일 증상이 변하기도 한다. 본인한테는 굉장히 고통스러운 증상이지만 지금까지는 '갱년기니까 어쩔 수 없다'고, 거의 그 시기가 빨리 지나가기만을 기다리는 수 밖에는 없다고 여겨져 왔다.

하지만 이들 증상도 역시, 평소의 칼슘 부족과 에스토로겐의 감소로 인해 발생하는 경우가 많다는 사실을 알게 되었다.

즉, 갱년기 장애는 단순한 부정수소가 아니라 여성 성인병을 알리는 전조인 것이다. 나이가 들었으니까, 갱년기 장애니까 하는 수 없다고, 참고 있으면 진짜 성인병에 걸려 버린다.

그렇지 않아도 세포의 노화는 피부나 여러 기관의 탄력과 윤기를 앗아 간다. 그 때문에 요도의 수축이 나빠져서 요실금을 일으키거나, 질(膣) 내의 촉촉함이 없어져서 성교통이나 질염(膣炎)을 일으키는 경우도 있다.

이와 같은 악행을 저지르는 칼슘은 앞서 말했듯이 주로 **뼈**에서 동원된 것으로 보인다. 언뜻 보기에 **뼈**는 동맥과는 관계가 없는 것 같지만 사실은 밀접한 관계가 있다.

□ 초조함이나 스트레스도 칼슘 부족이 원인

칼슘이 부족하면 뼈에서 칼슘을 빼내어 혈액 중의 칼슘 농도를 원상태로 되돌리는 동안에 신경이 흥분해 초조해져서 일종의 스트레스 상태가 되는 경우가 있다.

예를 들어 부갑상선 호르몬이 부족해서 항상 혈액 중의 칼슘 농도가 낮은 사람은 초조함이나 피해망상이 일어나기 쉽지만, 혈액 중의 칼슘 농도가 원상태로 되돌아가면 정신적으로도 안정된다. 이런 사람이야말로 평소부터의 충분한 칼슘 섭취가 필요하다.

앞서 99퍼센트까지의 칼슘은 뼈와 이에 함유되어 있고, 나머지 1퍼센트는 혈액 중에 있어서 이것이 몸의 기능을 정상으로 유지하는데 있어서 불가결한 것이라고 설명했는데 특히 근육의 수축, 호르몬의 분비, 세포의 성장·증식 등은 혈액 중의 칼슘이 부족하면 정상적인 작용이 불가능하다.

그 때문에 체내에서는 뼈에서 칼슘이 녹아 나와 혈액 중에 보급되는 장치가 작동하게 된다. 뼈의 칼슘이 줄어드는 것도 곤란하지만 몸에 있어서는 혈액 중의 칼슘을 일정하게 유지하는 편이 더욱 중요하다. 그렇다고는 해도 이것 역시 번거로운 일이다.

앞에서도 말했듯이 뼈에서 칼슘을 동원하는 역할은 부갑상선 호르몬이 담당하고 있다. 이 호르몬은 목 부위에 있는 부갑상선이라는 기관에서 분비되고, 동시에 장관(腸管)으로부터

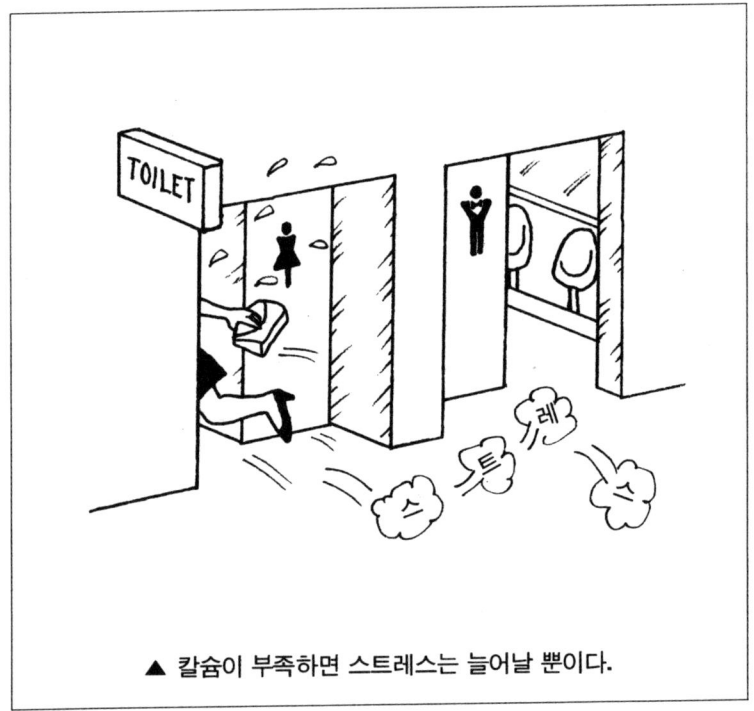

▲ 칼슘이 부족하면 스트레스는 늘어날 뿐이다.

의 칼슘 흡수 촉진, 신장으로부터의 칼슘 배설 억제 등의 작용도 하고 있다.

부갑상선 호르몬은 물론 필요에 의해 뼈에서 칼슘을 동원하기 위해서 작용하고 있지만 칼슘 부족 상태가 오래 계속되면 분비는 차츰 증가해서 이윽고 혈액 중에 필요 이상으로 칼슘을 흘려 보내게 된다.

혈액 중의 부갑상선 호르몬이 증가하면 우선 혈관의 가장 안쪽에 있는 내피세포라는 얇은 상피세포군의 투과성이 높아져서 칼슘이 세포 내로 들어간다.

이 때, 혈관벽의 중막에 있는 세포가 내막으로 이동해서, 어떻게든 이런 이물을 처리해 준다. 그러나 그것이 거듭되면 마침내 한계에 이르게 된다. 그렇게 되면 이미 거기에 칼슘이 침착(沈着)한다는 악순환을 반복하게 된다.

사람은 스트레스에 노출되면 부신피질 호르몬을 많이 분비한다. 이 부신피질 호르몬은 칼슘을 소변 속에 계속 배설시켜서 비타민 D와는 반대로 장관으로부터의 칼슘 흡수를 방해하기 때문에 스트레스 상태의 사람은 칼슘을 차츰 잃어 버리게 된다.

그래서 칼슘이 부족하면 스트레스를 쉽게 받게 되고 스트레스에 노출되면 칼슘을 잃는다고 하는 악순환이 일어나는 것이다.

이와 같은 악순환의 고리를 끊기 위해서는 가장 먼저 칼슘을 충분히 섭취하는 수 밖에 없다. 특히 여성의 경우, **뼈**의 감소가 갑자기 빨라지는 원인은 칼슘의 흡수에 불가결한 비타민 D에도 있다.

원래 여성은 남성보다도 비타민 D의 작용이 약하고 장에서 칼슘을 흡수하는 양도 남성보다 적으며, 폐경기 이후는 여성 호르몬이 적어져서 점점 더 비타민 D가 체내에서 잘 만들어지지 않기 때문에 그만큼 칼슘의 이용도가 떨어져서 골밀도의 감소가 빨라진다.

그리고 소변 속에 배설되는 칼슘의 양도, 갱년기 이후 여성의 경우는 나이와 함께 증가해서 골밀도는 차츰 감소해 나간다.

젊은 여성이 체중을 줄이기 위해서 식사 제한을 하는 경우,

칼슘은 점점 더 부족한 한편, 오히려 몸 밖으로 나가는 칼슘은 증가하기 때문에 몸은 견딜 수 없어지게 된다.

☐ 젊은이나 어린이까지도 표적이 되고 있다

골다공증에 걸린 뼈는 무르고, 쉽게 부서진다. 특히 등뼈를 구성하고 있는 척추 등은 평소의 사소한 움직임으로 쉽게 부서져 버리는 경우도 드물지 않다.

골다공증은 이런 압박 골절뿐만 아니라, 나이를 먹는 동안에 점점 뼈가 수축해서 등이 구부러지거나 요통을 일으키는 원인도 된다.

그런 의미에서는 분명 골다공증은 일종의 노화현상이라고도 할 수 있다. 하지만 주의할 점은 반드시 노인한테만 일어나는 병이 아니라는 것이다.

사실, 나이를 먹었는데 단단한 골격의 사람은 얼마든지 있고, 끝까지 뼈가 수축하지 않는 사람도 있다. 그보다도 더욱 큰 문제는 요즘은 20대 젊은 여성의 5명에 1명이 '골다공증 예비군(환자)'이라고 하는데 이 원인에는 여러 가지가 있지만 한 가지 확실한 사실은 칼슘 부족이 큰 요인이라는 점이다.

그 밖에 비타민 D의 부족, 운동 부족 등 여러 가지 요소가 복합되어 일어난다고 보여진다. 또한 여성의 경우, 조금 전에 말했듯이 특히 호르몬과의 관계도 간과할 수가 없다.

어쨌든 여기서는 칼슘에는 골다공증을 예방하는 큰 작용이 있다는 점을 기억해 두기 바란다.

그런데 왜 이제와서 이런 성가신 병이 늘어났을까 하고 생각하는 사람도 있을 것이다. 단도직입적으로 이 문제 역시 '포식'이라는 식생활에 있다.

우리 식생활의 문제는 이전에는 집단의 문제였지만, 차츰 개인의 문제로 바뀌어 왔다.

1992년, 해외(일본)의 한 보건당국에서 발표한 1990년도의 국민영양 조사에서는 에너지 섭취량이 평균적으로는 소요량과 섭취량이 거의 똑같다는 이상적인 수치를 나타내고 있었다.

• 영양소 등섭취량(等攝取量)의 연차 추이

	1975년	1980년	1985년	1987년	1989년	1990년	90년189년 ×100
에 너 지(Kcal)	2,226	2,119	2,088	2,053	2,061	2,026	98.3
단백 질(g)	81.0	73.7	79.0	78.5	80.2	78.7	98.1
中 동물성(g)	38.9	89.2	40.1	40.1	42.4	41.4	97.6
지질(g)	55.2	55.6	56.9	56.6	58.9	56.9	96.6
中 동물성(g)	26.2	26.9	27.6	27.6	28.3	27.5	97.2
탄수화물(g)	335	309	298	291	290	287	99.0
칼슘(mg)	552	539	553	551	540	531	98.3
철(mg)	10.8	10.4	10.7	10.5	11.4	11.1	97.4
식염(나트륨 ×2.54/ 1,000)g	13.5	12.9	12.1	11.7	12.2	12.5	102.5
비타민 A (IU)	1,889	1,986	2,188	2,119	2,687	2,567	95.5
B_1 (mg)	1.39	1.37	1.34	1.34	1.26	1.23	97.6
B_2 (mg)	1.23	1.21	1.25	1.25	1.36	1.33	97.8
C (mg)	138	123	128	122	123	120	97.6

※ 국민 1인 1일당 수치임, 1992년도 일본 자료 참조.

그러나 개인별로 보면 소요량과 섭취량이 똑같은 것은 전체의 불과 19.9퍼센트다.

더구나 섭취량이 소요량의 120퍼센트 이상, 즉 과식하는 사람은 21.8퍼센트, 반대로 섭취량이 80퍼센트 이하인 사람이 25.0퍼센트였다. 이 숫자는 영양학적으로 보면 대단히 부끄러운 수치라고 할 수 있다.
　아니면 포식이란 이름뿐인 '편식시대'일지도 모른다.
　1992년 당시의 발표를 참고했을 때 에너지 섭취량은 다소의 변동은 있지만 거의 같은 수치로 추이하고 있다. 그러나 조금 전에 말했듯이 현대인들 모두가 포식이라는 뜻은 아니다. 이 표로 판단하건대 영양의 과잉섭취, 즉 과식으로 비만을 주체 못하고 있는 사람과 영양이 부족한 사람들이 섞여 있다.
　포식의 시대라고 해서 과식한 결과, 비만으로 고민하고 있는 사람도 있지만 영양의 편중으로 비만체이면서 영양실조에 걸린다는 믿기 어려운 현상이 나타나고 있다.
　그리고 독신생활을 하고 있는 사람은 식사를 준비하는 것도 귀찮아져서 아침은 거르고 점심과 저녁은 외식을 한다는 식생활 습관이 생기는 경향이 있다.
　외식을 하게 되면 자신의 기호대로 매일 똑같은 패턴에 치우치기가 쉬워 비슷비슷한 식단으로 짜여진 식사를 반복하게 되어 버린다.
　본인 스스로는 풍부하게 먹고 있는 것 같아도 영양은 한쪽에 치우쳐 버리게 된다. 단백질이나 지방은 과잉섭취가 될 정도로 먹고 있는데 미네랄이나 비타민류는 부족해져서 이것도 일종의 영양실조라고 할 수 있다.
　특히 젊은 여성 중에는 감량에 좋다고 해서 누가 뭐라든 채

소주의자가 되어 생야채만 먹으면서 영양학을 무시하고도 태연한 사람도 있다. 조금만 생각해 봐도 알 수 있을 듯한 부끄럽기 짝이 없는 식생활을 보내고 있는 사람도 있는 것 같다.

가장 우려스러운 점은 포식이 어린이에게 끼치는 영향이다. 특히 도시에 살고 있는 어린이들은 빈 놀이터를 빼앗겨서 밖에서 운동은 물론 충분히 놀 수도 없게 되어 버렸다.

그뿐만 아니라 학교에서 돌아오면 과자를 주워 먹으면서 텔레비전이나 만화책에 몰두하거나 컴퓨터 게임에 열중하며 보낸다. 학원에 다니는 길에는 패스트푸드점에서 음식을 사 먹거나 자동판매기에서 청량음료를 뽑아 마시는 등, 항상 어디서나 좋아하는 음식을 먹을 수 있는 것이다.

이처럼 어릴 때부터 부영양 식품을 아무 계획이나 제한없이 먹다 보면 칼슘 부족을 비롯해서 여러 가지 요소가 복합되어 몸에 악영향을 끼치는 것은 자명한 일이다. 거기에 설상가상으로 운동량까지 부족하게 된다.

그 결과 성인병의 약년화(若年化) 현상이 주목을 받아 왔다. 어린이들에게 비만이나 성인에게 볼 수 있는 당뇨병, 혈액 중 콜레스테롤의 이상 등이 주요 증상으로 나타나고 있는 것이다.

이 사실은 이미 여러분도 잘 알고 있을 것이다. 이것 역시 분명히 칼슘 부족을 반영하고 있다.

당연히 이 문제는 어린이에게만 국한된 것은 아니다. 젊은 사람을 비롯해서 성인의 성인병도 해마다 증가 일로를 걷고 있다.

특히 여성 성인병의 전조는 대개 40대에 보이기 시작한다. 이 시기가 되면 여성의 체내에서 호르몬의 급격한 변동이 일어나기 시작해서 방치해 두면 물 흐르듯이 자연스럽게 성인병을 향해 간다. 그래서 50, 60대에 갑자기 바뀔 수 없는 까닭은 바로 이 때문이다. 50, 60대는 30대, 40대의 생활이 큰 영향을 미친다.

그렇기 때문에 40대가 되면 반드시 성인병 체크를 받아 보는 것이 또한 중요하다.

□ 해조(海藻)에 함유된 활성 아미노산이 관건

그렇다면 우리 인간에게 있어서 빼 놓을 수 없는 칼슘은 어떤 식품에서 어떻게 섭취하면 좋을까.

이 점에 대한 자세한 설명은 제6장에서 하겠지만 여기서는 간단히 아우트라인만 설명해 두기로 하겠다.

일반적으로 우리들은 칼슘이 부족한 경향이 있다고 한다. 일본의 경우 후생성에서 정한 성인의 하루 필요 칼슘 소요량은 600미리그램이라고 하는데 최근의 국민 영양조사에서는 평균 550미리그램 정도밖에 섭취하고 있지 않다고 하였다.

그 밖에 미국에서는 성인 1일 800미리그램, 유럽도 비슷한 정도, 구라파에서는 무려 1일 1,000미리그램을 넘어 동양의 약 2배의 섭취량이다. 그리고 보면 북구에는 몇 개의 장수촌이 존재하고 있는데 그 이유도 의외로 칼슘의 섭취량과 관계가 있는지도 모른다.

어째서 구미에서는 칼슘 섭취량이 많을까. 그것은 칼슘의 탁월한 공급원인 우유나 치즈 등의 유제품 덕분이다. 일상 식생활에서 이런 식품을 충분히 섭취하는 습관이 있기 때문이다.

말할 필요도 없이 우유나 유제품은 칼슘이 많이 함유되어 있는 식품이다. 특히 우유는 100미리리터 중 100미리그램의 칼슘이 함유되어 있고, 또한 그 흡수율은 50 퍼센트로 매우 효과적인 식품이다.

그에 비해 우리들의 칼슘원의 70~80퍼센트를 차지하는 생선이나 조개, 녹황색 야채의 경우는 흡수율이 각각 35~20퍼센트 정도다. 이 정도로는 성인 1일당 칼슘 섭취량에는 어림도

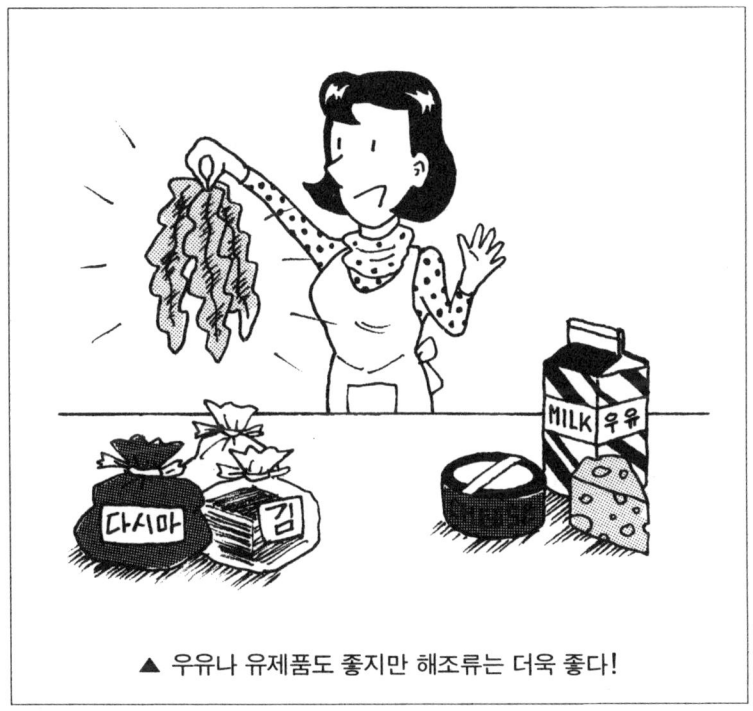

▲ 우유나 유제품도 좋지만 해조류는 더욱 좋다!

없음을 알 수 있을 것이다. 그래서 손쉽게 칼슘을 충분히 섭취하기 위해서는 1일 2~3개의 우유(200미리리터 팩 우유)를 마시면 좋을 것이다. 단, 우유에는 동시에 단백질이나 지방도 함유

되어 있어 우유만으로 칼슘의 필요량을 만족시키게 되면 다른 영양소의 과잉을 초래해서 비만의 원인이 될지도 모른다.

그런데 식물, 특히 해양식물인 다시마 등, 해조에는 소량이나마 인간에게 매우 흡수율이 좋은 칼슘 화합물이 함유되어 있다는 사실이 최근 관련 의학자들의 연구 결과 밝혀졌다.

특히 해조류에는 칼슘과 동시에 단백질의 일종인 펩타이드(아미노산이 10개 정도 결합한 것)가 결합해 있으며 이 펩타이드가 칼슘의 흡수를 양호하게 한다는 사실을 알고 이런 식물성 칼슘(해조 등)이 가장 유효하다는 사실을 밝혀낸 것이다.

결과적으로 이 해조 칼슘은 흡수가 좋다고 하는 굴 껍질의 칼슘 화합물의 1.5배, 의료용 탄산칼슘의 3배의 흡수율로, 동물을 이용한 실험에서는 뼈에서 칼슘이 녹아 나오는 것을 억제할 뿐만 아니라 새로운 뼈의 형성을 돕는 호르몬인 카르티토닌의 분비를 촉진한다는 사실도 확인되었다.

이 사실로부터, 이 활성 아미노산 칼슘은 칼슘에 결합한 아미노산의 흡수율을 높이는 역할을 하고 있음을 알 수 있다. 그리고 활성 아미노산 칼슘은 녹미채, 다시마, 김 등 해조류에 가장 많이 함유되어 있다는 사실도 알 수 있었다. 우리는 오랫동안 야채나 김, 멸치류 등의 잔생선을 주요 칼슘원으로 삼아 왔다.

그런데 최근의 의학적 연구가 그런 전통식을 재평가하기 위한 하나의 계기가 되고, 칼슘의 섭취량이 적은데도 골다공증 환자가 적은 불가사의한 현상을 설명하는데 있어서 그 배경의 일단을 해명하는 열쇠가 되고 있다는 것은 다행한 일이다.

제2장

젊은 여성의 뼈도 안전하지 않다

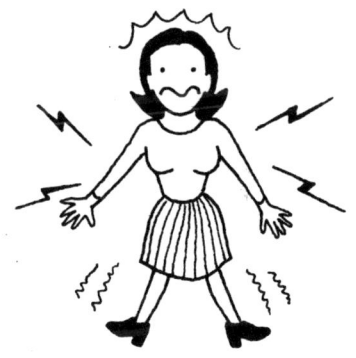

20대라도 50대의 뼈를
가진 여성이 늘어나고 있다

□ 무월경증 여성의 3명에 1명이 골다공증

　이미 언급했듯이 나이를 먹으면 허리가 구부러지거나 대수롭지 않은 듯한 일로 골절하는 경우가 많아진다. 이것은 뼈의 병의 일종인 골다공증이 그 원인이다.
　골다공증을 알기 쉽게 말하자면 뼈에 바람이 들어서 물러진 것을 말한다. 골다공증의 대부분은 '노인성 골다공증'과 '폐경 후 골다공증'으로, 그 중에서도 가장 많은 것이 노화에 수반되는 것이다.
　그것도 문제는 그 대부분이 여성으로 남녀의 비율은 남성 4에 여성 13의 비율로 되어 있다는 점이다.
　연령별로 보자면 남성은 80세 정도부터 급증하는데 반해서 여성의 경우는 폐경 후 몇년 지난 55세 정도부터 급증하고 있다.
　일본 오사카대학 의학부 산부인과의 히로도 켄지 씨와 츠지학원 영양전문학교(오사카시)의 히로다 쿄코 씨는 어떤 사람이 골다공증에 걸리기 쉬운지를 알아내기 위해 난소 기능이 좋지 않은 젊은 여성(무월경증, 고프로락틴혈증)을 대상으로 조사 · 연구를 실시하였다고 한다.

골다공증이 여성한테 많은 점에 관해서 이것이 무월경과 관계가 있고 특히 폐경 후에 증상이 증가하고 있는 사실로 미루어 보아 여성 호르몬이 골량 조절과 밀접한 관계를 맺고 있다는 사실은 이미 알려져 있다.

이런 사실로부터 폐경 후의 여성 호르몬의 분비 감소뿐만 아니라 젊은 여성을 대상으로 골다공증의 유무가 조사되었다.

골다공증의 진단방법은 가운데 손가락뼈를 엑스레이로 촬영한 후 마이크로데시트미터법(MD법)을 사용하여 뼈의 밀도를 컴퓨터로 해석해서 조사하는 식이었다.

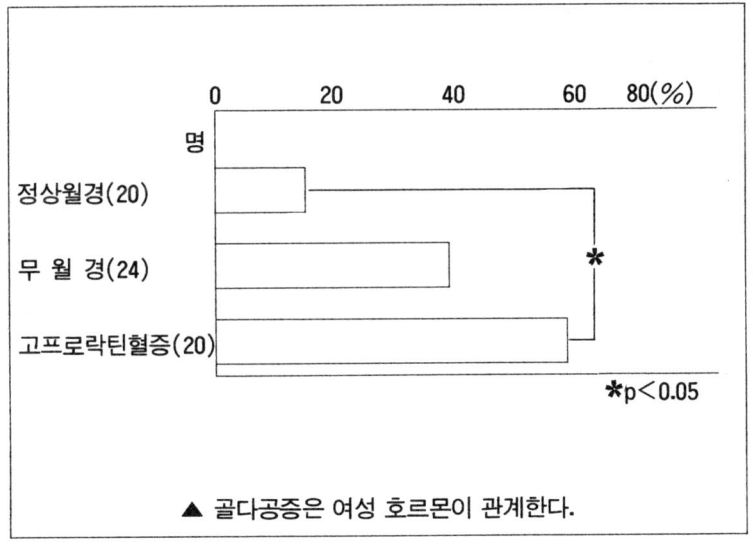

▲ 골다공증은 여성 호르몬이 관계한다.

이렇게 조사한 무월경증의 여성은 평균 연령이 26세의 젊은 나이임에도 불구하고, 3명에 1명이라는 높은 비율로 골다공증을 볼 수 있었다(윗 그림 참조).

이 조사를 통해서도 알 수 있듯이 골다공증에 걸릴 확률은 무월경의 기간이 길면 길수록 높고, 또한 혈중의 난포 호르몬치가 낮은 사람일수록 많다는 결과가 나타나고 있다.

주의할 것은 20대라도 생리불순인 사람이나 생리통이 심한 사람은 골다공증 예비군이라는 것이다.

앞 조사에서는 동시에 영양면에서의 조사도 이루어졌는데 우유나 유제품의 섭취량이 적은 사람일수록 골다공증을 많이 볼 수 있었다. 그리고 혈중의 난포 호르몬치가 낮은 그룹에는 우유·유제품을 싫어하는 사람이 많아서 저난포 호르몬치와 우유류를 싫어한다는 두 가지 요인을 갖고 있는 사람에게는 거의 100퍼센트 가깝게 골다공증이 확인되었다.

이 사실로부터 여성 호르몬이 우유·유제품의 기호에 영향을 끼치고 있는 것은 분명하게 확인할 수 있다.

더욱이 고프로락틴혈증과 골다공증의 관계에서는 일반적으로 혈중의 프로락틴 수치가 높아지면 난소 기능이 저하하는 사실이 알려져 있다.

프로락틴은 뇌하수체 호르몬의 일종으로, 일명 '최유(催乳) 호르몬'이라고도 해서 일반적으로는 유즙 분비작용을 촉진하는 호르몬으로 알려져 있다.

고프로락틴혈증은 하수체의 프로락틴 산생종양(産生腫瘍)에 의한 기능항진, 항궤양제 등의 원인으로 불규칙 월경이나 무월경을 많이 볼 수 있지만 난포 호르몬치는 정상적인 월경자와 차이가 없다.

고프로락틴혈증 환자 중, 약 50퍼센트의 사람에게서 골다공증이 발견되고 있음을 그 조사 결과 알 수 있었다.

프로락틴이 난소 기능을 저하시킨 결과, 골다공증이 발생한다는 보고는 별로 없어서 골다공증이 프로락틴의 직접 작용으로 발증한다는 점에 대해서는 지금 현재로는 확실치 않다.

칼슘 섭취량에서는 골다공증인 사람이나 그렇지 않은 사람이나 거의 차이는 없었지만 비만에 대해서는 정상적인 사람의 경우, 비만자(표준체중을 10퍼센트이상 초과)가 30퍼센트인데 반해 고프로락틴혈증의 사람은 60퍼센트라는 높은 비율을 나타냈다.

고프로락틴혈증 환자에게 비만이 많은 사실은 일반적으로 알려져 있지만 이 비만으로 운동 부족 현상이 생겨, 그 결과 뼈 형성이 억제되어 골다공증을 조장하고 있는 것으로 생각되어진다.

□ 20대 여성의 5명에 1명이 골다공증 예비군

1990년에 실시된 어느 의료기관의 조사에 따르면 40세 이상의 골다공증의 발증 빈도는 남성 3.6퍼센트인데 반해, 여성은 13.8퍼센트를 나타내고 있다.

원래 여성의 골량이 남성에 비해 낮은 수치를 나타내고 있는 것은 생체, 생리기능의 성차에 의한 것으로 보여진다.

현재 국내의 인구 구성 변동이 앞으로도 이대로 계속된다고 한다면 점점 더 노년인구가 증가해서 노인병이 증가 일로를 걷게 된다. 물론 이 중에는 골다공증이 포함된다. 여성은 원래 골량이 적으니까 하는 수 없는 일이라고 감수하고 있으면 매우 불행한 노령기를 맞게 된다.

그 가장 큰 대책으로서는 항상 골량 유지에 유의하는 것이다.

골량 유지에서 중요한 점은, 골염(骨鹽)의 일종인 칼슘을 충분히 섭취하는 것이다. 가능하면 약제로서가 아니고 식사 성분으로서 충분량의 칼슘을 섭취하도록 하면, 필연적으로 기질로서의 단백질도 충족되게 된다.

칼슘은 무기성분의 일종이기 때문에 식품에 의한 흡수율에 차이는 있겠지만 반드시 흡수가 좋은 것은 아니다. 그러나 연령적으로는 노년기를 제외하고 성숙기에 이르는 동안, 특히 수요가 증가했을 때에는 흡수율이 높아지고 있다.

예를 들어 골격 형성에 중요한 유아기부터 발육기 동안이나 여성의 경우는 임신기간 중, 특히 임신 후기가 되면 소변으로의 배설이 극단적으로 감소해서 흡수율의 상승을 볼 수 있다. 이것은 태아 및 수유기에 충분히 공급할 수 있도록 몸에 비축 시스템이 형성되기 때문이다.

임신기 이외라도 20~30대에는 골염량은 증가 경향을 보이고 있어, 이 연령기의 칼슘 흡수율은 수요에 따라 높은 수치를 나타낸다.

단, 이것은 어디까지나 충분량의 칼슘을 섭취했을 경우로서 다른 영양소와의 균형도 양호한 경우에 한해서다.

최근에 19세부터 23세까지의 여성 51명의 상완골의 골량을 측정한 결과 9명의 여성이 매우 골절하기 쉬운 골량이었다는 연구발표가 있었다.

이 9명의 여성의 골량은 보통 40대 중반 여성과 똑같은 양이기 때문에 20대 전반에 이미 골다공증 예비군적 골량을 갖고 있다는 얘기가 된다.

이 골량 측정치로 보자면 피험자가 51명이라도 젊은 여성의 상당수가 골량(骨量)이 낮은 상태에 있다는 것으로 예상된다.

다만, 다행스럽게도 이 연대라면 지금의 식생활을 개선해서 골량을 증가시켜 주는, 칼슘 섭취 중심의 균형잡힌 식생활로 개선한다면 골량의 마이너스를 회복할 수는 있다.

그러나 성숙기를 지나서 노년기가 되면 골량의 증가를 보이는 인자는 완전히 사라지고 반대로 호르몬과의 상관으로 골량의 감소를 일으키는 인자가 더 많아진다.

특히 음식물 중의 칼슘의 흡수율은 점점 더 저하하기 때문에 상당히 주의해서 섭취하도록 하지 않으면 생리적 골량의 저하를 웃도는 골량 감소가 일어나서 이윽고는 병적 징후에 접어든 뼈가 되어 결국은 무서운 골다공증으로 진행하게 된다.

□ 칼슘의 여러 가지 역할의 재평가

칼슘은 인간의 몸에서 빼 놓을 수 없는 것 중 하나로, 그 대부분은 골염(骨鹽)이라는 형태로 뼈에 함유되어 있다.

칼슘은 이 밖에도 혈액이나 세포 속에도 있어서 신경의 자극 전달이나 근육 수축, 심박 등 모든 인체 세포 내의 화학반응의 조정이라는 중요한 기능에 관여하고 있다.

인간의 체내에는 보통 약 1,000그램의 칼슘이 있는데 그 중의 99퍼센트가 뼈나 이의 경조직(단단한 조직)에 있고, 나머지 1퍼센트는 혈액이나 세포 속에 있다.

혈액 중의 칼슘은 초조함의 원인이 되는 신경이나 근육의 흥분성을 조절하는 중요한 역할을 하고 있다.

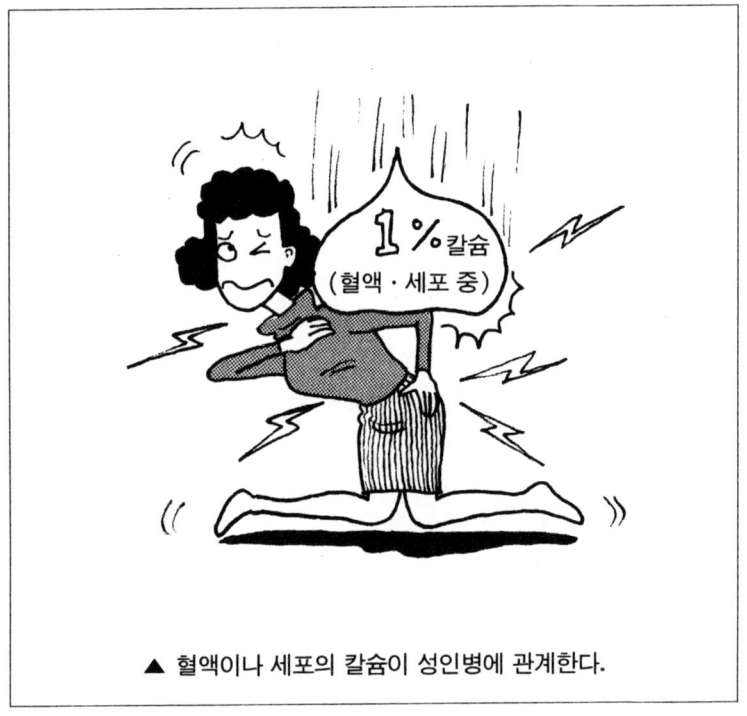

▲ 혈액이나 세포의 칼슘이 성인병에 관계한다.

이 혈중 칼슘이 저하하면 신경이나 근육의 흥분성이 고조되는데 반대로 높아지면 의식장애 등이 일어난다.

혈중 칼슘에 못지 않게 중요한 것이 뼈의 칼슘이다. 뼈의 성분은 콜라겐이라고 하는 단백섬유를 기질로, 칼슘이나 인 등의 골염 결정으로 구성되어 있다.

뼈의 칼슘은 항상 뼈 흡수(파골 ; 破骨)와 뼈 형성(조골 ; 造骨)이 반복됨으로써 신진대사가 이루어지고 있다.

뼈 흡수・뼈 형성이라는, 이른바 뼈 대사는 주로 호르몬에 의해 조절되고 있다. 먼저 뼈 흡수에 대해서는 부갑상선 호르몬과 활성형 비타민 D가 뼈 속에 있는 파골세포를 자극해서 뼈를 파괴(뼈 흡수)한다.

즉, 파골세포에 의해 끊임없이 뼈 흡수가 이루어지고 있는 것이다. 그리고 한편으로는 카르티토닌과 활성형 비타민 D가 뼈 속의 골아세포를 자극해서 뼈를 형성하고 있다.

이와 같이 뼈 대사를 조절하고 있는 호르몬은 부갑상선 호르몬, 카르티토닌, 활성형 비타민 D 등의 세 가지로 이들을 칼슘 대사조절 호르몬이라고 부른다. 정상적인 상태 하에서는 이들 호르몬류는 일정 밸런스가 유지되고 있기 때문에 뼈 흡수・뼈 형성이라는 뼈 대사도 일정 밸런스로 유지된다.

혈액 중에 함유되어 있는 칼슘(혈청 칼슘)은 생명현상을 영위하는데 있어서 항상 일정량이 필요하다. 이것을 혈청 칼슘의 항상성(호메오스타시스)라고 해서, 이것을 유지하고 있는 것이 앞서 말한 세 가지 칼슘 대사조절 호르몬이라는 것이다.

호메오스타시스는 의지와는 관계없이 자율적으로 이루어지고 있어 이 성질이 손상되면 체질이 흐트러져서 병에 걸리기 쉬워진다.

칼슘은 또한 출혈했을 때에 혈액을 응고시키거나 호르몬의 분비, 소화 효소의 분비, 면역의 생성 등에도 관여하고 있다.

근육의 수축작용에 대해서는 출산 때, 자궁근육이 수축해서 진통을 일으키거나 심장근육이 수축해서 전신에 혈액을 보내는 펌프작용도 칼슘이 하고 있다.

칼슘량은 혈액 100미리리터 중 약 10미리그램, 세포 중에는 혈액 중의 약 1만분의 1이 존재하고 있다.

가령 혈청 칼슘이 감소하면 즉시 부갑상선 호르몬이 분비되어 이로 인해 뼈 속에 있는 칼슘을 녹여내서 혈청 칼슘을 일정치로 유지하게 한다. 그리고 혈청 칼슘이 높은 수치를 나타낼 때는 카르티토닌이 분비되어 뼈의 칼슘 용출을 정지시킨다.

즉, 카르티토닌은 뼈 흡수를 억제함과 동시에 여분의 혈청 칼슘을 배설시켜서 혈청 칼슘치를 일정하게 유지하는 작용을 한다.

부갑상선 호르몬은 뼈 흡수를 촉진시키는 호르몬이지만 안타깝게도 나이를 먹어 가면서 혈중 농도가 높아져 간다. 그렇게 되면 뼈에서 칼슘이 쉽게 녹아 나오게 되어 골량이 감소 경향으로 진행하게 되는 것이다.

한편, 부갑상선 호르몬과는 길항(拮抗) 작용을 가진 카르티토닌은 뼈 흡수를 억제하는 호르몬이지만 이 호르몬도 나이와 더불어 분비상황이 나빠진다. 특히 여성은 남성에 비해 낮은 수치를 나타내고 있다.

활성형 비타민 D는 뼈 흡수와 뼈 형성 모두에 적극적으로 관여하고 있는 물질로, 뼈 대사를 활발히 한다. 이 활성형 비타민 D는 피부에 있는 비타민 D 전구물질이 자외선을 받아서 비타민 D가 되고, 이어서 간장과 신장에서 각각의 효소의 작용을 받아 비로소 뼈 대사에 관여하는 활성형 비타민 D가 된다.

 이것을 봐도, 일상생활 속에서의 적당한 일광욕은 칼슘 흡수나 뼈 대사에 있어서 매우 중요한 요소임을 알 수 있다.

 이와 관련해서 왜 노년기에 접어들면 뼈 대사가 저하하느냐 하면 활성형 비타민 D의 생성에 관여하는 간장이나 신장의 기능 저하가 영향을 끼치고 있기 때문인 것으로 보고 있다.

□ 젊은이의 50대 뼈란 무슨 뜻인가

 뼈 대사의 이상이란 뼈 흡수의 양에 대해 뼈 형성이 현저하게 감소해서 골량이 감소하는 현상이다.

 그리고 칼슘 섭취가 장기간에 걸쳐서 부족해도 뼈의 칼슘이 녹아 나와서 골량(骨量)이 감소한다.

 이렇게 해서 골량이 현저하게 감소하는 증상, 이것이 바로 골다공증이다.

 골다공증은 남성에 비해 압도적으로 여성에게 많다는 사실은 이미 말했다. 40세 이상의 골다공증 환자를 대상으로 조사해 보면 여성은 남성의 3.5배나 되고, 50대에서는 전체의 10퍼센트에 달한다.

 이에 반해, 남성이 10퍼센트를 나타내는 연대는 70대가 된 이후로 그만큼 골다공증은 여성에게 많은 점이 특징이다.

 이 데이타에 의해서는 여성은 특히 폐경기 이후에 골다공증의 발증이 급속도로 상승하고 있다는 사실을 알 수 있다.

 20대, 30대는 뼈 대사의 면에서 보면 가장 뼈 밀도가 높은 연령층이다. 성장기의 뼈 대사는 뼈 흡수의 속도를 앞질러서 뼈가 형성, 성장해서 점점 크고 단단해진다.

그리고 30대 후반부터는 흡수, 형성의 비율이 역전해서 뼈 흡수가 형성을 앞지르게 된다.

이 중요한 연대에 다이어트나 무리한 미용체조로 감량해서 체중을 감소시키는 것은 골밀도의 저하를 부르는 최악의 행위라고 해도 과언이 아니다.

그 결과, 뼈는 가벼워지고 약해져 간다. 이것을 방치해 두면 골질환, 즉 뼈가 물러져서 잘 부러지게 되는 골다공증으로 이어진다. 또한 성장기에 영양의 균형을 무시한 다이어트는 골밀도를 저하시킬 뿐만 아니라 골다공증 발증의 시기를 앞당겨서 새우등이나 허리 구부러짐 등의 원인이 될지도 모른다.

요즘 젊은 여성의 뼈가 얼마나 물러져 있느냐에 대해서는 앞서 오사카대학과 츠지학원 영양전문학교의 연구발표를 통해서도 알 수 있듯이 젊은 여성이 날씬해지고 싶다는 심정에서 열을 올리는 다이어트(식사 제한)는 골다공증의 터를 만들어 주는 결과밖에 안 된다.

아울러 해외의 한 영양보급 정보단체에서는 19세부터 25세까지의 여학생이나 젊은 여성 262명을 대상으로 골다공증에서 문제가 되는 등뼈와 성질이 비슷한 팔뼈에 감마선을 쪼여서 그 흡수의 정도로 뼈의 밀도를 측정, 다이어트의 경험 등을 앙케이트로 조사한 적이 있었다고 한다.

발표에 의하면 뼈 밀도의 평균치는 1.06이었지만 그 85퍼센트에 해당하는 0.90 이하의, 밀도가 낮은 사람이 38명(15퍼센트)이나 되었는데 그 수치는 50~60대 사람에 상당한다.

이 그룹에서는 다이어트 경험자가 68퍼센트를 차지하고 있어서 다른 그룹의 51퍼센트보다 높고 다이어트의 횟수도 평균 3회로 가장 많았으며 더욱이 처음 다이어트를 한 연령은 평균 16.1세로 다른 그룹보다 약 1년 빠르다는 결과가 나왔다는 것이다.

다이어트의 횟수와 뼈 밀도의 관계를 조사한 결과, 3회 이상의 그룹에서는 평균 1.04로, 경험이 없는 그룹의 평균 1.07에 비해 낮은 경향을 볼 수 있었고 칼슘이나 단백질의 섭취량도 적은 것을 알 수 있었다고 한다.

따라서 골다공증은 고령자에게 특징적인 병이지만 예방에는 젊을 때부터의 식생활이 중요하다는 것을 이 사실로부터 잘 알 수 있다.

원발성 골다공증을 연령별로 분류하면 다음의 4가지로 나눌 수가 있다.

- Jowsey, J.의 분류

① 약년성 골다공증 … 19세까지의 발육기.
② 특발성 골다공증 … 20~25세까지의 성인.
③ 폐경기 후 골다공증 … 폐경기 후 및 그것에 가까운 사람. (70세 정도까지).
④ 노인성 골다공증 … 70세 이상의 여성 또는 남성.

최근에 조사한 어느 데이타에서는 20세 전후의 여성 중, 18퍼센트의 사람이 이미 폐경기를 맞은 여성과 같은 정도의 골밀도를 나타내고 있었다는 사례도 보고되었다.

이 사실로 봐도 논술한 예처럼 무리한 다이어트나 무리한 미용체조의 좋고 나쁨에 대해서 다시 한번 생각해 봐야 할 것이다.

□ 잘못된 다이어트는 골다공증의 발증(發症)을 재촉

젊은 여성에게 있어서 다이어트라는 말은 불가사의한 마력을 숨긴 여운을 갖는 것 같다.

제3자가 볼 때는 전혀 필요가 없다고 여겨지는데 당사자는 '좀더 살을 빼고 싶다. 좀더 살을 빼고 싶어'라고 끝없이 생각하게 된다. 이것 역시 조금이라도 아름답게 보이고 싶다는 여자의 마음의 한 표현일 것이다.

매년 온갖 수단 방법을 소개한 다이어트 책이 나와서 세상을 시끄럽게 하고 더욱이 그 인기가 식을 줄 모르는 것은 그만큼 마른 몸매라는 것이 여성한테는 매력적이기 때문일 것이다. 그런 여자의 마음을 자극하기라도 하듯이 거리에는 다이어트를 위한 뷰티숍도 앞다투어 생겨나고 있다. 만일 관심이 있는 여성이라면 어느 것이 좋은지 선택하기 힘들 지경이다.

문제는 이들 중에는 칼로리가 균형잡힌 것이 있는 반면, 특정 식품만을 강조하는 것도 있어서 잘못 선택하면 되돌이킬 수 없는 위험이 도사리고 있다는 것이다.

실제로 민간 다이어트법에 관한 영양분석을 해 본 결과 감량 중이라도 빼 놓을 수 없는 중요한 영양소를 만족시키고 있는 다이어트법은 그다지 많지 않았다.

이 점에서 보면 다이어트 식품에 의한 위장장애나 몸 상태의 악화, 탈모 등 외에 눈에 보이지 않는 문제도 상당수 있는 것으로 생각된다. 이 중에서도 가장 위험한 것이 뼈가 녹아 나와서 약해져 버리는 것이다.

다이어트와 골밀도의 관계에서는 뭐니뭐니 해도 영양제한으로 인한 칼슘의 섭취부족을 들 수 있다. 칼슘의 문제뿐만 아니라 미량 영양소인 비타민이나 무기질도 마찬가지다. 그리고 칼슘만을 대량으로 섭취해도 뼈에 달라붙는다는 보증은 없다. 그 때문에 다이어트 중에도 튼튼한 뼈를 유지하기 위해서는 기본적인 영양소와 칼슘은 필요한 양만큼을 섭취하는 것이 기본이다.

젊은 나이에 영양의 균형을 무시한 다이어트를 하는 것은 근육을 약화시키고 결국은 골밀도도 저하시켜서 뼈를 약하게 만들어 골다공증의 발증시기를 앞당겨서 새우등이나 허리 구부러짐의 원인이 될지도 모른다. 즉, 방법을 그르치면 뼈를 녹이게 될지도 모르는 것이다. 그만큼 안이한 다이어트는 많은 위험을 안고 있다.

거듭 말하지만 뼈가 녹아 나오는 가장 큰 원인은 음식물로부터 섭취하는 칼슘의 부족 때문이다. 음식을 통한 칼슘이 부족하면 혈액 중의 칼슘 농도가 저하하기 때문에 이것을 보충하기 위해서 앞서 말했듯이 부갑상선 호르몬이 뼈의 칼슘을 녹여낸다. 이것이 반복되면서 뼈는 점점 녹아 나가서 골밀도의 저하를 부르고 만다.

이런 손실을 막기 위해 다이어트의 기본은 단백질의 확실한 섭취와 일정량의 지방 섭취에 있음을 명심해야 하겠다. 게다가 일상 활동에 필요한 에너지원이 되는 예를 들면 밥, 죽, 메밀국수, 가락국수, 빵 등도 일정량은 먹어야 한다.

□ 건강한 다이어트를 위한 올바른 식사와 운동요법

현재의 수신법(瘦身法)을 크게 나누면 대개 다음과 같이 분류되고 있는 것 같다.

식사법, 다이어트식, 운동법, 뷰틱 클리닉 방법, 마사지, 침, 한방약, 중국차, 목욕미용법 등이다. 실제로는 이것들이 단독으로 이용되는 경우는 드물고 몇 가지인가를 섞어서 실시하고 있는 것이 실상인 듯하다.

이들 다양한 수신법(瘦身法)의 효과는 과연 있는 것일까, 있다고 해도 결과적으로 몸에 끼치는 악영향은 없을까, 하는 의문이 생긴다.

예를 들어, '지방 마사지법'이라는 것이 있다. 이것은 손으로 군살 부분의 지방을 마사지해서 살을 빼는 방법인데, 지방 세포는 그 정도로 파괴되기는 커녕 작아지지도 않는다. 지방 세포는 생명현상을 영위하는데 있어서 빼 놓을 수 없는 비축 영양원으로 성인이 되면 그 수는 평생 변하는 법이 없다.

그런 의미에서 의학적으로 보면 지방 마사지법으로 살을 빼는 효과는 전혀 기대할 수가 없다. 오히려 너무 세게 문질러서 복부장기에 장애를 일으킬까봐 더 걱정이다.

그리고 간단하다는 점에서 곧잘 이용되고 있는 '식사 제한으로 살을 뺀다'라는 방법의 문제는 에너지의 섭취량과 소비 에너지량의 균형에 있다.

감량을 위해서라지만 1,000킬로칼로리 이하로 제한한다면 중요한 단백질을 충분히 섭취할 수가 없다.

그래서 생명현상을 영위하는데 있어서 필요한 에너지는 체내에 비축된 지방이나 근육에 의지하는 수밖에 없게 된다.

이렇게 해서 지방이나 근육은 점점 소비되어 간다. 이것이 도를 넘으면 병을 부를 위험조차 있다. 따라서 건강하게 살을 빼기 위해서는 올바른 식사요법과 운동요법을 병용하는 방법이 좋을 것이다.

1일 섭취 에너지의 기준은 1,200~1,600 Kcal 정도로 제한하면 적당할 것이다.

보통 식사에서는 양질의 단백질을 충분히 섭취하고 당질도 100그램정도는 섭취해야 할 것이다. 지방질은 식물성 기름과 같은 액체유나 생선기름을 주로 사용한다. 식물성 기름이나 생선기름은 그 지방의 구성 성분에 의해 체내 지방을 양호한 방향으로 이끈다.

그 밖에 미량 영양소인 미네랄이나 비타민류도 빼 놓을 수 없다. 미네랄 중 특히 칼슘이 부족하면 골량이 감소해서 앞으로 중대한 영향을 끼치게 되기 때문이다.

칼슘 부족을 초래하는 다이어트가 위험하다

□ 여고생에게도 볼 수 있는 골다공증 예비군

여기서 20대 전반에 이미 골다공증의 예비군적 골량에 이른 케이스를 살펴 보자. 이하의 사례는 재일교포인 K박사가 일본의 여학생들을 실제로 면접, 조사하여 정리한 자료이다.

먼저, 고교생 A양(17세)의 경우인데, 그녀는 당시 소프트볼 선수를 하고 있었기 때문에 살이 탄탄하고 몸도 그 나름대로 잘 발달해 있어서 옆에서 보기에도 교복이 꼭 끼일 정도였다.

하긴 그녀의 말에 따르면 초등학생 시절부터 약간 뚱뚱한 편이었는데 중학교 시절에는 그 문제로 컴플렉스를 느끼게까지 되었다고 한다.

그 때문에 스포츠라도 하면 조금은 날씬해지지 않을까 하고 소프트볼부에 들어 갔다고 한다. 하지만 문제는 그렇게 간단하지가 않았다.

신장은 158센티인데 고교 2학년 때 처음 체중이 60킬로를 넘고, 눈 깜짝할 사이에 64킬로그램이 되어 버린 것이다. 고기를 워낙 좋아하고 스포츠를 하고 있는 탓인지 간식과 저녁식사

후의 케익도 잘 먹고 있었다.

체중이 64킬로그램이 되었을 때, A양은 그 무렵 소녀잡지에 나와 있던 '기름빼기법'이나 '목욕법', 혹은 '밀기울법'이라든가, 모든 다이어트법을 닥치는 대로 하기 시작했다.

물론 좋아하는 고기는 먹지 않도록 하였고 '기름빼기법'에서는 튀김의 기름까지 빼고 먹었다고 한다.

'목욕법'에서는 처음은 미지근한 물에 5분간 몸을 담그고 그리고 스트레치, 다음에 약간 뜨거운 물에 5분간 들어가서 몸을 풀고 또 다시 미지근한 물에 들어가는 식으로 주 3회 정도 계속했다.

이것과 병행해서 케익, 스낵류는 먹지 않도록 하고 식사도 밥은 2분의 1, 부식도 가능한 한 줄였다. 그렇게 되면 아무래도 배가 고프기 때문에 그때는 사과를 먹거나 우유를 마시거나 가벼운 운동 등을 해서 공복감을 달래고 있었다. 그랬더니 덕분에 그때 당시는 체중도 3킬로그램 정도 줄었다고 한다.

단, 여기서 뜻밖의 문제가 생겼다. 스스로도 알 수 있을 정도로 성격이 변하고 사고방식도 굉장히 변덕스러워졌다는 것이다. 체중 곡선이 내려가 있을 때는 괜찮지만, 그것이 정지하면 매우 초조해지고 공부 중에도 체중 생각만 하고 수업 중인데도 불구하고 먹은 식품의 영양을 계산하는 어처구니 없는 신세가 되고 말았다.

안 좋은 일은 겹쳐서 생기기 마련이다. 지금까지 한번도 경험해 본 적이 없었는데 하체가 차가워지면서 이른바 '냉증'에도 걸려 버렸던 것이다. 시험공부를 할 때, 커피를 블랙으로 마시면 위가 아프고, 다음날 식욕이 없는 적도 있었다. 그래도 그녀는 살을 빼고 싶다는 일념으로 자기 방식대로 다이어트를 계속하고 있었다.

그 덕분에 고등학교 2학년 6월, 64킬로그램이었던 체중도 6개월만에 55킬로그램으로 거의 표준체중을 만들 수가 있었다. 반년만에 9킬로그램을 줄였지만, 그 방법 자체는 그다지 엉터리가 아니었다고 생각한다.

하지만 여기서 문제는 제 방식대로 다이어트법을 계속했기 때문에 극도의 칼슘 부족에 빠진 것이다.

다이어트에는 개인차가 크다. 지방을 섭취하지 않아서 감량이 순조롭게 진행되는 경우도 있고, 전체적으로 저에너지라도 기초대사가 낮아서 별로 신체적으로 영향이 없다는 경우도 있다.

그러나 A양의 경우처럼 초조해지는 원인 중 하나는 칼슘의 부족을 생각해 볼 수가 있다. 이미 말했듯이 칼슘이 부족하면 신경이나 근육이 흥분한다.

다이어트를 시작해서 초조해진다는 현상이 나타났을 때 칼슘을 보충하면 상당히 경감될 것이다. 가능하면 비타민 B_1도 함께 섭취하면 좋을 것이다. 비타민 B_1은 신경증상, 이른바 신경의 초조해짐을 억제하기 때문이다.

또한 비타민 B_1은 에너지대사 때, 혈액 중에 생기는 노폐물질을 분해해서 몸 속의 독성물질의 대사를 촉진하는 작용을 한다. 독성물질이 혈액 중에 증가하면 신경의 흥분이 높아진다. 그런 관계에서도 칼슘과는 다른 싸이클로 신경을 안정시켜 준다.

A양의 골량 측정 결과, 이미 골다공증 예비군이었다고 한다.

□ 다이어트는 운동과 병행해서 하면 좋다

전문대생 B양(20세)의 경우, 고등학교 시절에는 55킬로그램으로 다이어트에는 별 관심도 없었는데 대학에 입학한 무렵부터 남는 시간이 많아지자 간식도, 식사량도 늘어나게 되었다.

그 결과, 순식간에 62kg이 되어 버렸다고 한다.

그것도 그럴 것이, 빈 시간에는 친구들이 옆에서 과자나 아이스크림을 먹고 있기 때문에 그만 같이 먹어 버린 것이 큰 원인이었다. 어디라도 가게 되면 반드시 누군가가 과자를 가져와서 먹지 않을 수가 없게 되었다.

또한 아르바이트 장소가 식료품점이었기 때문에 맛있는 케익 등을 반값에 살 수 있어서 체중은 어느 사이엔가 68킬로그램으로 뛰어올라 버렸다.

의사 선생님의 '살 좀 빼세요'하는 말씀과 남자 친구는 아니지만, 제법 괜찮은 아르바이트 가게의 남자 점원한테서 '5킬로그램 정도는 빼는 편이 보기 좋겠어요'하는 말을 들은 것이 계기가 되어 다이어트를 진지하게 생각하게 되었다. 목표는 고등학교 시절의 55킬로그램.

먼저 케익이나 아이스크림과 같은 단음식을 삼가해 보았더니, 그것만으로도 체중이 3킬로그램 빠졌지만, 그 이상은 도저히 내려가지 않았다. K박사가 그녀로부터 상담을 받은 것은 마침 그런 시기였다.

K박사는 단 음식을 삼가하는 정도로는 안 된다며 그녀한테

운동을 권했다. 다행히도 B양이 운동은 전부터 좋아했기 때문에 이전에 한 적이 있는 테니스와 조깅을 시작했다.

이것이 효과적이었는지 초조해짐이 훨씬 적어져서 아무래도 스트레스가 풀린 것 같았다. 이것이 계기가 되어 다이어트를 순조롭게 할 수 있게 되었다고 한다.

단 음식이나 간식을 먹지 않는다는 정도부터, 식사도 가능한 한 스스로 조절해서 가령 아침 식사는 야채를 듬뿍 넣고 치즈도 곁들여서 잘게 썬 어패류와 함께 끓인 죽으로 가볍게 한 공기 먹는다.

점심은 손으로 만든 주먹밥, 야채·소세지나 과일, 저녁 식사는 다이어트 식이지만, 8시 이후는 절대로 먹지 않도록 했었다.

도저히 먹고 싶어서 견딜 수가 없을 때는 건포도를 10알 정도, 혹은 사과를 반 개 먹거나 우유를 마시는 정도로 계속했다고 한다.

얼마 후 B양은 59kg까지 감량되었으므로 목표치에 거의 도달한 셈이다.

흔히 다이어트 노이로제라는 말을 듣는데 대부분은 생각대로 체중이 줄지 않을 때에 고민에 빠진다.

'꼭 살을 빼야 한다'라는 생각이 어느 사이엔가 정신적인 부담이 되어 스트레스가 쌓이게 된다.

그것이 심해지면 영양 실조의 경향을 보여서 영양의 불균형으로 인해 정신적으로도 대단히 불안해진다. 이 모두가 노이로제의 원인이 되는 것이다.

B양이 운동을 통해서 이 불안을 해소한 것은 현명한 방법이었다.

단, 잘 알아둬야 할 점은 운동으로 인한 에너지의 소비는 의외로 적다는 사실이다. 예를 들어 밥 한 공기분으로 체내에 생기는 에너지를 소비하려면 빠른 걸음으로 30분, 에어로빅이나 재즈댄스라도 30분, 조깅(1분 120미터)으로 20분의 운동량에 해당한다. 그리고 가장 중요한 사실은 매일 일정한 형태로 계속해야 한다는 것이다.

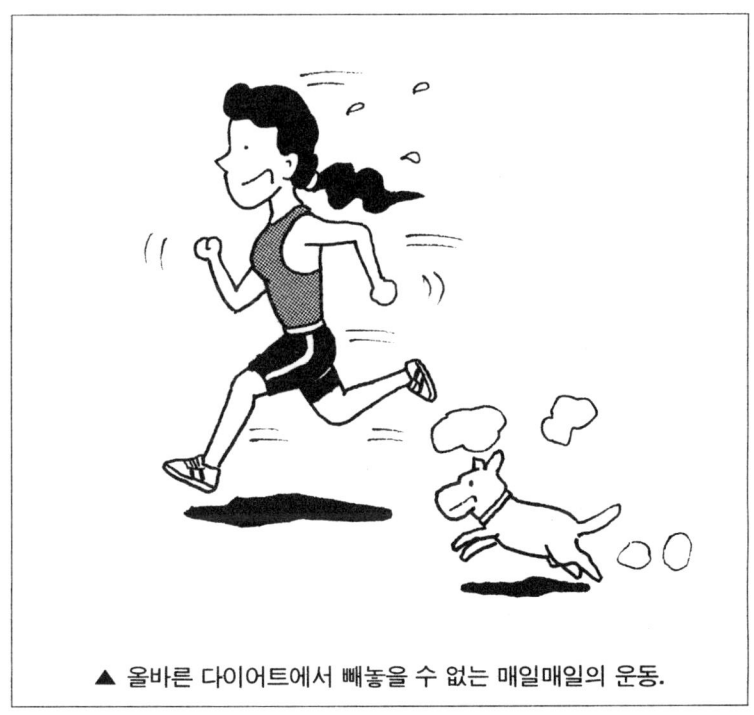

▲ 올바른 다이어트에서 빼놓을 수 없는 매일매일의 운동.

이와 같이 다이어트는 적당한 운동에 의한 분출구가 없으면

순조로운 진행이 불가능하다. 식사를 극도로 제한하는 정도만
으로 체중 감소를 기대하면 노이로제에 걸려 버리는 경우가 많
아 각자에게 맞는 방법을 생각해야 한다.

그 경우라도 더욱 다이어트를 계속해 나가야 할 것 같으면
장래의 임신·수유에 대비해서 튼튼한 뼈를 확보하기 위해서
는 충분한 칼슘의 섭취를 잊지 말기 바란다.

□ 다이어트에 의한 골다공증 예비군이 급증

여직원 C양(22세)의 경우, 고등학교 때는 신장 161센티미터
에 체중이 58킬로그램이나 되었지만 체형에 대해서 자신 스스
로는 전혀 개의치 않고 있었다. 그러던 어느 날 남학생들의 '뚱
땡이다'하는 놀림 소리가 계기가 되어 '아아, 난 뚱뚱하구나'하
고 깨달았을 정도다.

이 사건으로 충격을 받고 다이어트를 시작하게 되었다.

전문대학에 입학해서 그녀가 시작한 감량작전은 운동과 식
사 제한이었다. 이 방법으로 충분히 목적 달성을 할 수 있다는
확신을 갖고 아침, 저녁으로 20분씩 조깅을 했다. 또한 아침
식사는 우유 1잔에 건과(乾果)류 약간, 점심은 빵 약간과 사과
1개에 치즈 1조각, 저녁 식사는 밥 없이 반찬만 조금 먹는 정
도의 식생활을 보내고 있었다.

그러자 감량의 효과는 확실히 크게 나타나서, 2개월째에는
50킬로그램 정도가 되었다. 주위 사람들의 '날씬해졌네'하는
말에 내심 기뻐했다고 한다.

하지만 이때부터 문제가 발생했다. 한달 정도 지났을 무렵

부터 조깅이 힘들어지고, 체육시간에도 다른 학생들을 따라가는 것이 고작으로, 계단을 오르는 것조차 힘이 들었다.

머리 속에 떠오르는 것은 온통 음식뿐, 집중력이 전혀 없어졌다. 물론 성적은 나날이 떨어지고, 안색은 나빠지고, 분출물도 나오고…….

지금까지 순조로왔던 생리도 멈춰 버렸다.

감량이라는 면에서는 일단 성공한 듯이 보였지만 영양학적으로 불합리한 다이어트를 한 결과 문제가 생긴 것이다.

그래서 즉시 자기 방식대로 해온 다이어트를 중단하고 상담하러 K박사(앞에서 말한 재일교포)를 찾은 것이었다. 따라서 상담한 후에는 본래의 식사법으로 돌아가서 2개월여만에 체중도 되돌아가고 생리도 순조로와졌다고 한다.

지금은 충분히 먹고 많이 운동하는 방침을 세워서 실행하고 있다. 체중도 자연히 줄어들어 54킬로그램까지 내려갔다.

그녀의 경우는 그 정도로 충분했다. 이제 다이어트는 지긋지긋하다고 한다. 음식은 단 것을 제한하고 있는 것 외에는 뭐든지 다 먹고 있다.

그리고 역시 일본의 전문대생 D양(20세)의 경우, 중학교 2학년 때까지는 신장 162센티미터에 가장 살이 쪘을 때는 68킬로그램이나 나갔던 적이 있어 확실히 뚱뚱했던 편이었다.

하지만 어느 날 감기가 악화되어 일주일이나 쉬고 있는 동안에 3, 4킬로가 빠져서 학교에 갔더니 '살이 빠졌구나, 예뻐졌구나' 하는 말을 듣고 그것이 안이한 다이어트로 이어졌다고 한다.

그녀는 그 이후 이 기억이 비만으로 이어져서 뚱뚱한 것에 대한 공포감이 생겨 나중에 온갖 다이어트를 시작하는 동기가 된 것이다.

그 결과 수개월 후에는 무려 체중이 33킬로그램까지 줄어들어 버렸다.

그러자 어떻게 되었을까. 놀랍게도 어깨부터 등까지 완전히 짙은 체모가 나고 게다가 생리가 멈춰버린 것이다.

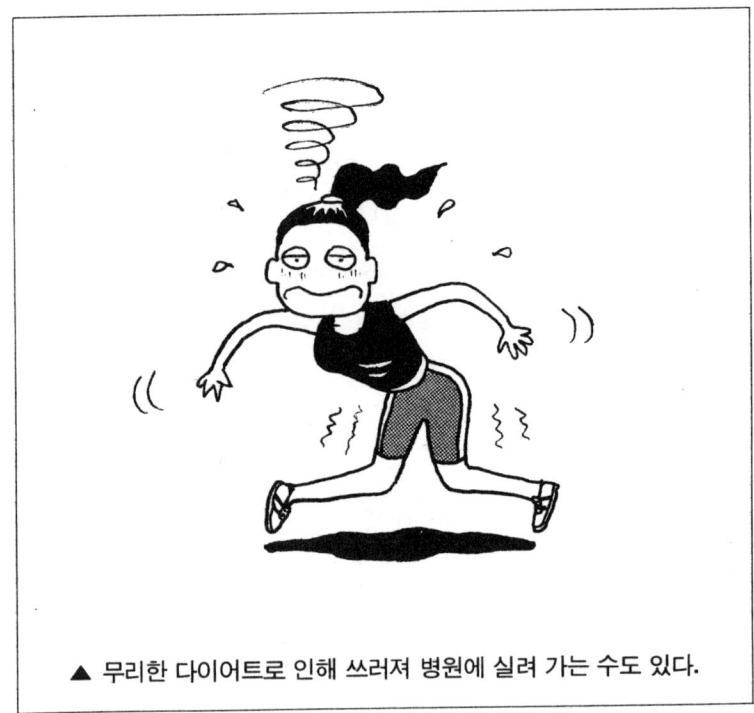

▲ 무리한 다이어트로 인해 쓰러져 병원에 실려 가는 수도 있다.

이것을 보고 어머니가 깜짝 놀라서 대학병원(일본)의 심료내과(心療內科)에 데려갔다. 진단은 거식증이라는 병으로 판명

낳고 즉시 입원했다. 그리고 4개월 후, 몸 상태를 회복해서 퇴원했지만 질리지도 않고 또 다이어트를 시작해 버린 것이다.

이것이 너무 지나쳐서 한번은 몸매관리 뷰티숍에서 빈혈과 탈수증상을 일으키고 쓰러져서 구급차로 병원에 실려간 적도 있었다.

퇴원 후 이번에는 반대로 다식증에 걸려서 살이 찌기 시작함과 동시에 우울증에 걸려 버렸다. 또한 무슨 이유인지 목이 말라서 자주 물을 마시게 되어 부종이 빠지지 않게 되었다.

그 부종을 가시도록 하기 위해서 이뇨제를 거듭해서 복용하고 때로는 동시에 하제도 복용하는 경우도 있었다.

그러나 요즘은 특별한 다이어트법 따위는 하지 않은 채 보통의 식생활과 가사노동, 운동으로 살을 뺄 수 있다는 사실을 알고 애쓰고 있다는 것이다. 전문대에 입학해 명랑한 생활을 하고 있다는 후일담이다.

이 두 사람도 역시 제 방식대로 다이어트를 실천한 결과 칼슘이 부족해져서 아슬아슬하게 골다공증에 걸리기 직전이었다고 할 수 있다.

젊은 여성의 경우에는 결국은 출산과 수유(授乳)라고 하는 중요한 시기를 맞게 된다. 젊은 시절의 무리한 다이어트는 결과적으로 칼슘의 부족현상을 초래해서 중년 이후의 인생을 망치는 경우도 있을 수가 있다.

다이어트로 어렵게 살을 빼도 몸을 망치면 아무 소용이 없어진다.

기분에 따른 제 방식대로의 다이어트에는 위험이 가득

□ 무모한 다이어트는 출산에 지장을 초래할 수도

음식이 넘쳐나는 시대에 영양실조라는 말이 어색하지만 그러나 최근 들어와 다이어트를 하다가 그로 인해 영양실조로 사망한 여대생의 사건이 외국에서 화제가 된 적이 있다. 그것은 자연식 다이어트법이었다.

자연식 다이어트는 무농약·무첨가 현미, 곡물, 콩류, 야채 등을 한정량만 먹는 다이어트다. 물론 동물성 단백질은 제외하고 있다.

무농약·무첨가라는 점은 대단히 좋지만 성장기 발육이 한창인 젊은 여성이 소량의 식물성 식품만 먹다가는 영양실조에 걸리는 것이 당연하다.

기초대사 에너지가 1일 1,000Kcal가 필요한데 그녀의 식사는 그 이하였다고 하니 이래가지고서는 살아 갈 수가 없다.

다이어트에 의해 사망한 사례는 별로 없지만 앞서 D양의 예처럼 경우에 따라서는 죽음의 문턱까지 간 예도 적지 않다.

잠재적으로든 아니든 약간의 병을 갖고 있는 사람은 특히 다이어트에 주의해야 한다. 다이어트가 요인이 되어 병을 병발(併發)할 우려가 있기 때문이다.

거식증은 살을 빼고 싶다는 공통의 소망에서 초래된다고 생각하지만 이것 역시 까딱 잘못하다가는 죽음을 코앞에 맞닥뜨릴 수가 있다.

젊은 여성은 장차 아이를 낳아 기른다고 하는 중요한 역할을 맡고 있다. 그럼에도 불구하고 그 기초 체력을 다져 놓아야 할 젊은 시절에 단지 살을 빼고 싶다는 이유에서 잘못된 다이어트에 의해 몸을 다쳐서 아이를 낳을 수 없게 된다고 한다면 이것은 비극 그 자체다.

의학적으로 말하자면 가령 20세 가량으로 신장 160센티미터의 여성이라면 55킬로그램 정도의 체중이 이상적이라고 한다.

20대 전반은 일생 중에서 가장 대량의 여성 호르몬이 분비되는 시기다.

이 여성 호르몬의 영향으로 체내에 지방이 쉽게 축적된다. 흔히 말해서 여성다워지고 가장 아름다워지는 시기이기도 하다.

이것은 생리적인 자연의 섭리다. 이것은 또 한편으로는 임신에 의한 입덧에도 대비하고 있는 것이다.

사람에 따라서 입덧을 할 때 한참동안 식사를 못하는 기간이 있지만 어느 정도 지방이 축적되어 있으면 이것이 영양원이 되어 생명에 별 이상이 없도록 되어 있다.

그리고 여성 호르몬이 왕성하게 분비되면 칼슘의 흡수를 양호하게 해서 뼈 신진대사의 균형도 좋아지고 태아에 대한 칼슘

공급도 충분히 할 수 있게 된다.

그런데 지나친 다이어트 결과, 체내에 축적된 지방이 필요량을 밑돌면 몸을 컨트롤하고 있는 사령부가 '지금 임신하면 모체가 위험하다'라고 판단하고 배란을 정지시켜 버린다.

배란이 정지한다는 것은 생리불순이 되거나 최악의 경우는 생리가 멈춘다는 뜻이다. 한번 멈춰 버린 생리는 다이어트를 그만두었다고 해서 당장 원래 상태로 되돌아가는 것이 아니다.

생리가 멈출 정도의 과격한 다이어트는 여성의 장래에 악영향을 끼칠 위험이 오기 때문에 절대로 피해야 한다.

□ 영양의 균형을 무시한 식사는 여성의 몸 상태를 무너뜨린다

여성은 자손을 남겨서 번영시켜야 할 사명이 있기 때문에 이것에 견딜 수 있을 만한 체력을 만들어야 한다.

그러기 위해서는 자신에게 가장 잘 맞는 체형을 유지할 필요가 있다. 사람에게는 각각 뚱뚱하건 마르건 간에 그 나름대로의 아름다움이 있다. 다만, 중요한 점은 가장 자신한테 맞는 체형을 찾아내는 일일 것이다.

매일의 일상생활에서도 각각 피로의 정도라든가 생활리듬이 있기 때문에 아침 기상의 상태라든가 체중의 변동 등으로 자신의 건강의 바로미터를 발견하도록 하면 될 것이다.

식사는 '아침은 정확히 먹고, 점심은 정시에 먹고, 저녁은 가볍게 먹고, 자기 전에는 먹지 않는다'라는 규칙을 지키면 자신에게 맞는 체형을 만들어 내는 기본이 된다.

패션모델 중에는 체형을 유지하기 위해서 모처럼 먹은 음식을 억지로 토해내는 사람이 있다는 얘기를 들은 적이 있다. 이것은 영양원을 전부 버려 버리는 결과가 되어 몸에 나쁜 다이어트의 전형이다.

이것에 대해서 서울시내 모 대학병원의 Y박사는,

'우선, 위산의 역류로 이(치아)가 엉망이 되고 식도에 염증을 일으키는 경우도 있다. 또한 위액과 함께 칼륨이나 칼슘, 마그네슘 등도 배출되기 때문에 위의 이상이나 위장병, 전신 경련, 맥박의 부정 등도 자주 발생하게 되어서 악화되면 영양불량에 걸리거나 생리가 멈추는 경우도 있다'라고 경고하고 있다.

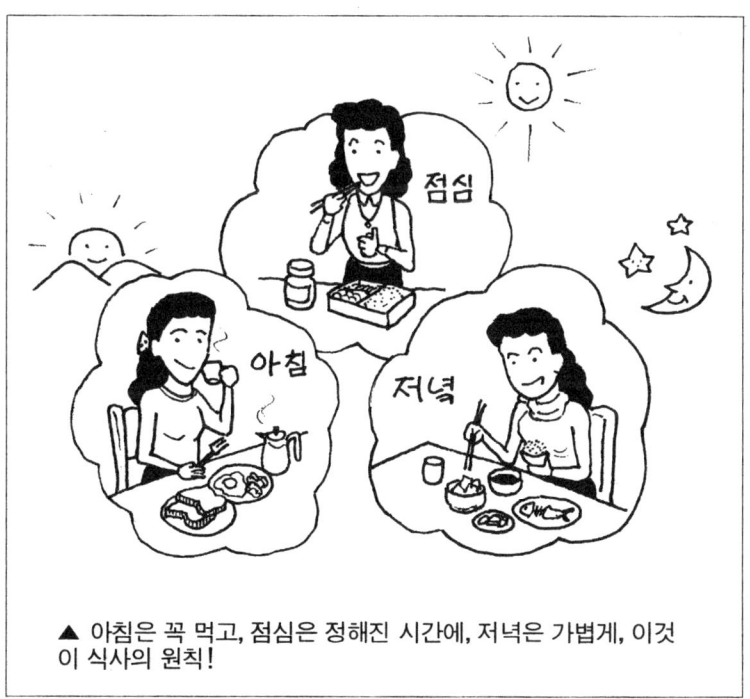

▲ 아침은 꼭 먹고, 점심은 정해진 시간에, 저녁은 가볍게, 이것이 식사의 원칙!

영양의 균형을 무시한 저칼로리의 다이어트도 이와 매우 비슷한 폐해가 있다.

급격한 식생활의 변화로 인한 일종의 스트레스에서 오는 호르몬의 변조도 그 중 하나다. 그 중에서도 가장 영향을 받기 쉬운 것이 성호르몬이다.

성호르몬의 변조는 뇌하수체에서 분비되는 고나드트로핀이라는 호르몬의 기능에 이상이 발생하기 때문이다.

그로 인해 생리 싸이클이 틀어져서 배란이 멈춰 생리불순을 초래하고 마침내는 무월경이 될지도 모른다.

일단 무월경증에 걸리면 원상태로 회복하기는 쉬운 일이 아니다. 특히 살이 찌기 쉬운 체질의 사람이 한꺼번에 덜컥 체중을 내릴 경우에는 한층 더 주의가 필요하다.

또한 저칼로리와 영양의 균형을 무시한 다이어트를 계속하면 몸을 유지해 나갈 만한 에너지가 부족하기 때문에 그 대신 체내에 축적된 당질(글리코겐)이 제일 먼저 이용된다.

다음에 지방질(중성지방), 그리고 마지막에는 단백질이라는 순으로 에너지로서 이용되어 가도록 짜여져 있다.

영양이 한쪽에 치우치기 때문에 발생하는 또 하나의 폐해는 빈혈이다. 이른바 철 결핍성 빈혈이라고 해서 혈액의 중요한 성분인 철분의 부족으로 발생하는 것이다. 게다가 저혈압인 사람은 빈혈로 인해 혈압이 더욱 낮아져서 나른함, 잦은 피로, 현기증, 졸음, 식욕이 없다, 아침에 일어날 수가 없다고 하는 등의 원기가 없는 무기력한 증상을 일으킨다.

빈혈과 저혈압과는 다른 성질의 병이지만 매우 밀접한 관계를 갖고 있다고 할 수 있다.

더욱 심하면 저칼로리의 영향으로 젊을 때부터 내장이나 그 밖의 각 기관이 노화해서 병에 대한 저항력도 약해져 여러 가지 병에 잘 걸리게 된다.

더구나 일단 병에 걸리면 치료가 어려운 것이 특징이다.

가령 이 정도까지는 아니더라도 장래의 임신과 출산에 악영향을 끼치는 것은 확실하다. 게다가 다이어트에서 그냥 지나치기 쉬운 것이 미네랄이나 비타민류다.

비타민이 부족하면 구내염이 잘 생기거나 피부가 거칠어지는 등 본래 아름답게 살을 빼고 싶다는 목적과는 다른 폐해가 나타나거나 몸의 저항력이 떨어져서 감기에 잘 걸리거나 한다.

더구나 보통의 일상 식생활에서도 부족하기 쉬운 칼슘의 섭취는 다이어트에서는 절대적으로 부족해 있는 것이 분명하다.

칼슘의 겹핍이 뼈에 영향을 끼친다는 사실은 여러 번 말했던 바와 같지만 그 밖에 식욕 억제에서 오는 감정의 불안정으로 항상 초조해 하거나 무기력, 집중력이 없어지거나 하는 정신면에서의 변화도 간과할 수가 없다.

다이어트는 영양적으로 아슬아슬하거나 부족 상태이다. 어느 정도는 적응 능력으로 보충할 수 있다고 해도 임신을 하거나 병에 걸렸을 경우에 끼칠 영향이 매우 마음에 걸린다. 무모한 다이어트는 절대로 피하기 바란다. 계속해서 무리하면 뼈는 엉망이 되어 버린다.

☐ 거식증과 다식증에도 요주의

다이어트를 하고 있는 사람의 대부분은 교묘하게 젊은 여성의 가슴을 찌르는 광고에 현혹되어서 단지 예뻐지기 위해서만 하고 있는 것이 아닐까 싶어서 안타깝다.

뚱뚱한 사람은 당연히 감량이 필요하지만 잘못된 다이어트는 위험하고 실제 피해도 상당히 많다.

젊은 여성은 호르몬의 관계로, 이 시기에 체내에 지방이 축적되기 쉬워진다. 이것은 하늘의 섭리다. 힙이나 가슴이 풍만해지는 것은 이 때문으로, 이것이 아주 자연스런 체형이다.

따라서 힙 주위에 살이 붙는 하반신 비만은 그야말로 젊음의 상징인 것이다.

다이어트에 의해 야기되는 대표적인 병에 거식증과 다식증이 있다.

수년 전 미국의 인기 가수였던 카펜터즈의 카렌 카펜터즈가 거식증으로 세상을 떠난 후 주목을 받아온 병이다.

거식증은 정확하게 '신경성 식욕부진증'이라고 하는데 대부분은 다이어트 때문에 스스로 감량하고 있는 동안에 전혀 먹지 않게 되어 버리는 심신증의 일종이다.

사춘기에서 청년기에 있는 여성이 뚱뚱하고 싶지 않다, 마르고 싶다, 아름답게 보이고 싶다는 일념으로 다이어트를 시작해서 노력한 끝에 일단의 성과를 거둔다.

여기서 그만두면 문제가 없는데 감량 목표를 달성하고 나서도 다시 뚱뚱보로 되돌아가고 싶지 않다, 아름답고 날씬하게 있고 싶다는 욕구가 결국에는 식욕도 앗아가서 먹는 것을 거부해 비쩍 말라간다.

그리고 무월경, 저단백혈증, 저콜레스테롤혈증, 빈혈 등을 병발해서 여성으로서의 성숙과는 멀어져 간다.

거식증으로 이어지는 하나의 패턴으로서는 특히 ○○식 다이어트법이라고 하는 특정 다이어트법으로 인해 음식물에 대한 강박관념이 박히는 것이다.

단 식품은 NO, 기름기 있는 식품도 NO 하는 식으로 특정 음식물 이외는 모두 계속해서 거부한다.

그 결과, 그 다이어트를 위한 식사에 강한 집착을 보이고 그 이외의 식사가 두려워져서 먹을 수 없다, 먹고 싶지 않다는 감정이 앞서서 거식으로 이어지는 것이다.

마음이 먹는 것을 계속해서 거부하면 육체도 이에 동조하여 음식물을 받아들이지 않게 된다. 그 결과는 뼈와 가죽만 남고 비쩍 말라서 체중도 30킬로그램대에서 20킬로그램대까지 떨어지고 전신이 쇠약해져 간다.

한편 다식증은 거식증과 달리 일체를 이루는 것으로, 다이어트의 과정에서 종종 발생하는 병이다.

이 시기는 먹어도 곧 전부 토해 버리거나 하제를 남용하거나 하기 때문에 거의 먹지 않는 것과 같은 상태로 마른 채 그대로인 경우가 많다. 그래도 다식증은 체중 70, 80킬로그램대에나 이르는 비만을 낳는 경우도 있다.

더구나 어떤 시기는 거식증으로 비쩍 마르고, 어떤 시기는 다식증으로 비만이 되는 상태를 번갈아 반복하는 경우도 있다.

이와 같은 중증의 상태가 되지 않더라도 날씬한 스타일을 목표로 감식하고 있는 동안에 거식증에 빠지거나 스트레스가 심해서 다식증에 빠져서 홧김에 먹는 것처럼 먹어도 먹어도 채워지지 않아 비만의 길로 접어들고 만다.

어쨌든 사춘기, 청춘기 여성의 날씬해지고 싶다는 욕망은 얼마나 컨트롤하기 어려운지를 알 듯하다.

거식증과 다식증은 생명과 관계되는 심신증이기 때문에 정신 의학적인 진단과 치료가 필요하다. 특히 신체적인 면에서의 관리와 보살핌이 중요한 것은 말할 필요도 없다.

□ 뼈에 있어 가공식품의 과잉섭취는 최악의 패턴

본래 다이어트식이란 병 치료를 목적으로 한 특별식이나 환자식으로 사용된 것인데 지금은 비만 방지나 체중 감소, 미용을 위한 식사 제한으로 일반적으로 사용되고 있다.

그리고 감량의 방법을 모두 일컫는 경우도 있다.

사생활이 풍요로운 나라들, 그것도 동물성 지방을 많이 섭취하고 있는 나라의 사람들은 에너지의 과잉섭취로 인해 비만으로 고민하는 사람이 늘고 있다. 이런 경향을 반영해서 이 사람들 사이에 여러 가지 다이어트가 유행하고 있다.

단, 이미 말했듯이 그 중에는 의학적인 견지에서 대단히 의심스러운 것도 있는 모양이다. 그 중에는 효과는 커녕 전혀 살이 빠지지 않거나 오히려 병에 걸리거나 하는 해로움도 있으니 참으로 이 세상은 요지경이다.

올바른 다이어트는 아름답고 건강하게 살을 빼는 것이 목적이기 때문에 식사법이 중요한 포인트임에는 말할 필요도 없다.

잘못된 다이어트는 체내 조직의 수분이나 단백질의 급격한 감소를 초래해서 혈압의 저하, 빈혈, 현기증 등 일상생활에까지 지장을 주는 증상을 부른다.

그 때문에 다이어트는 균형잡힌 식사와 적절한 운동을 습관화하는 것부터 시작해야 한다. 다이어트식의 기본은 어디까지나 먹지 않으면 안 되는 것을 확실하게 먹는 것이다.

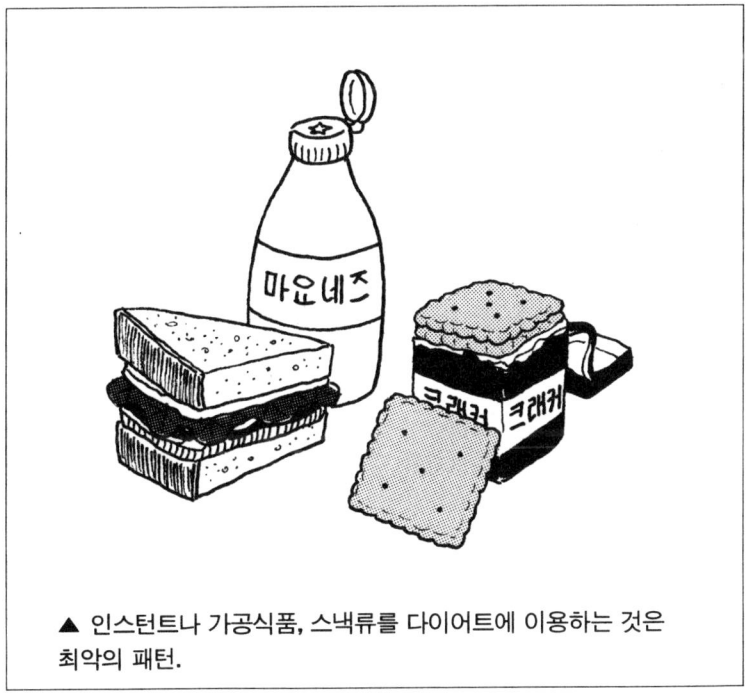

▲ 인스턴트나 가공식품, 스낵류를 다이어트에 이용하는 것은 최악의 패턴.

그리고 기초대사량을 밑돌지 않을 정도의 칼로리를 유지하는 것도 중요하다.

다이어트는 살이 찌는 정도나 희망 체중, 기간 등 사람에 따라서 각각 다르기 때문에 쉽게 달려들지 말고 전문의사와 잘 상의해서 방법을 결정하는 편이 안전하다.

제 방식대로 다이어트를 시도하다가 실패하거나 병에 걸려서 생명이 위험해졌다는 예도 흔히 있으므로 부디 그런 다이어트는 피해야 할 것이다.

또한 가공식품을 다이어트에 이용하는 것은 최악의 패턴이다. 스낵류나 인스턴트 식품, 데우면 곧 먹을 수 있는 레토르토식품, 혹은 통조림류 등은 쉽게 구할 수 있기 때문에 자주 찾게 된다. 그렇게 되면 모처럼의 다이어트도 효과를 얻을 수가 없다.

가공식품의 소비가 해마다 증가하고 있는데 식품류는 가공과정에서 영양소가 파괴되어 간다.

칼슘도 예외일 수는 없다고 생각된다. 게다가 가공식품, 특히 인스턴트식품 등에는 식품 첨가물로서 다량의 인(인산염)이 사용되고 있다.

인은 식품의 신선도를 유지하거나 변색과 변질을 막거나 기호성을 높이는 등의 목적으로 사용되고 있다.

이것에 대해서는 다시 다른 항에서 자세히 다루겠지만, 인을 과잉섭취하면 칼슘과의 비율을 악화시켜서 칼슘의 흡수를 감소시켜 뼈의 칼슘을 녹여 내린다.

또한 스낵류에 포함되어 있는 지방도 방심해서는 안 될 존재다. 쥬스나 탄산음료 등과 같이 먹으면 살이 빠지기는 커녕, 오히려 쪄서 다이어트의 목적은 점점 더 멀어져만 간다.

제3장

골다공증으로 인한 성인병이 늘고 있다

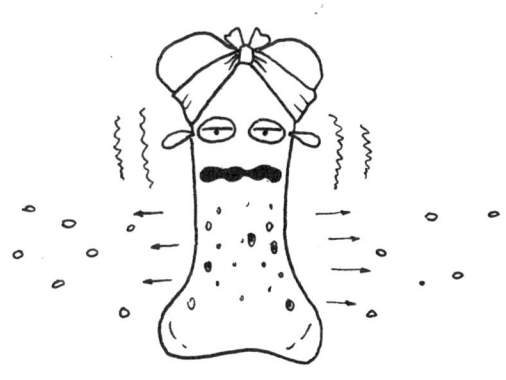

무의식 중에 허리나 등의 뼈가 약해져 간다

□ 뼈의 발육 부족, '영국병'은 왜 생기는가

금세기 초에 대영제국이 '영국병'에 시달린 사건은 영양학을 연구하는 세계에서는 잘 알려져 있는 사실이다.

영국병이란 어린이들 중에 가슴이 변형되거나 다리뼈가 휘어지거나 하는, 뼈 발육에 있어서 매우 불량한 케이스가 다발(多發)하는 현상이다.

이것은 그 후의 연구를 통해서 뼈가 연화하여 발육하는 근육을 지탱할 수가 없어 잘 휘어지는 병이라는 사실이 밝혀졌다.

더욱이 이 질환에 대한 연구가 많은 의학자에 의해 이루어졌다.

영국병의 원인은 영국에서 발생한 산업혁명으로 에너지원으로서 대량의 석탄을 소비한 결과, 그 매연이 하늘을 뒤덮어 햇빛을 쪼일 기회가 줄어 들었기 때문에 피부에서의 비타민 D의 합성이 저해되어 칼슘의 흡수가 악화됐다는 것이다.

결과적으로 이런 종류의 질환에는 대구(생선) 간유가 매우 효과적이라는 사실이 발견되었다.

이 대구 간유의 유효성에 대해서는 그 후로도 연구가 계속되어, 현재는 이미 4번째 비타민으로서의 비타민 D를 발견하는 수준까지 진전해 있다.

이미 간단히 언급했지만 비타민 D는 칼슘 흡수에 있어서 중요한 작용을 가진 것이다.

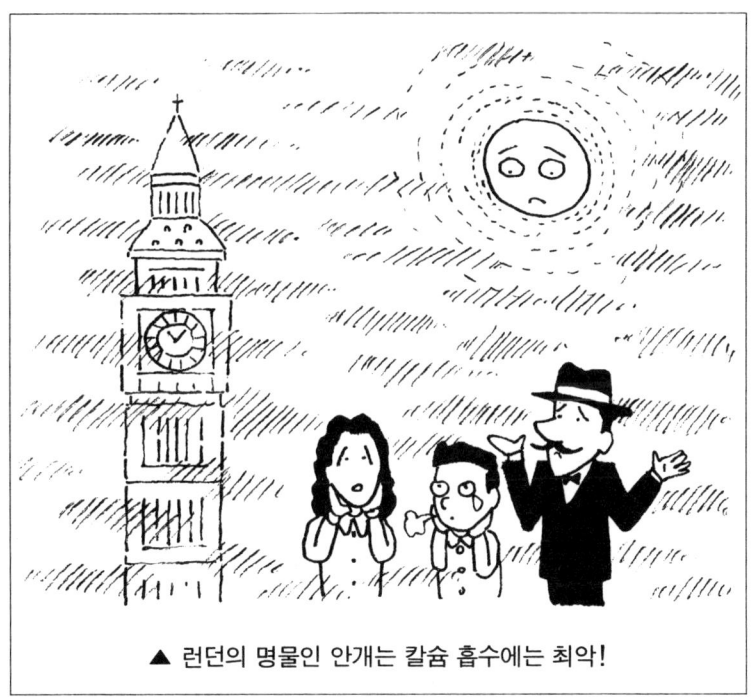

▲ 런던의 명물인 안개는 칼슘 흡수에는 최악!

이 비타민 D가 부족하면 뼈가 충분히 형성되지 못하게 된다. 영국병은 골염의 감소, 즉 칼슘 부족으로 인한 질환에 다름 아니었던 것이다.

이전의 대영제국은 7개의 바다를 지배하고 있었을 정도로 전성기였다. 이 기세를 타고 사회구조의 변혁을 불러와서 영국병으로 대표되는 병소를 만들어 낸 것으로 보인다.

이와 유사한 현상이 현재 가까운 일본이나 우리나라에서 일어날 조짐이 보이는 것이 아니냐 하고 경종을 울리는 의학자들도 있다.

이것은 어린이들의 골절사고가 증가할 뿐만 아니라 기초 체력이 약해진 데에도 근거를 두고 있다.

원인은 수험공부에 쫓겨서 밖에서 햇빛을 받으며 놀 기회가 적어졌기 때문이 아니냐고 한다.

또한 요즘 아이들을 골상학적으로 보면 턱이 뾰족한 모양을 하고 있는 경우가 많아지고 있다는 지적도 있다.

이것은 발육기에 필요로 하는 칼슘의 부족과 가공식품의 다식으로 인해 부드러운 식품, 즉 별로 씹을 필요가 없는 식품을 상식하고 있기 때문에 턱이 충분히 발육을 못한다는 것이 원인이 아닐까 하는 의견이 있기 때문이다.

영국병이 노인한테 나타나면 가장 먼저 허리가 구부러진다. 동시에 등과 허리가 구부러지면 새우등, 거북이등이라고 불리는 체형이 된다.

이것은 특히 여성한테 많이 볼 수 있다. 이렇게 되는 것은 뼈가 연화해서 근육을 유지할 수 없을 정도로 약해져 버리기 때문이다.

그러나 실제로 이런 상태는 급격하게 나타나는 것은 아니다. 이렇게 되기 이전에 이른바 전구(前驅) 증상이 여러 가지로 나타난다.

뼈의 연화는 가장 먼저 등뼈부터 시작되기 때문에 등에서부터 허리에 걸쳐서 나른함이 나타나고, 차츰 피로감으로 이어진다. 그리고 뼈 여기저기에 통증이나 골절이 쉽게 일어나게 된다. 이렇게 되는 원인은 젊은 시절에 충분히 뼈의 단단함을 유지할 수 없었던 데에 있다.

특히 여성은 임신과 수유라고 하는 사명을 띠고, 자신의 뼈 일부를 아이에게 물려줄 숙명을 갖고 있기 때문에 그것에 알맞는 식생활을 통해서 이것을 예방해야 한다.

따라서 이미 말했듯이, 스타일 때문에 다이어트에 열중해 있는 젊은 여성의 칼슘 섭취부족도 장차 골다공증을 불러 올 수 있는 것이다.

포식시대에 살면서 영양소의 부족, 즉 잘못된 식생활로 인해 병에 걸린다면 선진국의 국민이라고 할 수 없다.

특히 잘못된 다이어트, 말 그대로 '뼈와 살을 깎는다'고 하는 것은 부끄러운 식생활의 뒷탈이라고 하지 않을 수 없을 것이다.

□ 골다공증의 첫 징조는 요통(腰痛)

골다공증은 뼈를 구성하는 기질(콜라겐)이나 골염(칼슘, 인) 등이 정상적임에도 불구하고 단위체적당 골량이 감소한 것이다.

골량이 현저하게 감소하면 허리와 등의 통증, 골절 등의 병적인 장애가 나타난다.

이미 말했듯이 이 병의 무서운 점은 '보이지 않는 곳에서, 자신도 모르는 사이에, 서서히 나타나기는 하지만, 확실히 증상이 진행'하는 것이다.

골다공증에 걸리면 주로 골염으로 대표되는 칼슘이 뼈에서 녹아 나와서 그 양은 점점 줄어들고 만다.

골염 함량의 감소 속도는 40~50세의 1년당 감소율이 0.3퍼센트, 10년당 감소량은 3~5퍼센트이지만, 이것이 50~60세가 되면 감소율 2~3퍼센트, 감소량 20~30퍼센트, 더욱이 60~70세에는 감소율 1퍼센트, 감소량 20퍼센트가 된다.

감소량만 보면 무려 40~80세까지의 50년동안에 43~55퍼센트나 줄어들어 버리게 된다. 그 결과 뼈에 틈이 생겨서 물러져 뼈 본래의 강도는 유지할 수 없게 되어 버린다.

이것이 더욱 진행하면 부서지기 쉬워져서, 예를 들어 넘어지거나 무엇에 부딪치거나 하는 작은 충격에도 쉽게 골절해 버리게 된다.

특히 등뼈의 경우는 무너지듯이 부서지는 경우도 있다. 등뼈는 마치 사각의 똑같은 모양의 집짓기 놀이나무를 포갠 것과 같은데 가장 먼저 뼈가 약해지는 것은 이 등뼈의 요배(腰背)부에 해당하는 부위다.

그리고 가장 먼저 나타나는 것이 '요통'이라는 증상이다.

왜 허리가 아파오느냐 하면 인간의 중심이 허리에 있고 체중을 지탱하기 위해서 근육이 끊임없이 긴장해서 그것들이 내리 눌리기 때문이다. 단, 요통은 골다공증뿐만 아니라 매우 많은 병에 의해 발생하는 것도 사실이다.

요통을 크게 나누면 골성(骨性) 요통과 근성(筋性) 요통으로 나눌 수 있는데 두 가지 모두 고통을 수반하는 점에는 다름이 없고 임상적으로 확실히 구별하기가 어려운 것도 있다.

근성 요통은 요근(腰筋)에 장애를 일으켰을 때에 발생하는 것으로 가장 많은 것이 이른바 '돌발성 요통'이다.

이 돌발성 요통은 매우 일상적인 동작에서 발생하는 경우가 많아 예를 들면 물건을 집으려고 엉거주춤하고 들어 올렸을 때, 세수를 하려고 허리를 구부렸을 때, 양말을 신으려고 할 때 등, 갑자기 허리 부분에 삐끗하고 격렬한 통증이 스쳐 지나가는 것이 원인이 된다.

유럽에서는 이것을 '마녀의 일격'이라고 표현하는데 상당히 절묘한 말이다.

돌발성 요통 다음으로 많은 요통 원인에 추간판(椎間板) 헤르니아가 있다.

이 추간판은 추골(椎骨)과 추골 사이에서 쿠션 역할을 하고 있는 것인데, 이 쿠션이 뒤쪽으로 튀어 나가서 신경을 자극하기 때문에 심한 통증을 수반한다.

근성 요통에서는 이 밖에도 자궁전굴(子宮前屈) 등의 내장 질환이나 요근의 외상, 근육 류마티즘, 혹은 계속해서 서 있거나 냉증으로부터 비롯된 생리적 피로로 인한 요통도 있다.

그리고 골다공증으로 혼동되는 요통 중에 소화기계 특히 췌장암이라든가 신장암 등이 있다.

이 암이 등뼈를 침해하기 시작하면 골다공증보다도 더욱 심하게 완고한 요통이 나타나고 또한 골수암에서도 이와 비슷한 요통이 발생한다.

잠깐만 살펴 보더라도 요통의 종류가 이렇게나 많지만 만일 60세 이상의 여성이 허리가 아프고 무거운 물건을 들거나 몸을 움직이거나 걷거나 할 때에 갑자기 통증이 심해지면 우선 골다공증의 가능성이 충분히 있다고 의심해 보기 바란다.

□ 특히 30대부터의 요통에는 주의가 필요

그렇지만 허리가 아픈 병에도 여러 가지가 있다. 따라서 요통=골다공증이라고 단정할 수가 없는 점O 통의 복잡성이 있다.

옛날에는 요통의 원인으로서 수위를 차지하고 있었던 것이 카리에스였다. 하지만 결핵의 치료법이 확립된 지금은 다행히 카리에스는 거의 볼 수 없다.

또한 앞서 말한 암의 경우, 엑스레이로 조사하면 골다공증과 비슷한 골량의 감소현상이나 골절을 볼 수 있는 경우가 있다.

골다공증과 결정적으로 다른 점은 골다공증의 경우는 뼈의 성분이 정상이고 다만 그 양이 감소할 뿐인데 반해, 종양성 뼈의 병은 뼈가 암이나 그 밖의 종양으로 대치되어 정상적인 성분의 뼈가 아닌 점이다.

골다공증과 유사한 뼈의 병 중에서 골연화증(骨軟化症)이 있다. 이것은 언뜻 골다공증과 마찬가지로 골량이 감소한 듯이 보이는 병이지만 이 병은 뼈의 석탄화만이 일어나기 어려워져서 경도(硬度)를 얻을 수 없는 것이다.

따라서 뼈가 연화해서 구부러지면서 골격에 여러 가지 변형이 나타난다. 특히 임산부에게 흔히 볼 수 있는 질환이다.

골연화증의 원인은 비타민 D의 결핍이나 인의 부족 외에, 호르몬의 관계로 일어나는 경우도 있지만 종양이라든가 암 등의 2차적 질환으로서 발생하는 경우도 있다.

또한 인슐린의 관계로 당뇨병 때문인 경우도 있다.

뼈의 성분인 뼈 콜라겐은 골아세포에 의해 합성되는 섬유이지만 뼈는 이 콜라겐을 그물의 눈처럼 빙 둘러치게 해서 풀 역할을 하는 고무물질로 단단히 굳히고 있다.

이것이 바로 뼈의 기질이 되는데 이것만으로는 아직 부드럽기 때문에 여기에 칼슘이나 인 등의 골염으로 굳힘으로써 비로소 단단하고 튼튼한 뼈가 탄생한다.

그런데 골연화증의 경우는 마지막 단계인 뼈를 단단히 하는 석탄화가 불가능하기 때문에 단단해지지 않고 부드러운 뼈가 생겨 버리는 것이다.

어쨌든 요통에는 반드시 원인이 있다. 특히 여성의 경우는 그대로 놓아 두면 골다공증에 걸릴지도 모르기 때문에 '30대인 내가 설마'하고 생각하지 말고 요통이 발생하면 그 원인을 생각해서 충분히 주의하는 것이 중요하다.

그리고 자가판단은 피하고 신속하게 의사의 진단을 받아 올바른 치료를 받게 되기를 바란다.

□ 평소부터 골량(骨量) 측정에 유의

골다공증에서 주의해야 할 점은 어느날 갑자기 골절하거나 허리가 구부러지거나 허리가 아파오거나 하는 증상이다. 이런 증상이 나타났을 때는 이미 병이 상당히 진행해 있는 것으로 봐도 틀림없을 것이다.

이런 사태에 이르기 전에 평소부터 여성은 특히 폐경기 이후의 여성은 정기적인 골량 측정을 해서 골량을 조정하는 것이 중요하다.

이전에는 골량 측정에 엑스레이 사진을 찍어 골다공증 진단을 한 적이 있었다. 하지만 X선으로는 골다공증으로 인해 발생한 골절의 진단은 가능하지만 정확한 골량의 측정까지는 불가능했다.

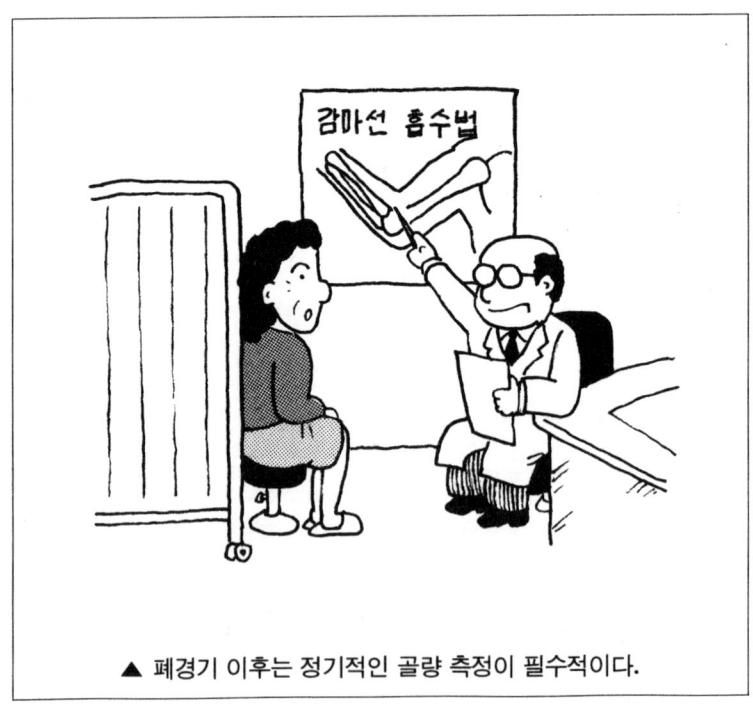

▲ 폐경기 이후는 정기적인 골량 측정이 필수적이다.

제2부 칼슘으로 골다공증을 이긴다 · 303

측정 범위는 고작해야 골량이 반감했을 때 즈음이 되어야 겨우 측정이 가능하다고 했을 정도였다. 1년에 1~2퍼센트의 미묘한 골량의 변화는 현대 의학이 아무리 발달했다고 해도 도저히 측정할 수가 없다.

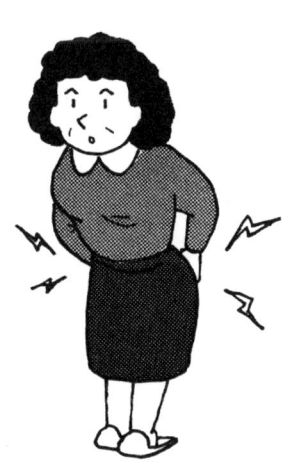

▲ 덱사법이나 감마선을 통해 정확한 골량을 측정할 수 있게 된 바, 여성은 50세가 지나면 (특히 폐경기 이후) 급격한 커브를 그리며 골량이 감소하는 것을 알 수 있다.

그래서 요즘에는 덱사법을 사용하기도 하고 '단일 γ(감마)선 흡수법'이라는 방법으로 측정하고 있다.

이 '감마선 흡수법'은 전완(前腕)과 같은 비교적 측정이 쉬운 부위의 골량을 측정하는데 적합하다.

더구나 척추나 대퇴골두와 같은 인체 깊숙이 있는 뼈의 측정에는 두 가지 에너지의 γ선을 방출하는 '2중 γ선 흡수법'이라는 방법으로 측정한다.

γ선을 사용한 이 방법으로는 상당히 정확한 골량을 측정할 수가 있어서 많이 이용되고 있다.

이 방법으로 정기적으로 측정하면 20~30대의 최대골량부터, 나이를 먹으면서 차츰 줄어들어 가는 골량의 상태를 잘 알 수 있기 때문에 골절의 위험도 미연에 방지하고 정확한 처치도 받을 수가 있다.

이 측정결과를 보면 남성의 골량 감소 상태는 나이를 먹으면서 차츰 거의 직선으로 내려가고 있다.

여성의 경우는 50세 정도까지는 감소상태가 완만하지만 폐경기 이후부터는 급격한 커브를 그리며 감소하고 있음을 잘 알 수 있었다.

따라서 여성이 골절을 일으킬 위험 범위가 크다는 것을 이 사실로부터도 알 수 있다.

골절 범위의 골량은 최대골량보다 표준편차인 2.5배가 줄어든 것이라고도 하고, 또한 최대골량의 2분의 1 정도라고도 한다.

자리보전도 칼슘 부족에서 발생

□ 골다공증이 진행하면 자리보전하게 된다

인구통계에서는 노령인구란 65세 이상의 인구를 가리키는데 이 노령인구가 전인구에 대해 14퍼센트를 넘으면 '노령사회'라고 불리게 된다.

더욱 중요한 점은 노년인구가 고령이 되면 될수록 여성 인구가 증가한다는 인구 구성 패턴의 특징이다.

1988년의 국제적 비교에서는 스웨덴이 가장 높아 18.3퍼센트를 차지했다. 이어서 영국이 15.6, 구서독이 15.3(1987), 이탈리아 13.7, 프랑스 14.6(1990), 네덜란드 13.7, 미국 12.4(1989), 일본이 12.6(1991) 퍼센트의 순서다.

이 시점에서 이웃 일본은 8위에 랭크되어 있지만 주목해야 할 점은 7퍼센트부터 14퍼센트가 될 때까지 걸린 연수다. 수위의 스웨덴의 경우는 85년이 걸렸고 이어서 영국, 서독조차 45년이나 걸렸는데 일본은 현상태로 추정한다면 약 26년밖에 걸리지 않을 것으로 예상하고 있다. 이는 우리나라가 예로 삼을 만하다.

이웃 일본의 노령화를 향한 길은 지금까지 세계에 유례가 없을 만큼 급속도로 진행하고 있으며 우리나라도 마찬가지이다.

일본 노령 인구의 남녀비는 1991년의 조사에 따르면 여성 100명에 대해 남성이 68명이었지만 85세 이상에서는 남성이 46명으로 현저하게 감소하고 있다고 한다.

앞으로도 이 경향이 계속될 것으로 예측되기 때문에 여성의 노령화와 골다공증과의 관계는 점점 더 밀접해질 것으로 보인다는 분석이다.

따라서 우리나라의 여성들 역시 젊을 때부터 건강이나 병예방에 대해서 유의해야 할 것이다.

골다공증과 골절은 밀접한 관계에 있지만 국제적으로 본 남녀별 골절의 빈도에서도 인종에 관계없이 압도적으로 여성이 늘어나고 있다.

역학적 조사결과로 보면 1대 4에서부터 최대배율 1대 20이라는 보고가 있다. 골절 발생율은 단연 여성이 높은 비율을 나타내고 있다.

골다공증 중에서 가장 중증 상태로 진행하는 것이 넓적다리뼈, 즉 대퇴골 경부 골절이다. 대퇴골 경부는 대퇴골과 골반의 접점, 이른바 고관절을 중심으로 한 부분으로 해면골이 많다는 특징을 갖고 있다.

더욱 가장 중요한 특징은 접합 부분의 관절이 비스듬하게 되어 있는 점이다. 이런 접합형태의 관절은 그 외에는 아무데서도 볼 수가 없다.

이것은 요부(腰部)보다 위의 체간을 지탱하는 접합 부분의 대퇴골이 비스듬하게 되어 있어서 체간을 지탱한다는 역학적 관점에서도 가장 바람직하지 못한 형태라고 할 수 있다.

대퇴골 경부가 골절하면 일어날 수조차 없게 되어 보행도 곤란해진다. 그래서 자리보전이 부득이하다.

자리보전의 상태가 계속되면 골다공증이 더욱 진행해서 당연히 근육의 위축도 볼 수 있어 골절 치유 후의 보행회복에도 영향이 있다. 근력은 장기간 누워 있었을 경우, 1일당 1.5~3퍼센트는 저하한다고 한다.

직립보행을 할 수 있게 될 때까지의 기간은 대개 자리보전의 기간과 같다.

이 말은 곧 5개월간 누워 있었을 경우, 치유 후에 똑바로 서서 걸을 수 있게 될 때까지는 약 5개월의 기간이 필요하다는 의미다.

자리보전의 상태가 오래 계속되면 부주의한 간호로 욕창이 생겨 감염증의 발증을 일으킬 우려가 있다.

더욱 중대한 사실은 지능의 저하를 초래할 가능성이 있다는 것이다.

노령인구의 증가와 더불어 자리보전하는 노인의 문제가 큰 사회문제가 되고 있는 속에서 만성적으로 칼슘이 부족한 우리들은 골다공증 예비환자임과 동시에 자리보전 노인 예비환자이기도 하다.

□ 등과 허리가 굽고 골절을 잘 한다

옛날부터 할머니라고 하면 으레 허리가 굽어 있다는 인상을 갖고 있다. 이것을 현대식으로 분석하면 뼈가 손상되는 것, 즉 골다공증이 나이를 먹은 여성에게 많았다고 할 수 있다.

좀더 옛날에는 나이를 먹으면 허리가 아프거나 허리가 굽는 것은 지극히 당연한 일로 여겨지고 있었다.

태어나고 자라서 늙어가는 과정 속에서 당연히 노화현상을 볼 수 있는데 이것은 생명을 가진 생물의 숙명이다.

인간을 포함한 모든 생물은 생명현상의 전성기를 지나면 노화가 일어난다.

노화가 언제쯤부터 일어나는지는 확실치가 않다. 성장기를 지났을 때가 노화의 시작이라고도 하는데 생식 연령이 지난 무렵을 그 기준으로 하지 않을까 싶다.

노화란 인위적으로 피할 수 없는 현상으로 인간의 경우 표면적으로는 머리카락이 희어지거나 머리가 벗겨지고 피부에 주름이 생기기도 하는 것이다.

절대 반가운 일은 아니지만 이런 현상은 직접 생명에 피해를 주는 것은 아니다. 따라서 백발이나 대머리, 주름 등은 아무리 노화가 진행해도 아프지도 가렵지도 않은 것이다.

하지만 주요 장기가 노화하면 '죽음'과 직결되기 때문에 일반적으로는 그것이 늙음이라고 널리 인식되고 있지만 단단한 조직인 뼈의 노화는 반드시 죽음과 직결되지는 않기 때문에 지금까지는 그다지 관심을 갖지 않았다.

그러나 정상적인 뼈를 유지하고 있으면 노화는 별 관계가 없다.

그런데 뼈까지 노화하면 어떻게 될까. 그리고 골다공증이 그 뒤를 쫓는다면 뼈는 도대체 어떻게 될까.

본래, 뼈는 항상 중력을 거스르거나 근육에 의해 잡아당겨지고 있어서 물리적인 자극을 받고 있지 않으면 그 강도를 유지해 나갈 수가 없다. 그것이 노화라고 해도 실제로 허리가 아파오거나 뼈가 부러지거나 하면 대단히 불편하고 불행한 일이다.

이렇게 되면 이미 단순히 노화 때문이라고는 할 수 없지만 뼈의 노화는 중요한 노인병의 하나가 된다.

골량의 감소는 하나의 성분이 줄어드는 경우와 모든 성분이 줄어드는 경우가 있는데 가장 중요한 것은 칼슘이 줄어드는 것이다.

골다공증의 대부분은 칼슘이 점점 뼈에서 녹아 나와 버리기 때문에 뼈는 몸의 중량을 지탱하는 힘을 상실하게 되어 허리뼈가 찌그러지거나 변형하거나 해서 허리가 구부러져 버린다.

수족의 뼈에 이런 현상이 일어나면 넘어져서 손을 짚은 탄력으로 손뼈가 부러지거나 한다.

어째서 허리가 굽느냐 하면 등이나 허리의 뼈가 골다공증에 걸리면 체중에 내리 눌려 찌그러져서 압박골절을 일으켜 이것이 찌그러져서 모양이 변하기 때문에 허리가 굽거나 등이 둥글어지는 것이다.

특히 중년 이후의 여성은 골량의 감소로 인해 평균신장이 1년에 1센티미터 가까이나 작아져 버린다.

이것은 골다공증으로 인해서 등뼈의 모양이 변하기 때문에 발생하는 현상이다.

뼈는 뇌나 이를 제외한 모든 조직이나 장기와 마찬가지로 항상 신진대사가 이루어지고 있기 때문에 활발한 대사장기라고 할 수 있다.

하지만 다른 장기와 다른 점이라고 한다면 지지기능을 갖고 있다는 것이다. 이것을 바꿔 말하자면 다른 조직이나 장기는 많은 부분에서 뼈에 의해 지지되고 있다는 의미다. 따라서 뼈는 매우 높은 경도(단단함)를 필요로 하게 된다.

하지만 노년기에 접어들면 뼈는 특정 질환이 없어도 골량이 감소해서 뼈의 지지조직으로서의 본래의 기능에 장애가 나타나게 된다. 지지조직으로서의 본래의 강도(强度)를 상실하게 되면 자신의 체중조차 유지할 수가 없게 된다.

또한 외부에서 가해지는 힘에도 견딜 수가 없게 되어 마침내는 대수롭지 않은 일로 골절이 발생한다고 하게 된다.

예를 들어 수족에 골절이 나타나면 보행과 운동의 장애를 일으키게 되며 척추(경추부터 仙骨에 이르는 척추를 형성하는 뼈)에 골절이 나타나면 호흡기와 소화기 등의 내장기관에까지 장애가 미쳐서 중대한 결과를 초래할지도 모른다.

골다공증 환자 중 가장 많은 것이 '척추압박골절'이다. 보고에 의하면 일본에서는 환자의 14퍼센트, 외국의 예에서는 37퍼센트에 척추압박골절을 볼 수 있었다고 한다.

가장 압박골절이 발생하기 쉬운 부위는 흉추의 흉복부에 상당하는 위치와 복부의 거의 중앙에 위치하는 요추다. 골절이 있으면 당연히 통증을 수반한다.

척추에 압박골절이 있으면 격렬한 등허리 통증을 볼 수 있다.

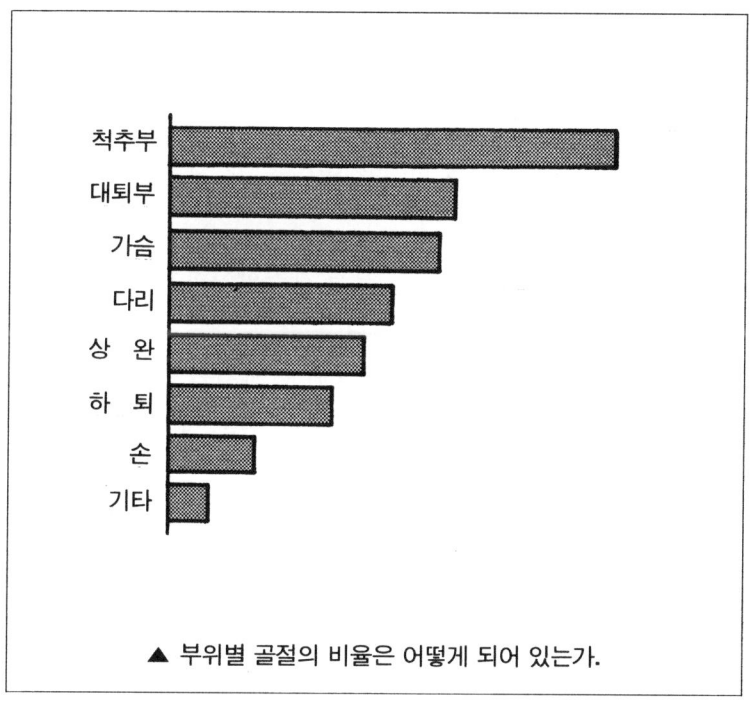

▲ 부위별 골절의 비율은 어떻게 되어 있는가.

예를 들어 짐을 들어올릴 때라든가 등허리 부분에 힘을 가하는 등의 행위 때에 등허리 통증이 일어나면 요추의 골절이라고 생각할 수 있다.

또한 열기 힘든 덧문을 힘주어 열 때, 등허리 부분에 심한 통증을 느끼면 흉추(胸椎) 혹은 요추(腰椎)에 골다공증으로 인한 압박골절이 있었던 것으로 볼 수 있다.

골다공증에 수반되는 압박골절은 척추를 단단히 고정함으로써 그 통증이 가벼워진다.

이른바 '돌발성 요통'에 의한 등허리 통증과는 확실하게 식별할 수가 있다. 등뼈에 나타나는 압박골절은 대부분이 심한 동통을 수반한다. 골절 부분에 따라서는 내장(內臟)에 대한 2차 장애가 나타나는 경우가 있으므로 동통 완화를 위해서는 척추를 고정하는 것이 좋을 것이다.

단, 척추를 고정하면 몸의 움직임이 크게 제한되어 그 때문에 운동 부족에 빠지기 쉽다.

그것이 원인이 되어 운동 부족을 가속화시켜서 골량 감소를 조장한다는 악순환을 부르게 된다.

그 결과, 골다공증의 진행을 더욱 악화시키게 될지도 모르기 때문에 얼마간의 형태로 지속할 수 있는 운동, 예를 들면 산책 등이 필요하게 된다.

□ 허리 다음으로 많은 대퇴골 경부 골절

골다공증은 위궤양이나 폐결핵 등과 같이 나쁜 부분을 떼어내서 치료하는 병이 아니기 때문에 완치라는 생각에서는 이해하기가 어려운 병이다.

일반적으로 골다공증 치료는 골량의 감소를 저지하는 것을 목적으로 하고 있지만 만일 치료에 의해 골량이 정상 범위로까지 회복되었다고 한다면 그것은 완전치료라고 할 수 있다.

하지만 완전치유는 대단히 어려운 것도 사실이다.

앞에도 말했지만 골다공증에 의한 골절은 허리뼈부터 시작되는 예가 가장 많고 그것도 보통 골절이 아니라 상하의 하중이나 비틀림과 같은 힘이 가해져서 끝내 견디지 못하고 눌려 부서지는, 이른바 압박골절이 대부분이다.

허리 다음으로 일어나는 것이 대퇴골 경부 골절이다. 골다공증에 의한 골절의 대부분은 허리부분에서 대퇴골에 걸친 부분이지만 또한 등뼈나 골반의 관골(寬骨)에도 발생할 확률이 높다.

이 주변은 몸을 지탱하는 중심부에 해당하기 때문에 모든 하중이 집중하므로 항상 부담이 가해지고 있는 부위이기도 하기 때문이다.

고관절(股關節)은 관골측(寬骨側)의 구부(臼部)와 대퇴골두의 구부(球部)를 연결하고 있는 부위로, 상당한 가동성을 가진 관절이다. 대퇴골 경부는 보통의 뼈밀도라면 좀체로 부러지는 부위가 아니며 부러진다면 좀더 아래쪽이다.

그런데 골다공증에 걸린 고령자의 경우는 특히 이(대퇴골 경부) 부분의 뼈밀도가 감소하기 때문에 매우 물러져서 쉽게 부러지게 된다. 고령이 되면 발이 걸려 넘어지거나 구르거나 했을 때의 작은 충격에도 골절한다.

여기가 부러져 버리면 당연히 걸을 수 없게 되고 보통의 골절처럼 깁스를 할 수도 없는 부분이다.

이렇게 되면 아무리 응급처치를 해도 그대로는 부서진 뼈의 회복을 바랄 수도 없으므로 당연히 자리보전을 하게 되며 따라서 치매를 앞당기고 만다. 결국 상당한 고령자라도 수술로써 치료하게 된다.

수술은 절개해서 골절 부분을 전부 제거하고, 남은 뼈에 인공관절을 연결해서 바꿔 넣는다. 그 경우의 인공관절은 주로 세라믹으로 된 것을 사용하는데, 현재 사용되고 있는 것은 제법 믿을 만하다.

□ 노인성 치매의 원인

인간의 일생 중에서 가장 사망률이 낮은 시기는 10대 전반이다.

그 이전의 연대는 사망률에서 보면 높고, 또 그 이후의 40대 정도까지는 낮은 비율을 보이고 있다. 그러나 40대 이후의 사망률은 한결같이 상승세를 나타낸다.

사망률의 상승은 성(性) 성숙기를 하나의 기준으로 해서 연령이 가산될 때마다 여러 가지 기능이 쇠약해짐과 동시에 여기에 동조하듯이 생리적인 노화가 진행한다.

또한 병적 노화에 대한 저항력의 저하도 볼 수 있다. 생리적인 노화는 전신적인 기능의 저하로 나타나고 병적인 노화는 국소적으로 많이 나타나게 된다.

성 성숙기까지는 체외의 변화에 대응해서 순응 능력을 강하게 갖고 있다.

앞서 말했듯이 이런 것은 생체의 항상성 유지기능(호메오스타시스)이라고 한다. 그런데 나이를 먹어 가면서 이것이 차츰 곤란해진다.

생물의 단위인 세포에는 항상 새로운 세포와 교체하기 위해 일생 동안 분열을 거듭하고 있는 세포, 어떤 종류의 자극이 있을 때에만 분열을 하는 세포, 그리고 태어났을 때 그대로 평생 분열을 하지 않는 세포의 세 종류가 있다.

항상 분열을 거듭하고 있는 것이 피부 표면의 세포이고 자극이 있을 때에만 분열을 하는 것은 간장의 세포다. 태어났을 때 그대로 평생 분열을 하지 않는 것은 심장근육의 세포와 뇌

▼ 인체에 있는 주요 성분의 연령별 비교

25세(%)		75세(%)
15	지 질(脂質)	30
17	조 직	12
6	뼈	5
42	세포 내 수분	33
20	세포 외 수분	20

▼ 고령이 될수록 노인치매가 많아진다

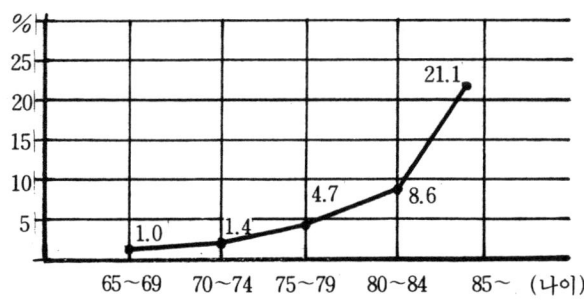

※ 1988년, 일본 동경도 조사 자료참조

와 그 속의 신경세포 등이다.

특히 마지막의 평생 분열하지 않는 세포는 얼마간의 원인으로 세포의 일부만이 죽어 버린 경우라도 그 부분에 새로운 세포가 증식하지 않아 인간이 살아 있는 동안은 특히 중요한 세포라고 할 수 있다.

이 지구상에 생육해 나가기 위한 기능으로서는 식물기능과 동물기능으로 나눠서 생각할 수가 있다.

식물 기능은 실제로 식물이 생육하고 있는 과정에서 이루어지고 있는 작용 중 호흡이나 순환 등의 생명현상을 영위하기 위한 기본적인 기능을 가리킨다.

이에 반해 인간과 같은 고등동물은 식물기능으로서의 기본적 기능 이외에 운동 기능 및 정신 기능을 갖고 있다.

기억·학습·판단 등의 정신기능은 뇌의 중요한 기능 중 하나다. 특히 신경세포는 매우 고도의 치밀한 기능을 갖고 있다.

이 중요한 신경세포도 뇌의 부분에 따라서 다소의 차이는 있지만, 20~30대 정도부터 매일 상당한 감소를 볼 수 있다.

특히 기억·학습·판단 등의 고도의 기능 작용을 하고 있는 부분에서는 40세 정도부터 감소를 볼 수 있다.

따라서 50세~60세 정도부터 일상생활 속에서의 기억력이나 새로운 사항에 대한 적응능력의 쇠퇴가 나타나는 것이다.

뇌의 신경세포가 현저하게 감소해서 뇌 그 자체가 전체적으로 위축되면 건망증이 생기거나 판단능력이 장애를 받고 더욱이는 이상행동을 하게 된다.

이것이 바로 노인성 치매로 일반적으로 '노망'이라고 한다.

치매는 뇌 신경세포의 현저한 감소로 발생하는데 이 원인에는 노인성 치매(알츠하이머병)와 뇌의 혈관장애(뇌출혈이나 뇌경색)로 인한 두 가지가 있다.

□ 노인성 치매도 칼슘 부족이 원인

일반적으로 보았을 때 노인성 치매(노망)의 가장 큰 원인은 뇌혈관 질환(뇌출혈·뇌경색)에 수반되는 자리보전의 상태에서 비롯되는 것이다.

그리고 제 2위가 골다공증으로 인한 골절로 자리보전의 상태에서 오는 것이다. 따라서 골다공증에 의한 대퇴골 경부 골절의 경우, 현재의 의학에서는 상당한 고령자라도 중증의 합병증이나 체력적으로 불가능한 경우를 제외하고 적극적으로 수술요법이 이루어지고 있다.

수술요법의 궁극적인 목적은 하루라도 빠른 시일 내에 자리에서 일어나도록 촉진함으로써 더욱 중대한 골다공증의 진행을 저지함과 동시에 비참한 '노망'으로부터 구원하는 것이다.

골다공증에 수반되는 골절을 예방하기 위해서는 기본적으로는 골량의 감소를 생리적 감소의 범위 내(1년간 2퍼센트)에 억제하는 노력이 필요하다.

그러기 위해서는 식사에 유의함은 물론 적당한 일광욕과 운동을 하고 또한 담배는 삼가고, 술도 적당량을 정해서 일상생활에 대한 마음가짐을 올바르게 갖고 실천하는 자세가 필요할 것이다.

더욱이 항상 발 밑을 조심하고 외출할 때의 신발, 실내에서의 신발도 구르거나 발이 걸려 넘어지는 등의 사고를 예방할 수 있는 것을 이용하면 좋을 것이다.

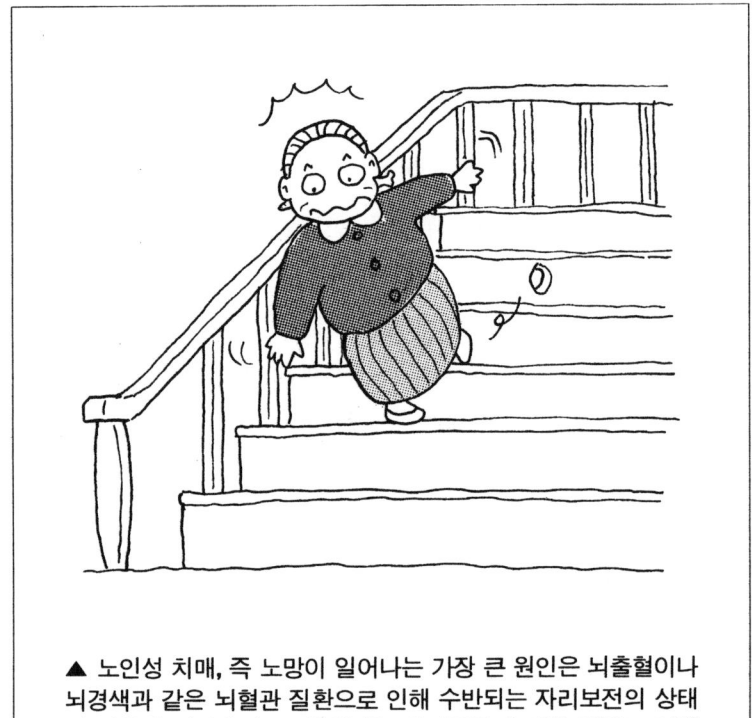

▲ 노인성 치매, 즉 노망이 일어나는 가장 큰 원인은 뇌출혈이나 뇌경색과 같은 뇌혈관 질환으로 인해 수반되는 자리보전의 상태에 있음이 알려졌다. 그 두번째는 골다공증에 의한 골절로 인해 자리보전하는 상태로 판명.

어떤 조사에 따르면 전도(轉倒)의 예는 4분의 3이 실내에서 발생하고 있다고 한다. 따라서 고령자가 있는 가정에서는 실내의 계단을 절대적으로 피하도록 하는 설계도 필요하게 된다.

노인성 치매환자의 생활조사 결과에 따르면 취미가 적고 사회참여에 대해서도 매우 소극적인 점을 들고 있다.

식사의 내용에 대해서는 별 차이는 보이지 않았지만 염장식품의 섭취량에는 차이가 나타나서 환자의 대부분은 염장식품을 매우 많이 섭취하고 있었다는 보고가 있다.

이것은 식염의 다량 섭취가 칼슘의 배설을 촉진한다는 관계도 중요한 관점이 되고 있다. 이것을 입증하듯이 치매로 사망한 사람의 뇌는 칼슘 농도가 높다는 보고가 있다.

이 보고는 섭취하는 칼슘이 부족하거나 칼슘 배설의 증가로 뼈에서 녹아 나온 칼슘이 뇌에 침착한 것이라는 사실을 충분히 입증하고 있다고 볼 수 있다.

또한 신경세포가 기억이나 학습, 그 밖의 고도한 기능을 발휘할 때, 신경세포의 주변에는 칼슘이 모여들어서 세포기능을 활성화한다는 사실도 알게 되었다.

따라서 칼슘을 경구적(經口的)으로 충분한 양을 섭취하면 신경세포의 기능을 정상적으로 유지할 수가 있을 것이다. 또는 신경세포의 감소를 억제하는 방향으로 작용하는 것도 생각해 볼 수가 있다.

노인성 치매의 원인으로서 가장 많은 뇌혈관 장애에 대해서도 칼슘이 관계하고 있다는 사실은 이미 알려져 있다. 게다가 뇌출혈이나 뇌경색은 모두 뇌혈관의 동맥경화와 중대한 관계를 갖고 있다.

이와 같이 뼈에서 녹아 나온 칼슘이 혈관에 침착(沈着)한다는 사실로 봐도 경구(經口) 칼슘의 충분한 양의 보급이 얼마나 중요한지를 알 수 있다.

칼슘 부족은 성인병을 부른다

□ 없어서는 안 될 몸 속의 칼슘의 역할

인간의 몸을 구성하고 있는 성분은 크게 나누면 유기물과 무기물이다. 유기물의 구성원소는 탄소, 수소, 산소, 질소 등인데 이들이 복잡하게 결합해서 단백질이나 지방, 더욱이 당질 등의 유기성분을 형성하고 있다.

무기물은 유기성분에 비해 생체에 존재하는 양은 매우 적지만 유기성분을 구성하는데 있어서 혹은 생명현상을 영위하는 과정이나 그 유지에 중요한 작용을 미치고 있다.

이 무기물 중에서 가장 많이 포함되어 있는 것이 칼슘이고 다음으로 많은 것이 인, 세번째가 칼륨인데 칼륨은 칼슘이나 인에 비하면 양이 적어 상당한 간격이 있다.

칼슘의 분포에 대해서는 뼈와 이(치아)의 구성 성분임은 물론이지만 지금은 그 밖의 조직 속에도 매우 미량이지만 분포해서 생명현상에 중요한 역할을 하고 있다는 사실을 알게 되었다.

인류를 포함한 포유류는 진화 단계에서 가장 먼저 바닷물 속에서 발생한 원시적 생물에서부터 발전했다고 생각되고 있다.

따라서 바닷물 성분의 변화에 따라 세포 안팎의 전해질 조직도 변화해 왔다.

인간의 혈액은 현재의 바닷물과 거의 같은 성분을 갖고 있다.

전해질이라는 것은 수용액으로 했을 때 분자의 일부분이 이온을 발생시켜서 전류를 흐르게 하는 물질을 가리킨다.

생명의 기원에 대해서는 아직도 많은 수수께끼가 남아 있어 확실치가 않다.

하지만 인체를 구성하고 있는 원소류와 바닷물을 구성하고 있는 원소류와는 매우 유사한 점이 많은 까닭으로 그 기원을 바다에서 찾는 사고방식이 정설이 되고 있다.

특히 인간의 모든 세포에는 바닷물 속의 주성분으로서의 칼슘이 미량이지만 존재하고 있는 점과 혈액도 또한 바닷물의 성분을 반영하고 있다.

칼슘의 체내에서의 성분을 알아 보자.

먼저 함유 비율이 가장 많은 뼈와 이(치아)에 대해서는 칼슘은 경조직(硬組織) 형성의 중요한 성분이다.

뼈의 성분은 무기성분이 단연 많아서 약 70퍼센트를 차지하고, 나머지 30퍼센트가 유기성분으로 되어 있다.

유기성분의 대부분(약 92퍼센트)은 단백질인데 일반적으로 콜라겐섬유라고 불리는 성분이다.

그 외에 당질, 지질(脂質) 및 효소를 포함해 이들이 합쳐져서 뼈의 기질(基質)을 구성하고 있다.

한편 무기성분의 약 81퍼센트를 차지하고 있는 칼슘과 인은 모두 이온의 형태로 거의 같은 양으로 존재하고 있으며 뼈의 골염(骨鹽)을 구성하고 있다. 골염으로서는 칼슘이 가장 중요한 역할을 하고 있다.

따라서 경조직으로서의 뼈의 단단함은 콜라겐과 칼슘의 양으로 결정된다.

노령화에 따라서 콜라겐과 칼슘량이 감소해서 뼈가 가볍고 물러지는 것은 노화현상으로서도 심각한 문제다.

□ 칼슘은 생명의 원천

칼슘은 체내에서 각각 다른 기능을 갖고 있는데 여기서 그 주요 작용을 정리해 두면 다음과 같다.

① 지지작용

이것은 말할 필요도 없이 뼈나 치아 등의 단단한 조직을 구성하는 중요한 물질로 되어 있다.

뼈는 뇌나 내장 등의 중요한 장기를 보호함과 동시에 체중을 지탱해서 체형을 유지하고 있다.

또한 근육의 수축력에도 견디고 운동을 할 때에도 지지작용을 하고 있다.

② 신경과 근육의 흥분성 조절

경조직 이외의 연조직에 존재하는 칼슘은 전체량의 1퍼센트에 불과하지만 각각 중요한 역할을 갖고 있다.

우선, 혈액 중의 칼슘은 혈액 100밀리리터 중 10밀리그램의 비율로 존재하여 항상성을 유지하고 있다.

혈중 칼슘의 양이 일정하게 유지됨으로써 근육이나 신경의 흥분성이 정상적으로 유지되고 혈액의 응고성을 유지할 수가 있다.
　어떤 원인으로 조절기능이 장애를 받아 변동하면 신경 혹은 근육의 흥분성에 이상이 나타난다.
　즉, 혈중 칼슘이 저하하면 신경계의 흥분을 항진해서 운동신경에서는 강직성 경련(테타니)이 일어나고, 반대로 상승하면 신경계의 억울증상이 나타나며 근육은 장력이 저하해서 이완한다는 현상을 볼 수 있다.
　세포 내의 칼슘은 항상성이 유지되고 있는 혈액 중의 농도에 비해 매우 낮아 수천분의 1에서 1만분의 1 이하의 존재에 불과하다.
　하지만 세포에 가해지는 외부로부터의 자극으로 현저하게 증가해서 때로는 보통 농도의 10배에나 이르는 경우가 있다.
　그리고 자극이 사라지면 그 농도는 신속하게 원상태로 돌아간다.

③ 근수축과 칼슘
　칼슘은 골격근, 심근, 평활근 등의 수축에 필요한 물질이다.
　세포 내에서 칼슘을 받아들이는 것이 단백질인데 이 단백질이 세포 내의 칼슘 분포의 변화로 골격근이나 심근의 근육수축에 관여하고 있다.
　이것을 심장의 작용으로 보았을 때 심장이 전신으로 혈액을 보내기 위해 행하는 펌프작용으로서의 기능은 심근 칼슘의 수축기능에 의한 것이다.
　이와 마찬가지로 분만을 할 때도 태아의 반출은 자궁근의 수축기능에 의한 것으로, 여기서도 칼슘이 작용하고 있다.
 수정을 할 때, 난자에 정자가 침입하는 순간에도 칼슘이 수로 안내인 작용을 하고 있다.

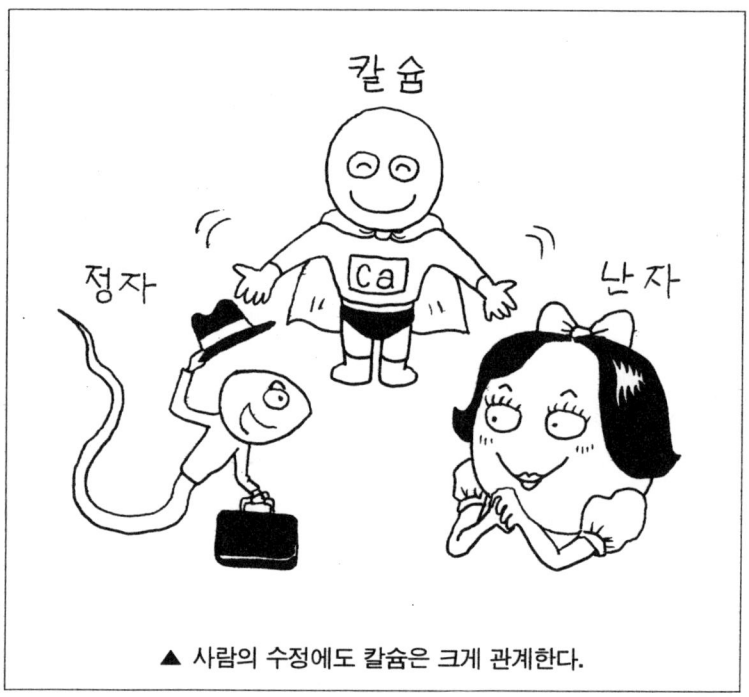

▲ 사람의 수정에도 칼슘은 크게 관계한다.

④ 메신저로서의 칼슘

 또한 세포막을 통과한 칼슘의 자극으로 세포분열이 일어나거나 백혈구와 같이 이동해서 세포를 잡아먹는 운동성(탐식작용)도 칼슘의 침입에 의해 일어난다는 사실을 알게 되었다.
 호르몬은 세포가 기능하기 위한 제1의 화학 메신저로서, 사이클릭 AMP(환상 아데닐산)는 제2의 화학 메신저로서, 그 중요성이 인정되고 있다.

칼슘이온이 이것과 나란히 호르몬의 작용에 있어서 중요한 역할을 한다는 사실은 이미 알려진 대로이다.

세포는 칼슘이 보내는 신호에 의해 분열하거나 돌아다니거나 전류를 주고 받기도 한다.

이것은 메신저로서의 칼슘이 몸 속 구석구석까지 돌며, 하나하나의 세포가 각각의 역할을 올바르게 수행할 수 있도록 움직이고 있다는 의미이다.

⑤ **칼슘과 혈액 응고**

혈액이 응고하기 위해서는 초기 단계에서 칼슘이온이 필요하게 된다.

따라서 혈액 중의 칼슘 농도가 저하하면 응고장애가 일어나서 혈액의 응고는 일어나기가 어려워진다.

경조직(硬組織)을 제외한 체내의 칼슘은 성인의 경우 체중의 약 1퍼센트로, 특별히 많이 포함하고 있는 것은 아니지만, 그 작용의 중요성은 대단히 크다.

더구나 연조직(軟組織) 중의 칼슘은 혈액 중의 농도를 고집스럽게 일정량으로 유지하고 있는 점과 아울러서 생각해 볼 때, 칼슘이야말로 생명현상을 영위하는데 있어서 매우 중요한 열쇠를 쥐고 있는 것이라고 볼 수 있다.

앞으로의 연구를 통해서 칼슘은 더욱 중요한 기능으로서의 자리매김이 이루어지게 될 것이다.

□ 칼슘은 흡수되기 어려운 영양소

이 책의 곳곳에서 말하고 있듯이 칼슘은 인간의 몸을 구성하고 있는 중요한 성분 중 하나다.

칼슘은 자연에 혼자 존재하는 법이 없어서 대리석, 석탄석, 회백색의 무른 이회암 외에 진주에도 많이 함유되어 있다.

진주를 제외한 나머지는 지각(地殼)의 중요한 부분을 이루고 있다. 하지만 이런 지각에 뒤덮여 있는 부분은 모두 칼슘이 풍부한가 하면, 꼭 그렇지도 않다.

예를 들어 구미(歐美)와 같은 토양에는 칼슘이 풍부하게 함유되어 있지만 동양(일본의 경우는 특히 더하다)의 토양은 구미와는 달라서 산성 토양이기 때문에 결과적으로 모든 식품 및 음료수에 포함된 칼슘의 함유량은 매우 적은 상태다.

오카야마대학의 고바야시 쥰 명예교수의 조사에 따르면, 오키나와를 제외하고 일본의 하천물은 칼슘이 부족해서 1리터 중에 10밀리그램이 채 안 되는 하천이 대다수라고 한다.

상류에 석탄암이 있는 관계로 은어가 자라기에 적합하다는 기후 나가요시강이나 구마모토의 다마강에서도 1리터 중에 고작해야 10~15밀리그램 정도라고 한다.

이렇다면 우리들이 마시는 물이나 요리를 통해서 매일 섭취하는 물의 양을 1.5리터라고 할 때, 음료수로부터의 탄산칼슘 섭취량은 평균 1일 15~20밀리그램 정도밖에 안 된다고 하게 된다.

이것은 토양에 칼슘분이 많다는 구미의 3분의 1에 불과하다. 이런 환경에서 사는 동양인은 비교적 만성 칼슘결핍증에 걸릴 확률이 높다. 이런 연유에서 동양인은 특히 칼슘 섭취에 적극적으로 신경을 써야 한다는 계산이 나온다.

흔히 칼슘을 과잉 섭취하면 동맥경화나 신장결석 등이 생긴다고 하는 것 같은데, 이것은 완전히 잘못 전해진 말이다.

장의 조절기능이 작용하지 않는 특수한 사람 이외는 칼슘을 과잉섭취할 우려는 없다.

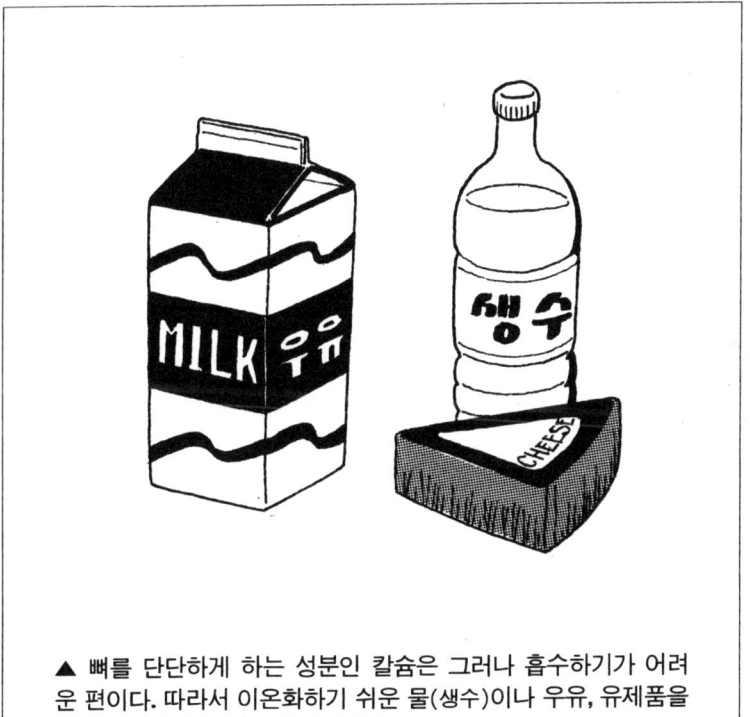

▲ 뼈를 단단하게 하는 성분인 칼슘은 그러나 흡수하기가 어려운 편이다. 따라서 이온화하기 쉬운 물(생수)이나 우유, 유제품을 통해서 섭취하는 것이 효과적이다.

그 이유는 칼슘은 전부 그대로 흡수되는 것이 아니라, 일단 위 속에서 이온화된 것만이 장의 조절기능 작용에 의해 흡수되기 때문에 과잉섭취의 해는 전혀 없다.

오히려 칼슘은 흡수되기 어려운 성가신 영양소다.

가장 흡수율이 좋은 우유나 유제품조차 50퍼센트밖에 흡수되지 않는다.

또한 아무리 칼슘을 함유한 식품을 먹어도 위산 분비가 정상적이지 않으면 이온화할 능력이 없기 때문에 장에서 흡수할 수 없다. 따라서 칼슘의 섭취와 흡수와는 큰 차이가 있다.

그런 의미에서 칼슘의 보급에는 비교적 이온화하기 쉬운 칼슘을 섭취하는 것이 현명하다. 가장 이온화하기 쉬운 식품 중에 칼슘원으로서 가장 좋은 것은 물이나 우유·유제품에 함유되어 있는 칼슘이다.

장의 칼슘 흡수에 관한 조절기능은 절묘하다고밖에 말할 도리가 없을 만큼 불가사의하다.

흡수되기 위해서는 위 속에서 이온화되어야 한다고 말했지만, 가령 이온화된 칼슘이라도 체내에서 필요로 하지 않으면 나머지는 흡수되지 않는다고 한다.

따라서 경구 입을 통해 섭취되는 칼슘은 과잉섭취했기 때문에 체내에 흘러 넘쳐서 해를 끼치는 경우는 없다.

앞서 말한 결석(結石) 등은 칼슘의 섭취 부족으로 뼈에서 녹아나온 칼슘이 흘러 넘쳐서 그 여분의 칼슘이 결석이 되는 것이지 먹은 칼슘 그 자체가 원인은 아니다.

따라서 건강식품으로서나 약제로서 칼슘을 보급하는 경우도, 경구(經口)섭취의 해는 전혀 없다고 할 수 있다. 그보다도 경구 칼슘의 부족으로 인한 해가 더욱 커진다.

거듭 말하지만 만일 부족한 듯하면 식생활을 개선하고 운동, 일광욕 등을 적극적으로 실행해야 할 것이다.

□ 만성 칼슘 부족은 성인병과 관계가 있다

뼈에서 녹아 나온 칼슘이 체내에 흘러 넘치는 것을 '칼슘 파라독스(칼슘 역설)'라고 해서 이것이 고혈압이나 심근경색, 당뇨병 등의 유인이 되거나 두통, 어깨결림을 수반한다는 사실은

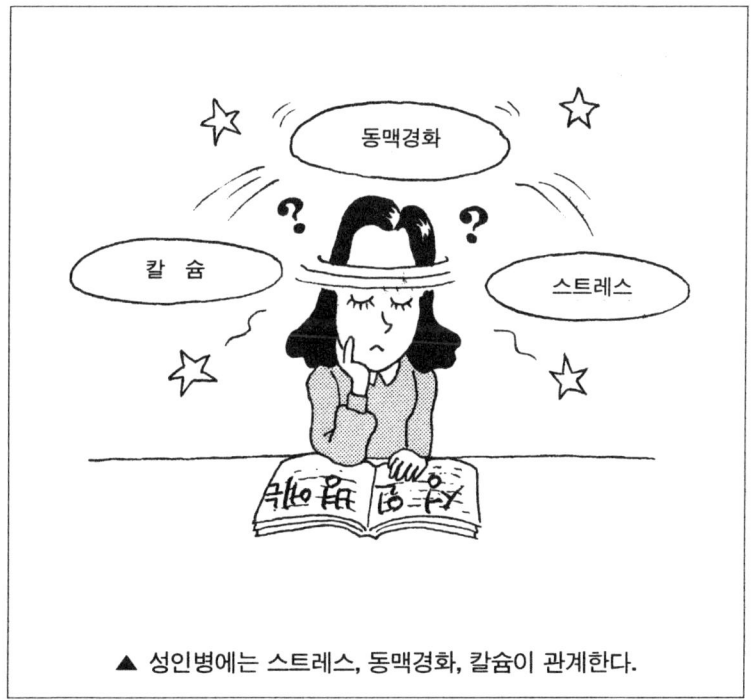

▲ 성인병에는 스트레스, 동맥경화, 칼슘이 관계한다.

이미 말한 바와 같다.

이들 증상은 스트레스와도 깊은 관계가 있는 것 같다. 만일 그렇다면 스트레스, 동맥경화, 칼슘 이 세 가지가 얼마간의 형

태로 서로 관련되어 있지 않을까 싶다.

즉, 스트레스, 칼슘, 골다공증, 동맥경화와 같은 형태로 점점 발전해 가기 때문이다.

따라서 칼슘 부족은 성인병과 밀접한 관계가 있게 된다. 각각의 병에 대해서는 다음 장에서 자세히 다루겠지만, 여기서는 참고 삼아, 칼슘 함량에 악영향을 끼치는 병을 알아 보자.

- **칼슘 함량의 감소를 촉진하는 병**

① 난소적출 또는 성선(性腺)부전증, 스테로이드 복용.

② 신부전.

③ 간경변.

④ 위절제, 장절제 또는 바이패스 수술, 호흡불량 증후군.

⑤ 만성폐색성 환기 장애.

⑥ 갑상선기능항진증 또는 저하증.

⑦ 원발성 부갑상선기능항진증.

⑧ 편마비(片痲痺).

⑨ 당뇨병.

- **칼슘 함량의 감소를 억제하는 상태**

① 비만.

② 티아지드제 투여.

제4장

칼슘 부족에 의한 스트레스나 성인병

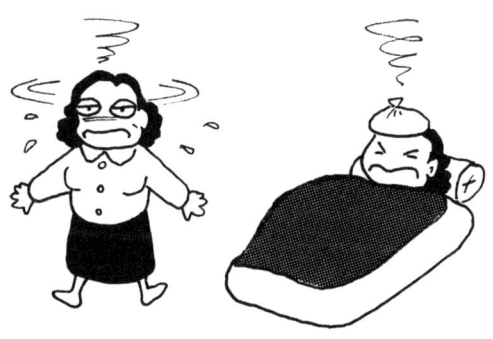

칼슘은 얼마나 필요한가

□ 성인의 하루 칼슘 필요량은 600밀리그램

단단한 조직인 뼈의 칼슘은 신진대사가 정상적이라면 손실되는 양과 보충되는 양이 똑같기 때문에 칼슘을 보급할 필요는 없지만 생명현상을 영위하는 다른 조직이나 장기에서는 매일 손실되고 있다.

즉, 뼈 대사 이외의 대사과정에서는 대소변이나 땀 등에 섞여서 매일 빠져 나가고 있는데, 이것을 내인성(內因性) 칼슘 손실이라고 한다.

칼슘 보급은 이 손실량을 보충할 소요량을 결정하는 사고방식으로 칼슘 평형유지량으로 산출된다.

성인의 경우, 체중 1킬로그램당 10밀리그램의 데일리를 기본으로, 남녀 각각의 소요량은 약 600밀리그램이다.

이 계산의 기초는 경구(經口) 칼슘의 장관 흡수율을 50퍼센트로 하고 있다.

요즘 우리나라 사람들의 식사 형태도 서구화되고 우유·유제품의 소비도 늘어나게 되어 장관 흡수율이 상승하고 있다고 생각되는데 그래서인지 최근에는 체중 1킬로그램당 12밀리그램은 필요하게 되었다.

신생아의 체내 칼슘은 체중의 약 1퍼센트인데 반해서 20세가 되면 약 1.8~2.0퍼센트로 증가한다.

이것은 유아기부터 성장기에 걸쳐서는 필요량이 증가하기 때문으로 이 시기의 칼슘 소요량에는 특별한 배려가 필요하게 된다.

이 시기에 축적되는 칼슘량과 내인성 칼슘 손실량의 차이로 인해 1일 약 200밀리그램이 필요하다고 하니까, 장관 흡수율을 고려해서 1일 400밀리그램이 소요량으로 정해져 있다.

초등학교부터 사춘기에 걸친 이른바 성장기의 신체발육은 현저하다.

그러나 성장기의 영양소의 불균형에서 오는 발육부진은 성인이 된 이후 건강상태에 악영향을 끼치는 경우도 있다.

칼슘 소요량은 남성의 경우 13~14세가 가장 높아 1일 900밀리그램인데, 여성은 10~15세 사이가 가장 높아 1일 700밀리그램으로 정해져 있다.

노인의 소요량은 성인과 마찬가지로 1일 600밀리그램이지만 노인이 되면 경구(經口) 칼슘의 장관 흡수율이 저하하기 때문에 양을 늘릴 필요가 있다고 한다.

그러나 노인의 식생활에서는 성인 이상으로 섭취하기가 곤란하므로 성인과 같은 양으로 하고 있다.

더욱이 노인은 뼈 대사에 있어서도 뼈에서 녹아 나오는 칼슘량에 비해 그것을 보충하는 칼슘이 부족해서 마이너스 대사가 일어난다.

이미 알고 있듯이 이 경향은 여성에게서 더욱 현저하게 나타난다.

□ 동양인은 대체로 칼슘이 부족한 편

재일교포로서 동경에서 의학박사로 명성을 얻고 있는 P박사에 따르면 칼슘 섭취율에 관한 한 서양인보다 동양인이 낮은 수치를 보이는 건 사실이라고 한다.

이러한 현실을 감안하면서 정확한 조사자료를 갖고 있는 일본의 통계수치를 P박사의 협조로 소개하고자 한다.

더구나 일본의 식단과 우리나라의 식단은 어느 정도 유사하기 때문에 우리나라 사람들의 칼슘 섭취 상태를 참고하는데 도움이 되리라고 본다.

일본인의 칼슘 섭취 상황은 1950년 이전까지는 매우 적었지만 제2차 세계대전 후의 식생활의 변화에 따라 1965년 정도까지는 비교적 급속도로 증가했다고 한다.

1950년의 1일 섭취량은 200밀리그램이었는데, 그 후 15년 동안에 500밀리그램 가까운 눈부신 증가를 보였다.

하지만 그 후의 증가율은 완만해서 현재 일본인은 평균적으로 식품을 통해 1일 약 531밀리그램(1990년 조사)의 칼슘을 섭취하고 있다.

필요량은 600밀리그램이므로, 그 중의 70밀리그램이 부족 상태가 되어 칼슘만이 소요량에 미치지 못하는 유일한 영양소가 되고 있다는 것이다.

가령 건강한 사람이 1일 530밀리그램의 칼슘을 섭취했다고 한다면 장관에서의 흡수율을 50퍼센트라고 했을 경우, 칼슘의 대사량은 대변 중에 약 100밀리그램, 소변 중에 약 130밀리그래 배설되고 더구나 땀 중에도 약 30밀리그램이 흘러 나와서 모두 260밀리그램이 손실된다.

즉, 흡수량 265밀리그램에 대해 배설량 260밀리그램으로 대사의 균형은 유지되게 된다.

단, 발육기나 임산부 및 고령자의 경우는 반드시 이 원칙이 적용되는 것은 아니다.

성장 발육기에는 균형 유지 외에 뼈 발육을 위한 필요량이 필요하고 임산부의 경우도 태아의 골격 발육 및 수유에 필요한 양을 섭취해야 하기 때문이다.

앞서 말했듯이 일본인의 칼슘원은 옛날에는 잔 생선류가 가장 많았지만 최근 서구화의 경향으로 인한 식생활 형태로 현저하게 변화되었다.

식품 중의 칼슘의 장관 흡수율은 우유 및 유제품이 가장 양호해서 50~55퍼센트를 나타내고 있다.

이어서 흡수율이 높은 것이 어류인데 우유에 비교한다면 3분의 2 정도다.

일본인의 경우, 현재 칼슘을 가장 많이 섭취하는 식품군은 야채류로 이용률은 우유의 2분의 1에서 3분의 1정도라고 한다.

구미인은 가장 효율이 좋은 우유 및 유제품으로부터 4분의 3의 칼슘을 섭취하고 있다.

일본인이 우유 및 유제품으로부터 섭취하는 칼슘의 섭취 비율은 불과 24퍼센트로, 특히 농촌에서는 유류로부터 섭취하는 칼슘량이 적어 그만큼 야채류 및 두류(콩, 두부)에 의존하고 있다.

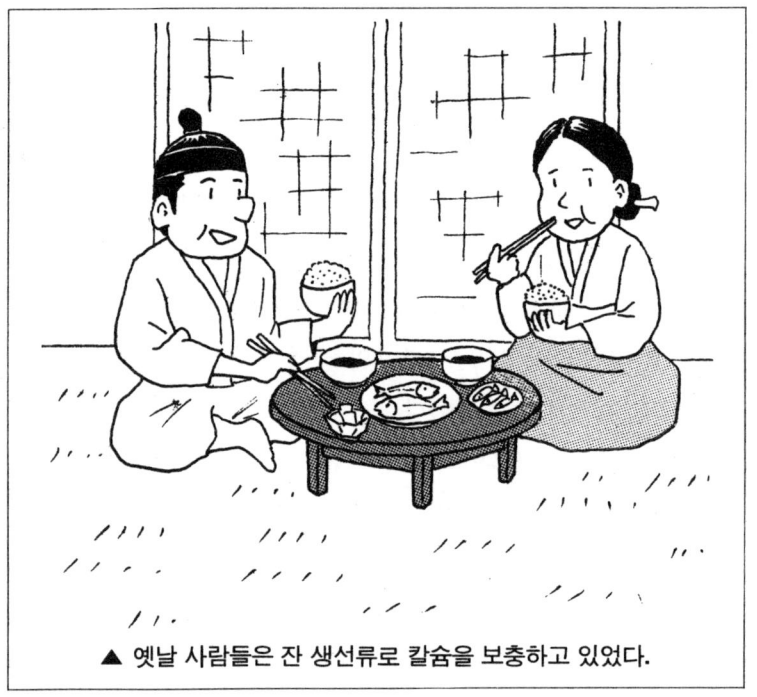

▲ 옛날 사람들은 잔 생선류로 칼슘을 보충하고 있었다.

외국 중에서 칼슘 섭취량이 가장 많은 나라는 아이슬랜드, 스웨덴, 프랑스, 네덜란드의 순인데 모두 1일 1000밀리그램 이상의 수치를 나타내고 있다.

반대로 가장 적은 나라는 방글라데시, 필리핀, 잠비아, 타이, 중국 등의 순이다.

더구나 중국은 일본인의 평균 섭취량의 2분의 1 이하다.

일반적으로 구미 선진국에서는 동물성 식품에서 섭취하는 칼슘의 비율이 높고 아시아, 아프리카 등의 국가에서는 식물성 식품에 의존하는 비율이 높게 나타나 있다.

일본인의 칼슘 섭취량을 국제적으로 비교해 보면 구미 선진국과 개발도상국의 중간에 위치해 있다고 할 수 있다. 성인의 소요량에 대해서도 미국, 구소련, 프랑스, 구서독, 캐나다 등은 1일 800밀리그램으로 정해져 있지만 일본인의 경우는 1일 소요량이 600밀리그램으로 낮게 억제되어 있는 편이다.

따라서 점점 고령화가 진행되고 있는 일본에서는 칼슘 섭취에 대해서 특히 유의할 필요가 있다는 의견이 점점 타당성을 인정받고 있다고 하므로 우리나라는 참고삼을 만하다.

□ 녹미채는 인보다 칼슘이 25배

앞에서 설명한 P박사의 소개에 의하면 일본인의 영양소 섭취 상황은 후생성이 매년 실시하고 있는 '국민영양조사'에 의해 1일 섭취량이 상당히 정확히 산출되고 있다고 한다.

이것은 1949년부터 실시되고 있으며 매년 2만~3만명을 대상으로 연속 3일 동안에 섭취한 식사를 식품별로 기재해서 보고받아 그 섭취식품을 성분표에 근거해 영양가를 산출, 이 수치를 일본인의 평균섭취량으로 발표한다.

그 결과에 따르면 에너지, 단백질, 각종 비타민류는 소요량을 윗돌고 있어 이 점에서는 포화 경향을 보인다고 한다.

하지만 철이 약간 부족하다는 것 외에도 칼슘은 약 10퍼센트나 부족하다는 것이 최근의 조사결과라고 한다.

우리나라 사람들이나 중국, 일본인의 섭취량 부족은 오랫동안의 식습관 때문이라고 생각된다.

칼슘의 장관(腸管) 흡수율 즉, 이용률은 식품 성분으로서 섭취했을 경우, 여러 가지 인자에 의해 좌우되는데 그 중 하나가 공존하는 인과의 비율이다.

이상적인 형태로는 인은 칼슘과 같은 비율이 가장 바람직하지만 허용 범위는 비교적 높아서 인의 함유비는 칼슘의 2배량에서 2분의 1량까지의 범위(칼슘 1대 인 2~칼슘 2대 인 1)라면 이용률은 높다고 한다. 이 비율로 보면 이상적인 식품은 우유 및 유제품이라는 사실을 알 수 있다.

이 사실로부터 매끼 혹은 하루 1개(작은 팩 크기를 기준으로)의 우유나 치즈 1조각이라도 섭취하는 습관을 들이는 것이 칼슘 섭취에 있어서 매우 중요한 점이다.

우리나라 성인층의 경우 우유를 마시는 비율이 매우 낮아서 매일 마시고 있는 사람은 20~40퍼센트에 그치고 있다.

만일 우유를 마실 수 없다면 식단에 우유를 이용하는 지혜가 필요할 것이다.

탈지우유는 우유와 마찬가지로 칼슘과 인의 비율이 좋으므로 뜨거운 물에 녹여서 그대로 마셔도 좋고 튀김옷에 밀가루와 섞어도 좋다.

또는 핫케익이나 여러 가지 부침 등, 연구해 보면 얼마든지 활용 범위를 넓힐 수가 있다.

유제품 이외에는 대두 가공품인 두부에도 칼슘은 많이 함유되어 있다.

참깨는 1회 섭취량은 적지만 함유율은 높으며 말린 정어리, 빙어, 붕어 등의 잔 어류나 꽃새우 등도 칼슘을 많이 함유한 식품이다.

칼슘과의 비율에서 중요한 것은 인인데 인(燐)의 함유율은 식물성 식품의 경우 정백미는 칼슘의 25배, 옥수수는 26배로 대단히 많이 함유되어 있다.

동물성 식품의 경우는 다랑어가 56배, 가다랭이가 28배, 쇠고기와 돼지고기가 48배, 닭고기에는 70배나 함유되어 있다.

문제는 이들 식품은 인을 배설할 때 칼슘도 함께 배설되어 버리기 때문에 칼슘의 이용에 있어서는 바람직한 식품이라고는 할 수 없다.

반대로 인이 적고 칼슘을 많이 함유한 대표적인 식품은 나중에 다루게 될 해조류(海藻類)다.

참고삼아, 1978년에 심장병이나 협심증 등의 허혈성 심질환에 의한 사망률이 식사 중에 함유된 칼슘과 마그네슘의 비율과 관계가 있다는 사실이 판명되었다.

이 마그네슘의 필요량은 칼슘 1일당 약 600밀리그램의 경우, 300밀리그램은 섭취해야 한다는 지적이 있다.

P박사에 의하면 현재 일본인의 마그네슘 섭취량은 1일 평균 200밀리그램 전후로 추정되고 있다는데 조리로 인한 유출이나 손실은 칼슘보다도 마그네슘이 더욱 많다고 하니까 이 점도 주의해야 할 것이다.

마그네슘이 풍부하게 함유되어 있는 식품으로서는 파래, 김, 녹미채, 미역, 다시마와 같은 해조류 외에도 아몬드, 캐쉬

넛츠, 피넛츠 등의 종실류(種實類)다. 여기에는 칼슘 또한 많이 함유되어 있다.

□ 칼슘을 유효하게 살리는 비타민 D 식품

현대인들, 특히 도시인들의 최근 식사 형태의 특징은 가공품의 이용이 많아진 점이다.

원재료를 약간 가공함으로써 칼슘을 비롯한 미량성분이 손실된다. 게다가 레토르트 식품을 포함한 인스턴트 식품류는 가공과정에 식품첨가물이 사용되고 있다.

첨가물 중에는 신선도 유지, 변색 방지 등을 위한 품질관리면에서 인이 인산염의 형태로 사용되고 있기 때문에 가공식품을 많이 이용하면 그만큼 칼슘량을 웃도는 인이 섭취될 가능성이 있다.

인은 물론 중요한 성분 중 하나이지만 칼슘과 같이 특별히 유의하지 않아도 필요량은 섭취할 수 있는 성분이다. 오히려 다량 섭취하면 바람직하지 않다.

인의 섭취량이 1일 200밀리그램 이하라면 칼슘 흡수에 아무런 영향은 없지만 이것을 넘으면 칼슘의 이용률에 영향을 미친다.

칼슘의 이용률과 관계가 있는 또 하나의 성분에 비타민 D가 있다. 체내의 비타민 D는 식품으로 섭취한 것과 피부 표면에 있는 비타민 D의 전구물질(비타민 D가 될 가능성을 가진 물질)이 자외선에 의해 비타민 D가 되는 것, 두 가지가 있다.

따라서 칼슘의 이용률을 높이기 위해서는 성인이라도 적당한 일광욕이 필요하다.

특히 골격이 형성될 시기인 유유아(乳幼兒)부터 성장기에 걸쳐서, 더욱이는 골량이 감소하는 노령기에도 항상 적당한 일광욕은 중요한 비타민 D의 보급원이다.

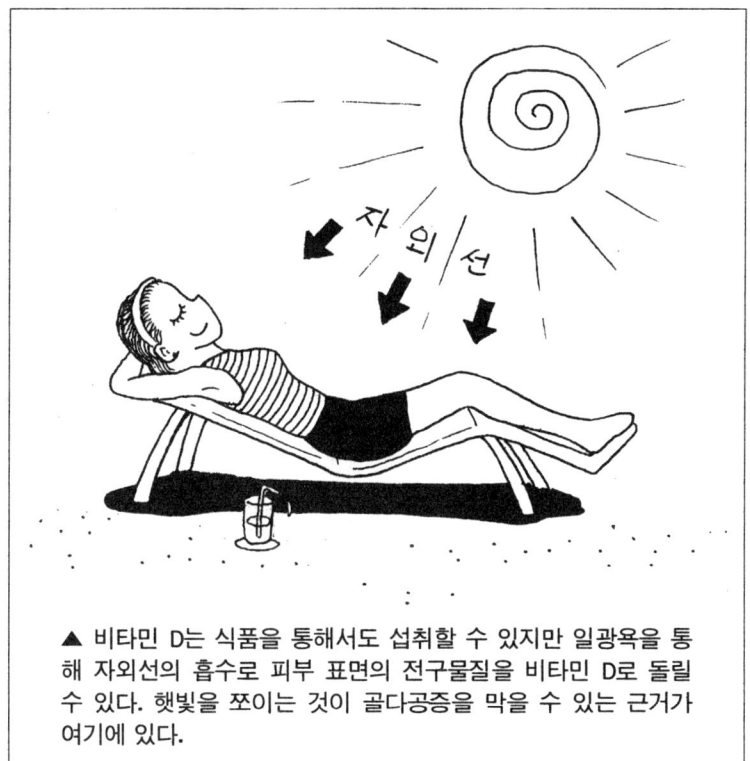

▲ 비타민 D는 식품을 통해서도 섭취할 수 있지만 일광욕을 통해 자외선의 흡수로 피부 표면의 전구물질을 비타민 D로 돌릴 수 있다. 햇빛을 쪼이는 것이 골다공증을 막을 수 있는 근거가 여기에 있다.

피부에서 생긴 비타민 D는 체내에서 다시 간장과 신장에 의해 활성형 비타민 D가 된다.

이 활성형 비타민 D가 호르몬적 작용을 발휘해서 칼슘 대사에 중요한 관여를 하고 있는 것이다.

비타민 D를 많이 함유한 식품의 경우 신선한 어개류(魚介

類)에서는 정어리, 가다랭이 등과 같이 비교적 지방이 많은 생선 및 이들 가공품이다. 그외 소, 돼지의 간장에 많이 함유되어 있다.

이 밖에 칼슘의 이용률에 관여하는 것은 단백질이다. 특히 적당량의 양질의 단백질은 이용률을 높이지만 반대로 너무 단백질이 많으면 칼슘의 이용률을 저하시킨다는 사실을 기억하기 바란다.

보통은 체중 1킬로그램당 1그램의 단백질이 표준으로 되어 있지만 칼슘의 이용률을 저하시키는 고단백질은 체중 1킬로그램당 2그램 이상이 된다.

노인의 경우는 위장 등의 소화기능이 저하될 수 있기 때문에 소화가 잘 되는 식품을 선택해야 한다.

그리고 여러 번 말했듯이, 일광욕도 중요한 포인트다. 만일 식품으로 칼슘을 충분히 보급할 수 없을 때는 건강식품이나 약제로 섭취할 필요가 있다. 이 경우는 천연 소재를 이용한 것으로 더구나 인의 함유량이 적은 것이나 인을 전혀 포함하지 않은 제품이 이상적이다.

그 이유는 식품 중의 칼슘과 달리 단체(單體)의 경우는 인의 존재는 방해가 되기 때문이다. 따라서 활성흡수형의 칼슘 제제(製劑)가 좋을 것이다.

이와 아울러서 천연 칼슘을 충분히 섭취하고 있으면 임신했을 경우 80퍼센트의 확률로 아들을 출산한다는 보고 자료도 있었다. 이것은 체액의 알칼리성화와 관계가 있는 것으로 보여지고 있다.

스트레스나 어깨결림도 칼슘 부족 때문

□ 스트레스에 대한 칼슘의 유효성

현대 생활에서는 스트레스가 없는 생활은 상상할 수도 없다. 스트레스라는 것은 외부로부터 자극을 받아 체내에 얼마간의 '뒤틀림'이 생겼을 경우를 말한다.

이 뒤틀림을 일으키는 생체에 대한 자극을 스트레스라고 부른다.

인간의 생활 중에는 이 스트레스가 무수하게 존재하고 있다.

예를 들면 더위나 추위도 스트레스의 하나다. 이에 대해서 몸 속에서는 정상적으로 유도하는 기능이 즉시 작용한다. 말하자면 스트레스는 몸의 방어반응이기도 한 것이다.

사회 기구나 인간관계가 복잡해지면서 스트레스도 여러 갈래에 걸쳐서 나타나므로 마침내는 몸 속의 대응이 제대로 이뤄지지 않게 되는 경우도 있다.

즉, 큰 뒤틀림이 해소되지 않은 채 남아 버리는 것이다. 이렇게 되면 순조롭게 작동하고 있던 몸 속에 이상한 시그널이

깜박거리게 된다.

그 중 하나로 호르몬의 작용이 있다. 그 뒤를 이어서 여러 가지 효소도 이상을 일으키고 혈액순환에도 영향이 나타난다.

스트레스와 소화기병이라고 하면 흔히 위장병이나 십이지장 궤양을 떠올리는데 이것은 위점막이나 십이지장 점막에 염증 등의 이상이 나타나서 점막에 장애를 일으키고 진행하면 점막 아래의 조직까지 장애가 일어나서 마침내는 소화관에 구멍이 뚫리게 된다(천공).

요즘 일벌레라고 불리는 사람들에게 돌연사를 많이 볼 수 있는데 뇌혈관의 장애로 인한 경우나 심장 장애의 경우도 있다.

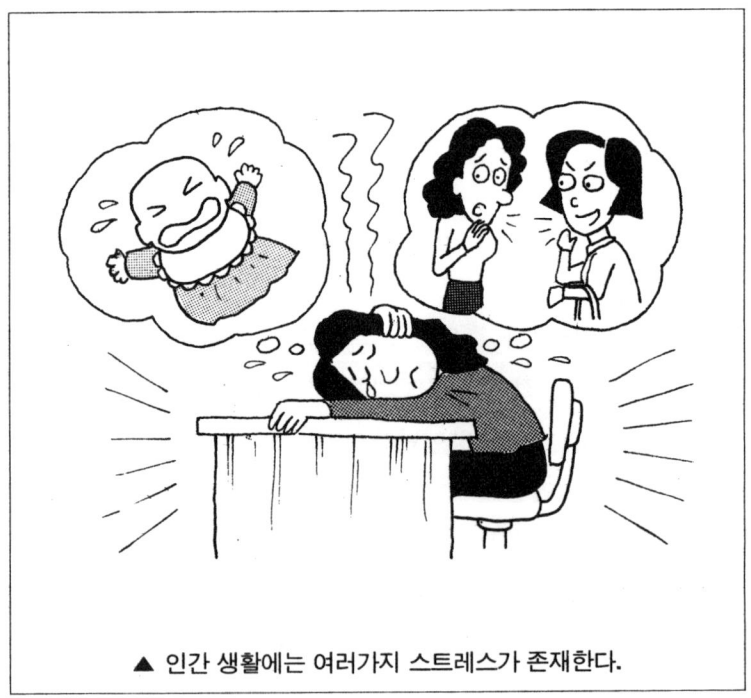

▲ 인간 생활에는 여러가지 스트레스가 존재한다.

특히 심근경색 등은 성격적으로 일 그 자체가 생활의 중심이 되어 여유가 생기면 안절부절 못하고 초조해 하거나 운전 중에 면도를 하는 등, 두 가지의 동작을 동시에 취하는 사람은 반대의 성격을 가진 사람에 비해 심근경색의 발증률이 높다고 한다.

이런 사람의 성격을 'A형 행동패턴'이라고 하는데 이런 종류의 사람은 아마도 항상 스트레스 상태가 이어져서 방어반응이 한계를 넘었을 때에 죽음을 맞게 되리라고 생각한다.

스트레스 상태는 체내의 호르몬에도 변화를 가져와서 호르몬에 지배되고 있는 조직이나 장기에 변조가 나타난다. 알데스테론이라는 호르몬은 부신이라는 기관에서 분비되는데 스트레스가 가해지면 그것에 대응하기 위해 알데스테론의 분비가 증가해서 부신 자체도 비대해진다.

반대로 혈액과 관계가 있는 비장은 혈액순환이 정체한 탓인지 축소된다. 이들 호르몬이나 장기의 변화와 동시에 칼슘의 배설이 촉진된다.

동물(쥐)을 이용한 연구로 스트레스와 칼슘의 상관관계를 실험했다. 쥐를 철망으로 감싸서 수시간 그대로 놓아 두면 확실하게 스트레스 상태가 나타난다.

이것은 혈액 중의 성분이나 위점막의 출혈, 부신의 비대, 췌장의 축소 등으로 확인되지만 스트레스를 가하기 전에 충분량의 칼슘을 공급해 두면 이들 증상의 변화 정도가 매우 적다는 사실이 증명되었다.

이것은 칼슘이 스트레스의 해를 최소한으로 저지하고 있기 때문으로 스트레스에 대한 칼슘의 유효성이 동물실험으로 확인된 셈이다.

□ 칼슘을 섭취하면 스트레스에 대한 저항력이 증가

스트레스는 어디에나 있어서 한랭, 화상, 세균감염 등과 같은 물리적, 생리적인 요소뿐만 아니라 오늘날처럼 사회생활이나 사회구조가 복잡해짐에 따라서 가정이나 직장 등에서도 심리적인 스트레스를 많이 받을 수 있다.

주체가 스트레스의 자극을 받으면 하수체 전엽-부신피질이 반응해서 방어기능이 작용한다. 그때 생체에서는 시간의 경과와 함께 순차적으로 3가지의 반응이 나타난다.

첫째는 경고반응 시기다.

급격하게 강한 스트레스의 자극으로 충격을 받은 생체는 체온이나 혈압, 혈당치가 내려가고 신경계통의 활동은 억제되며 근육은 이완 경향을 보인다. 이 충격으로부터 차츰 회복되면서 체온, 혈압, 혈당치는 상승된다.

둘째는 저항기다.

이 시기에는 같은 스트레스에 대해서는 적응해서 안정되어 있어도 스트레스가 더욱 계속되면 그 이상의 적응상태가 불가능해진다.

셋째는 피로의 시기다.

이 시기가 되면 체온은 내려가고 흉선 등의 림프절은 위축하고 부신피질의 기능도 저하해서 결국에는 죽음에 이른다.

그래서 쥐를 이용해서 스트레스와 칼슘 대사에 대해 실험해 보았다.

　이번 실험은 쥐한테 별다른 체압(體壓)이 가해지지 않을 정도로 철망 안에 넣어서 그대로 12시간의 구속 스트레스를 주어 실시했다.

　그 결과 혈중 칼슘이 현저하게 줄어들었다는 사실을 알 수 있었다. 아마도 소변 중에 배설되었을 것이다. 또한 흉선, 비장도 축소해 있음이 확인되었다. 그 외, 위벽에는 출혈반(出血斑)이 발견되었다.

　이런 이유로 스트레스를 받으면 혈중 칼슘량이 감소하고 알데스테론이 증가한다. 이 알데스테론은 부신에서 분비되는 호르몬으로 스트레스에 대항하기 위해 몸의 긴장상태를 높이는 작용이 있다.

　이와 같이 비록 동물실험이지만 스트레스 부하(負荷)로 흉선(胸線)과 림프절의 위축과 위궤양의 3가지 징후가 확인되었다.

　인간의 예에서도 아주 평범한 식사를 하고 있는 사람에게 급격히 스트레스를 가하면 분명히 이것과 같은 이상이 발생하고 있다.

　그것에 비해 칼슘을 충분히 섭취하고 있던 사람은 같은 스트레스를 부하했을 때, 스트레스에 대한 저항력이 대단히 컸다.

　또한 스트레스가 순환기계에 영향을 미쳐서 고혈압, 허혈성 심질환에 이르는 사실도 알게 되었다.

　허혈성 심질환의 원인 중 하나는 칼슘 대사의 이상으로 뼈로 흡수된 칼슘이 혈관조직에 침착(沈着)하는 것이라고 한다.

위의 사실로부터 스트레스를 강력하고도 지속적으로 혹은 자주 받으면 몸 여러 곳에 갖가지 변조를 초래한다는 사실을 알 수 있다.

혈중 칼슘량의 저하도 그 중 하나이지만 그것이 전체 칼슘 대사에 이상을 가져와서 뼈 대사 이상을 거쳐, 동맥경화 등 허혈성 질환의 유인(誘因)이 될 가능성도 부정할 수가 없다.

□ 스트레스에 관계하는 칼슘 파라독스

이미 칼슘 파라독스에 대해서는 간단히 언급했지만 이 메카니즘을 조금 더 자세히 알아 보자.

혈중 칼슘이 부족하면 뼈가 물러져서 골다공증에 걸린다는 사실은 이미 알고 있을 것이다.

그리고 스트레스도 또한 혈중 칼슘 부족이 원인이 된다는 사실은 앞에서 말한 바와 같다.

일반적으로 칼슘이 부족하면 초조해지고 칼슘의 혈중 농도가 높아지면 이 초조해짐은 해소된다고 한다. 이와 같이 스트레스와 혈중 칼슘은 상당히 깊은 관계가 있는 것 같다.

콜레스테롤에 착한 역과 악역(惡役)이 있듯이 혈중 칼슘도 마찬가지다.

착한 역할을 하는 칼슘은 장관에서 흡수된 칼슘이고 악역 칼슘은 뼈에서 녹아 나온 여분의 칼슘이다.

악역으로 불리는 뼈에서 녹아 나오는 칼슘은 반드시 필요량 이상 녹아 나오지만 그 여분이 다시 뼈로 되돌아가는 법은 없다.

그래서 이것이 혈관벽이나 각 부위의 세포 속으로 들어가서 동맥경화를 일으키거나 세포를 노화시키는 것이다. 뇌혈관에 침투하면 뇌졸중, 심장 혈관에 침투하면 심근경색의 원인도 된다.

그렇다면 어째서 스트레스를 받으면 혈중 칼슘이 감소하느냐 하면, 스트레스가 가해지면 조기에는 아드레날린, 장기간에 이르면 부신피질 스테로이드라는 호르몬이 분비된다.

이 호르몬은 약간의 생리작용이 있는 한편, 칼슘을 체외로 배설해 버린다는 작용도 갖고 있다.

칼슘 파라독스의 메카니즘은 스트레스가 가해져서 혈중 칼슘 농도가 저하하면 제일 먼저 신장으로부터의 칼슘의 배설을 정지시켜서 칼슘의 항상성을 유지하려고 한다.

이 단계에서 칼슘을 충분히 섭취하고 있는 사람은 장관으로부터의 흡수로 보충할 수가 있다.

하지만 대부분의 사람은 칼슘의 섭취량이 적기 때문에 이것은 거의 바랄 수가 없다.

스트레스가 더욱 계속되면 혈중 칼슘은 점점 더 부족해지기 때문에 이것을 보충하기 위해서 부갑상선 호르몬이 작용하여 뼈의 칼슘을 녹여내 혈중 칼슘의 농도를 높이는 것이다. 바로 이 칼슘이 소위 말하는 악역 칼슘이다.

이 때, 뼈에서 녹아 나오는 칼슘의 양은 필요 이상이 되는 경우가 보통이다. 그리고 여분의 칼슘이 세포로 들어가서 여러 가지 장애를 일으키는 것이다.

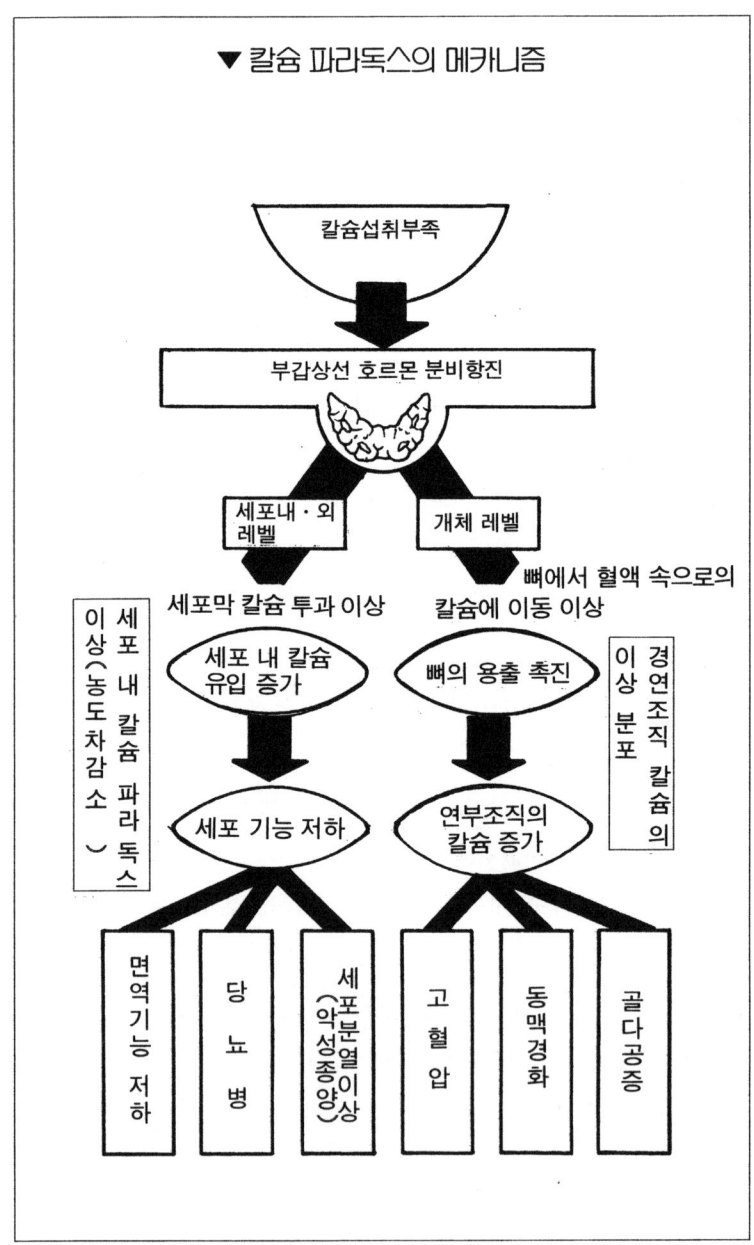

□ 어깨결림도 칼슘 부족에서 비롯

어깨결림은 우리나라 사람들 특유의 증상이라고도 할 수 있기 때문에 대부분의 사람이 어깨가 결리는 증상을 느꼈거나 느끼고 있을 것이다.

우리의 근면성과의 관계는 잘 모르겠지만 미국인에게 어깨결림이라는 말을 물어봐도 어깨가 결리는 것은 물론, 어깨결림 그 자체를 이해조차 못한다고 한다.

어깨결림은 일종의 혈액순환장애로, 특히 목 주변이나 상배부(上背部)의 가는 혈관의 혈액순환이 나빠지기 때문에 일어난다고 한다.

이것도 역시 여성한테 많은 것이 특징이다. 혈액의 순환이 순조롭지 못한 까닭은 혈관이 가늘어지기 때문이지만 그것도 혈관 자체가 가늘어지기 때문이 아니고 조직 등의 압박이 혈관에 가해지기 때문이다. 이것은 칼슘이 혈관에 달라붙는 하나의 신호가 아닐까 생각하면 이해하기 쉬울 것이다.

실험적으로 조직 세포 속에 칼슘을 투여하면 세포는 수축을 일으킨다.

이 수축은 세포 속의 물을 흡수해 버린다는 뜻이 아니고 삼투압 현상으로 세포 속의 수분을 밖으로 내보내 버리므로 그 결과 세포 자체가 수축해 버린다는 의미이다.

이것과는 반대로 부갑상선 호르몬의 작용으로 뼈에서 녹아 나온 칼슘이 혈액 중에 흘러 넘치면 이것이 세포 속으로 들어가서 장애를 일으키게 되는 것이다.

삼투압이란, 예를 들어 담수(용매)와 염수(용질)를 반투막으로 가로막아 놓고, 담수가 반투막을 지나서 바닷물 속으로 퍼져 나가는 현상을 삼투라고 한다. 세포막이나 방광막은 반투막의 성질을 갖고 있다.

혈관 세포로 칼슘이 들어가면 그 혈관 전체가 수축을 일으키기 때문에, 특히 가는 혈관에서는 순환장애를 일으켜 버려서 등 윗쪽이나 머리 등에 충분한 산소가 공급되지 못하게 되어 어깨결림이나 두통이 발생하게 된다.

이렇게 되면 아마 혈압도 높아져서 이른바 고혈압 현상이 생긴다. 고혈압 치료약 중에 칼슘 길항제라는 약이 있는데 이것은 혈관 속에 칼슘이 침착하는 것을 억제하는 작용을 갖고 있다.

큰 동맥, 예를 들어 대동맥이라든가 뇌저동맥, 심장의 관상동맥 등은 고혈압과 직결되는 칼슘이나 지방이 들어와서 침착하여 동맥경화를 일으켜서 짓무르기 쉬운 혈관이 되지만 좀더 가는 동맥의 경우는 칼슘은 들어와도 지방은 들어오지 않는다. 우리들의 몸에는 그런 구조가 있어서 가는 혈관이 짓무르는 법은 없다. 혈관에는 그 부분에 따라 그런 선택성이 있는 것이다.

따라서 큰 동맥에 발생하는 경화(硬化)는 고혈압과 직결되어서 심근경색이나 뇌출혈 등의 중대한 질환으로 이어진다. 한편 가는 혈관에서 발생하고 있는 경화 현상은 어깨결림이나 요통 등을 일으키게 된다.

어깨결림을 해소하는 방법은 칼슘을 좀더 많이 섭취하는 것이다.

칼슘 부족이 계속되면
이런 성인병이 찾아 온다

□ 여러가지 성인병도 칼슘 부족에서 발생

인간의 일생 중에서 정신활동이 가장 충실한 연대는 30대부터 40대라고 한다.

이것은 많은 위대한 사람들이 생애 최고의 업적을 이룬 연대로부터도 입증되고 있다.

한편, 체력에 대해서는 갖가지 설이 있는데 여러 가지 계측 데이타를 토대로 조사해 보면 25세 정도가 절정기로, 그 이후는 조직과 장기가 미약하지만 쇠약해져 간다. 즉 노화의 방향으로 나아가는 것이다.

성인병이라고 불리는 질병의 대부분은 30, 40대부터 그 징후가 나타나며 그 대부분은 사망의 원인이 되는 병으로 진전해 간다.

성인병이라고 불리고 있는 질병 중에는 동맥경화증, 고혈압증 등의 순환기 장애, 간경변, 당뇨병, 류마티즘, 백내장, 악성 종양(암 등) 및 **뼈**가 물러지는 질환 등도 포함되어 있다.

이들 성인병은 유전이나 체질 등에 의한 것도 있지만 가장 큰 원인은 환경인자와 밀접한 관계를 갖고 있음은 분명하다. 가까운 환경인자로서는 매일의 식사, 직업, 운동량, 스트레스, 기호품으로서의 술, 담배, 자극물 등을 생각할 수 있다.

요즘들어 문제가 되는 것은 성인병 연령의 저연령화로, 젊은 연령층에서 발병(發病)을 볼 수 있어 사회적인 문제가 되고 있다.

주요 원인은 특히 세 끼 먹는 매일의 식사나 근대사회의 생활양식 그 자체가 성인병에 잘 걸리게 되는 이상한 상태라고 할 수 있다.

소년기부터의 고지혈증이나 당뇨병의 발증이 증가 경향에 있다는 사실이 이것을 뒷받침하고 있다.

성인병 연령을 저연령화시켜서 젊은층의 발병에 큰 영향을 주고 있는 것이 아찔할 만큼 변화하는 환경인자와 밀접한 관계가 있음은 분명하다.

이들 요인 외에 근래 재평가되어 온 것이 칼슘 부족으로 인한 여러 가지 성인병이다.

동맥경화와 고혈압은 종래부터 대표적인 성인병으로 손꼽혀 왔다.

동맥경화는 혈관에 지방 외에 반드시 칼슘이 달라붙어서 그 표면을 '석회화'한다고 표현할 정도로 칼슘과 깊은 관계가 있다.

따라서 칼슘의 과잉섭취는 오히려 동맥경화를 조장한다고 생각했었다. 그런데 이것은 체내의 칼슘이 부족하기 때문에 일어나는 증상이므로 음식물 등을 통해 칼슘을 보충하면 경화현상에 좋은 영향을 주게 된다.

다음에 칼슘 부족으로 인해 일어나는 성인병 중, 대표적인 것을 몇 가지 들어 보기로 한다.

□ 칼슘 부족에 의한 성인병①-동맥경화

동맥경화와 고혈압은 대표적인 성인병이라고 해서 전신의 장기에 영향을 주기 때문에 그 진행과 더불어 각 장기는 중대한 증상을 보인다.

동맥경화란 심장에서 보내진 신선한 혈액을 전신의 조직이나 장기에 빠짐없이 공급하기 위한 혈관인 동맥의 안쪽(동맥벽)에 지방이 침착하거나 섬유화(딱딱해진다)가 일어나는 질환

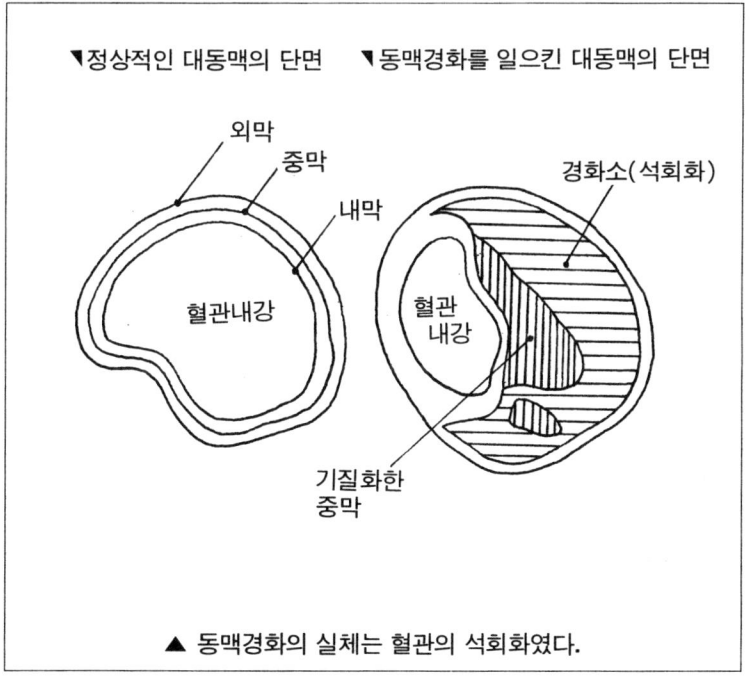

▲ 동맥경화의 실체는 혈관의 석회화였다.

이다.

　동맥의 표면은 원래 부드럽고 매끄러웠는데 딱딱해지고, 또한 표면이 울퉁불퉁해져 버린다(그림 참조).

　동맥은 고무처럼 매우 탄력성이 우수해서 그 탄력성으로 심장으로부터 혈액이 대량으로 보내져 왔을 때는 크게 부풀고 혈액량이 적어지면 오므라드는 기능을 갖고 있다.

　하지만 내벽에 지방이 침착하거나 섬유화가 일어나면 혈관은 탄력성을 잃어 대량의 혈액을 통과시킬 수가 없게 된다.

　또한 혈액의 흐름에 의한 자극으로 내벽에 상처가 나서 혈관이 찢어지는 경우도 있다.

　동맥경화를 가장 빨리 볼 수 있는 부위는 심장의 근육에 혈액을 공급하고 있는 관상동맥이다. 이 동맥경화가 진행하면 무서운 협심증에서 심근경색으로 병상이 진행된다.

　이 병변은 고연령화에 따라 빈도나 지방 침착의 면적이 넓어지는데 젊은이에게도 상당히 병변(病變)이 진행해 있는 예도 있다. 보고 예에 따르면 이미 10대에 출현한 것도 있다.

　동맥경화의 원인은 혈액 중의 지방이 이상하게 증가하는 고지혈증이나 고혈압증, 비만, 당뇨병 등을 들 수 있다. 이 밖에는 스트레스, 담배 등도 관계가 있다.

　경화한 동맥은 쓰레기 등이 쌓인 하수관처럼 내강(內腔)이 좁아져 버린다. 혈관에 부착해 있는 물질은 지방 외에 반드시 칼슘이 존재하고 있다.

　동맥경화의 진행과정에서 이 상태를 석회화(石灰化)라고 표현하는 경우가 있는데 이 표현에서도 잘 알 수 있듯이 경화상태가 진행하면 오히려 칼슘이 더 많아져서 그에 따라 표면뿐만 아니라 혈관 그 자체가 매우 딱딱해진다.

동맥경화는 연령과 더불어 진행한다고 하지만 동맥벽의 칼슘량이 연령과 함께 증가하고 있다는 사실을 알게 되었다. 이로 인해 동맥경화의 첫 계기가 칼슘이라는 사실을 알 수 있다.

실제로 61~65세의 환자 200명의 동맥의 탄력성과 뼈에 함유되어 있는 칼슘의 양을 측정한 보고에 따르면 동맥의 탄력성이 크게 저하해 있는 사람일수록 뼈 속의 칼슘량이 적었다고 한다.

이 사실로부터도 뼈에서 녹아 나온 칼슘이 혈중에서 동맥경화를 촉진하듯이 작용하고 있음을 알 수 있다.

이상하게 증가한 혈관 표면의 칼슘이 지방을 불러들여서 차츰 표면을 요철화시키는데 이 상태가 더욱 칼슘의 침착을 도와 동맥경화를 진행시키는 것이다.

이와 같이 동맥에 침착하는 칼슘은 모두 뼈 속에서 동원된 칼슘이다.

이것은 이미 말했듯이 경구(經口) 칼슘의 섭취 부족으로 인해 부갑상선 호르몬이 작용하여 그 대체로서 뼈의 칼슘이 동원되고 있기 때문이다.

따라서 고지혈증이나 비만 등이 동맥경화의 원인이라고 생각되고 있지만 이 밖에 경구 칼슘의 부족이 동맥경화의 진행에 큰 영향을 미치고 있다고 할 수 있다.

이 동맥경화는 종래는 성인병의 대표적인 질환이었지만 요즘은 초등학생 때부터 이미 그 징후를 나타내는 수도 있어서 성인병의 저연령화라는 충격적인 사태도 보고되고 있다.

그렇다고 해도 어째서 칼슘이, 동맥에, 어떤 경로로 모이는 것인가 하는 점은 의문이다.

먼저 골다공증을 일으키고 있는 사람이나 그런 경향이 있는 사람은 비교적, 동맥 표면의 평활성(平滑性)을 잃고 있다는 경향에서 호르몬과 상관관계를 생각할 수 있다.

골다공증 그 자체는 뼈에서 칼슘이 녹아 나와 버리기 때문에 그 녹아 나오는 것과 호르몬, 이 경우는 부갑상선 호르몬이 관계해서 녹아 나온 칼슘이 동맥의 세포 내에 침착하는 것이 아닐까 생각된다.

그것과 거의 병행해서 스트레스에 의한 초조함이 역시 동맥경화와 관계가 있다.

칼슘의 침착으로 인해 혈관이 가늘어지면 혈류를 방해해서 동맥경화나 고혈압을 일으키고 최악의 경우는 돌연사까지 이어질지도 모른다.

어린이 골절이 많다든가, 등교 거부의 문제, 폭력사건의 문제 등은 크건 작건 스트레스와 관계가 있다고도 한다.

신경의 흥분성은 반드시 칼슘만의 문제는 아니지만 뼈가 약해진다든가 뼈가 잘 부러지는 점과 관련지으면 역시 칼슘과 깊은 관계를 갖고 있지 않을까 싶다.

□ 칼슘 부족에 의한 성인병②-고혈압

동맥 내를 흐르는 혈액이 동맥벽에 나타내는 압력을 혈압이라고 하는데 이 혈압이 일정 수치 이상을 나타내는 증상을 고혈압이라고 한다.

혈압의 수치에는 개인차가 있고 더구나 나이를 먹을 때마다 조금씩 상승하는 것이 보통이다.

혈압 상승에 따라서 각종 장기에 장애가 나타나는데, 특히 현대인의 사망 원인에서 수위를 차지하는 뇌출혈이나 뇌경색 등의 뇌혈관 질환을 일으키는 가장 중요한 인자가 바로 이 고혈압이다.

심장의 펌프작용으로 심장에서 보내진 혈액은 심장의 압력으로 말초혈관에까지 흘러간다.

그 혈액에 의해 운반된 갖가지 성분이 각 조직이나 장기에 보내져서 생명현상이 영위되고 있다.

심장에서 동맥에 혈액을 보낼 때, 심장은 최고로 수축한다. 그 수축의 기세로 말초혈관까지 혈액이 보내지는데 이 때에 동맥벽에 가해지는 압력을 수축기 혈압(일반적으로는 최고혈압)이라고 한다.

전신을 순환한 혈액이 정맥을 지나서 다시 심장으로 되돌아올 때까지, 심장은 수축에서 확장으로 이행해서 심장은 혈액으로 채워진다.

이 때의 혈압을 확장기 혈압(일반적으로는 최저혈압)이라고 한다.

혈압의 조절은 주로 교감신경이나 부교감신경 등의 자율신경이 담당하는데 그 밖에 체내의 혈압을 상승시키는 물질과 하강시키는 물질과의 길항(拮抗)작용에 의해 조절되고 있다.

이들 물질은 신경의 흥분이나 운동 등에 의해 영향을 받기 쉬운 점 때문에 혈압도 쉽게 변한다.

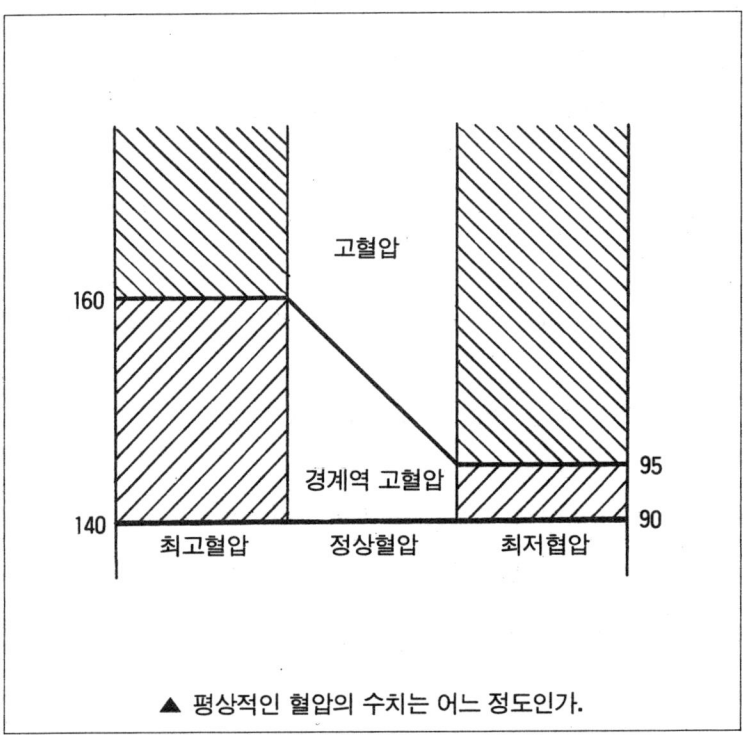

▲ 평상적인 혈압의 수치는 어느 정도인가.

 이들 상태가 평정을 되찾으면 혈압도 다시 안정된다. 하지만 혈압의 높은 레벨이 오랫동안 계속되면 고혈압증 진단을 받게 된다.
 그럼, 어디부터를 고혈압으로 하느냐 하는 문제인데, 이것에 대해서는 종래부터 논의가 있었다.
 현재는 뇌혈관 질환의 위험이 있는 혈압을 기준으로 생각하고 있다는 WHO(국제보건기구)의 정의가 일반적으로 이용되고 있다.

그것에 따르면 최고 혈압이 160mmHg이상, 최저 혈압이 95mmHg 이상을 나타내면 고혈압이라고 하고 있다.

더구나 각각에 경계역(境界域) 고혈압이 마련되어 있다. 또한 고혈압증 중, 원인불명의 것을 본태성 고혈압증이라고 해서 전체 고혈압증의 약 80퍼센트를 차지하고 있다.

이에 반해, 일정한 원인으로 고혈압이 발생하는 경우를 2차성 고혈압증이라고 부른다.

이 2차성 고혈압증 중에서 가장 많은 것이 신장(腎臟)의 장애로 인해 발병하는 신성 고혈압증이나 호르몬 분비의 이상으로 인한 내분비성 고혈압증이다.

어쨌든 고혈압에 이어서 일어나는 뇌출혈 등의 중대한 병을 유발하는 원인이 되므로 공포의 대상이 되고 있다.

종래 일상적인 식생활은 식염의 섭취량이 많고, 단백질이 적은 식습관 때문에 나이가 먹으면서 체질적으로 고혈압증에 걸리는 경향을 보이는 것으로 생각되어 왔다. 식염의 과잉섭취로 고혈압을 일으킨다는 사실은 많은 역학조사연구에 의해 확인되었다.

또한 감염(減鹽)운동으로 인해 식염 섭취량이 줄어듦으로써 고혈압증이 많이 줄어들었다는 사실로부터도 위의 연구결과들이 실증되고 있다.

하지만 감염을 절실히 느끼고는 있어도 생리적으로 필요하다고 생각되고 있는 식염의 양을 훨씬 넘고 있는 것이 현실이다.

그래도 요즘 식생활의 경향은 고혈압 체질을 개선하는 방향으로 움직이고는 있는데 앞으로도 감염에 대한 노력은 더욱 필요할 것이다.

식염의 과잉이 혈압에 끼치는 영향은 복잡하지만 그 중 하나는 소변으로 배설되기 전의 체내 수분량을 증가시킴으로써 심장을 지나는 혈액량을 늘려서 그 결과 펌프작용으로서의 심장의 부담을 증가시키게 되어 혈압을 상승시킨다는 것이다.

보통 인간의 체내를 순환하고 있는 혈액량은 체중의 13분의 1이다.

가령, 체중이 55킬로그램인 사람은 약 4.2리터의 혈액을 보유하고 있는 셈이 된다.

혈액 중의 염분 농도는 항상 일정하게 유지되고 있지만 가령 식염 섭취가 장기간에 걸쳐서 과잉이 되면 혈액 중의 염분 농도도 높아지기 때문에 이것을 묽게 하기 위해서 혈액 중에 수분이 들어온다. 그리고 결과적으로 혈액량이 증가해서 심장의 부담이 더해지게 되는 것이다.

또한 식염의 성분 중 하나인 나트륨이 다량으로 있으면 배설때 체내의 칼슘도 같이 빠져 나가 버린다.

그렇게 되면 혈액 중의 칼슘이 저하하기 때문에 정상치로 되돌아가려고 부갑상선 호르몬의 도움을 빌어 뼈 속의 칼슘을 녹여서 혈액 중의 칼슘량을 일정하게 유지하게 된다.

이때 여분으로 녹아 나온 칼슘은 혈관 세포에 침착해서 혈관을 경화시켜서 탄력성을 잃게 만들어 버리는데 이것이 동맥경화의 과정이다.

특히 조직이나 장기와 직접 닿아 있는 말초의 가는 혈관에 이런 경화가 나타나면 그 조직이나 장기에까지 혈액이 미치지 않게 되어 조직의 죽음을 부르게 된다.

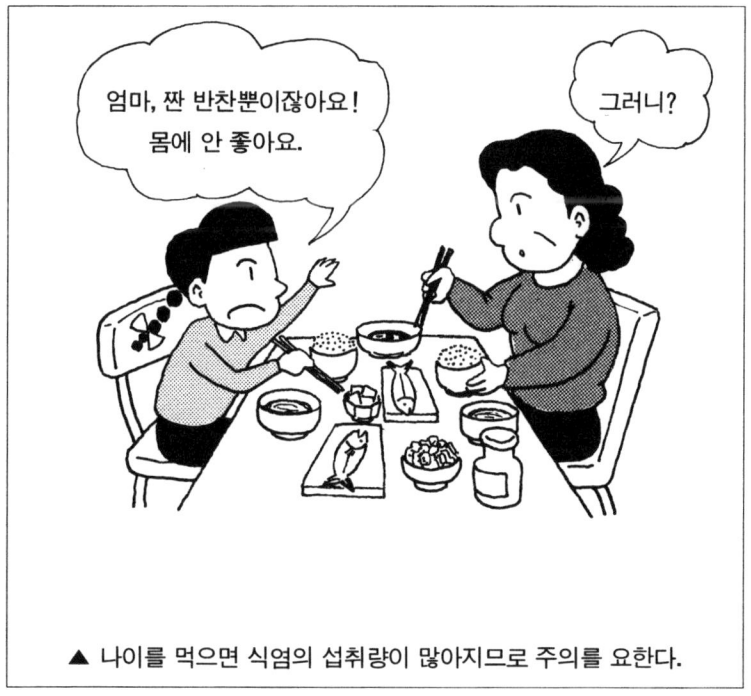

▲ 나이를 먹으면 식염의 섭취량이 많아지므로 주의를 요한다.

만일, 심장의 관상동맥이라면 심근경색이 되고, 뇌 혈관에 발생하면 뇌경색이 되는 가장 위험한 질병이다.

이런 까닭에 경구(經口) 칼슘의 섭취 부족은 혈액순환에 끼치는 악영향으로서 주목받고 있는 것이다.

□ 칼슘과 단백질로 혈압의 상승을 저지

칼슘과 혈압의 관계에 대해서는 칼슘을 많이 섭취하면 혈압이 내려간다는 설과 양자 사이에는 별 관계가 없지 않을까 하는 설이 있다.

그러나 칼슘과 단백질을 함께 섭취하면 혈압의 상승이 억제되어 뇌졸중을 예방하는 효과가 있음이 WHO(세계보건기구)가 전세계의 학자로 하여금 조사한 보고를 통해 증명되고 있다.

일본의 교토대학에서 의학 분야 연구팀의 일원으로 있는 이에모리 교수의 발표에 따르면 이 조사방법은 우선 각 지역에서 50~54세의 남녀를 100명씩 무차별적으로 선정해서 혈압과 영양상태에 대한 조사부터 착수했다고 한다.

이렇게 해서 얻어진 데이타 중에서 매우 흥미로웠던 점은 아프리카 마사이족의 사례이다.

그들은 식염을 사용하는 습관이 전혀 없고 주요 영양공급원인 우유를 하루 3~10리터나 마시기 때문에 거의 고혈압이 없었다.

반대로 같은 아프리카라도 탄자니아의 다르에스살람이라는 대도시에서는 약 40퍼센트 가까이 고혈압이 발견되었다.

마사이족 사람에게 고혈압이 적었던 데에는 역시 칼슘이나 단백질이 풍부한 우유를 다량으로 마시고 있는 식습관이 크게 기여하고 있는 것으로 보여진다.

또한 중국에서는 광주(廣州), 상해(上海), 북경(北京), 석가장(石家莊), 투르판, 라사의 6개 지역에서 조사가 이루어졌다.

그 중 광주, 북경과 같은 해안부와 투르판에서는 모두 고혈압 환자가 대단히 적고 북경, 석가장, 라사 등의 내륙부에서 고혈압이 많다는 경향을 볼 수 있었다.

이런 혈압차는 영양상태에 있다. 식염의 나트륨은 혈압을 올리는 요인이 되는데 세계적으로 봐도 나트륨의 섭취량이 많은 지역일수록 혈압이 높고 적은 지역일수록 낮은 경향을 볼 수 있었다.

또한 생선이나 야채, 과일을 먹어서 칼슘이나 단백질, 칼륨의 섭취량이 많은 지역일수록 혈압은 낮고, 적은 지역일수록 높은 경향을 보이는 사실이 확인되었다.

그 중에서도 중국의 경우에는 칼슘의 섭취량과 혈압 사이에 예상도 하지 못했을 정도의 명확한 상관관계가 확인된 것이다.

예를 들어 광주(廣州)와 라사의 영양상태를 비교해 보면 알 수 있다. 해안부인 광주(廣州)는 해산물이 풍부해서 어개류로(魚介類)부터 단백질이나 칼슘을 충분히 섭취하고 있고 식염 섭취량도 1일 5.7그램으로 이상적인 양이다.

해발 3,800미터에 위치한 라사는 그 혹독한 자연조건과 종교상의 이유로 생선은 일체 먹지 않는다. 그 때문에 단백질이나 칼슘의 섭취량은 적다.

게다가 매일 소금이 들어간 차를 마시기 때문에 1일 15~16그램의 식염을 섭취하고 있다.

그럼, 내륙부에 있으면서도 왜 투르판에서는 고혈압이 적었느냐 하면, 저지대이기 때문에 물이 모이기 쉬운데다가 사막 밑에 가로로 구멍을 파고 수십킬로나 떨어진 앞산에서부터 지하수를 끌어오고 있었기 때문이다.

사실 지하를, 긴 거리에 걸쳐서 흘러오는 물에는 칼슘을 비롯한 미네랄이 풍부하게 함유되어 있었던 것이다.

 단순히 하늘에서 내려오는 빗물은 증류수로 칼슘은 전혀 함유되어 있지 않다.

 강물에 칼슘이 있는 것은 산에 내린 비가 흙 속을 지나서 나무 뿌리나 풀 뿌리를 헤치고 계곡에 모일 때, 흙 속의 칼슘을 녹여서 운반해 오기 때문이다. 따라서 토양의 성질은 강물의 칼슘 함유량과 매우 깊은 관계가 있다.

 그 점에서 일본 토양의 경우 대부분이 화산재로써 산성토양이라고 해서 칼슘을 별로 함유하고 있지 않다. 이것이 투르판과 다른 점이다.

 당연히 투르판의 물을 먹으며 자라는 야채나 과일에는 미네랄이 많이 함유되어 있다. 따라서 투르판 사람들은 광주(廣州)에 못지 않게 풍부한 칼슘을 섭취하고 있었던 것이다.

 이상과 같은 조사의 전체적인 결론으로 이에모리 교수는 아직 논의의 여지는 있지만 칼슘과 단백질을 동시에 섭취하고 있으면 혈압을 정상으로 유지할 수 있음과 동시에 건강한 장수의 생활이 가능하다는 사실이 증명되었다고 하고 있다.

 우리 음식은 전통적으로 염분이 많고, 특히 나이를 먹으면서 맛을 잘 모르게 되어 자칫 염분을 많이 섭취하기 쉬워진다. 말할 필요도 없이 식염은 신장에서 소변 속에 배설될 때, 칼슘을 같이 데리고 나가기 때문에 너무 많이 식염을 섭취하면 칼슘이 부족해진다.

 단백질도 서양인들처럼 극단적으로 과잉 섭취하면 신장에 부담을 주어 칼슘을 소변 속으로 버리는 작용이 있으므로 주의해야 하겠다.

□ 칼슘 부족에 의한 성인병③ - 간경변

간경변(肝硬變)은 여러 가지 원인에 의해 생긴 간장 질환이 막바지에 이른 병태(病態)다.

원래 간장은 소화기계에 속하는, 체내에서 가장 큰 내분비선으로 그 작용은 담즙의 생성, 영양물의 대사·저장, 독물분해, 혈액저장 등 다양하다.

간경변의 원인은 구미(歐美)에서는 50퍼센트가 알콜의 과음에 의한 것이라고 하지만 일본이나 동남아계에서는 약 80퍼센트가 바이러스성 간염이 완치되지 않은 채 만성화해서 간장의 모든 세포가 그 기능이 저하되어 간 조직 전체가 굳어지기 때문에 생긴다고 보고 있다.

그러나 동남아계(우리나라를 포함한)에서도 요즘은 알콜성 간경변이 차츰 증가 추세를 보이고 있으므로 주의가 필요할 것이다. 여성의 경우는 남성의 3분의 1의 음주량으로 간경변이 된다고 한다.

하지만 바이러스성 간염에 걸렸을 경우 점점 진행해서 만성 간염이나 간경변, 더욱이는 간암으로까지 되어 버리는 사람도 있지만 같은 간염에 걸려도 비교적 빨리 가벼울 때 치료되어 버리는 사람도 있다.

이와 같은 차이는 주로 유전적 체질, 특히 면역에 관한 유전에 의한 바가 크다는 사실을 알게 되었다.

알콜을 아무리 마셔도 전혀 간장이 나빠지지 않는 사람과 조금밖에 마시지 않았는데 나빠지는 사람이 있는 것도 면역 작용의 유전적인 차이에 의한 바가 크다.

즉, 알콜을 마셔서 일부의 간장 세포가 상하는 데까지는 같지만 면역기능이 강한 사람은 상한 세포와 같이 다른 간장 조직도 함께 파괴시켜 버린다고 하는 과도한 작용이 간 장애를 진행시키고 마는 것이다.

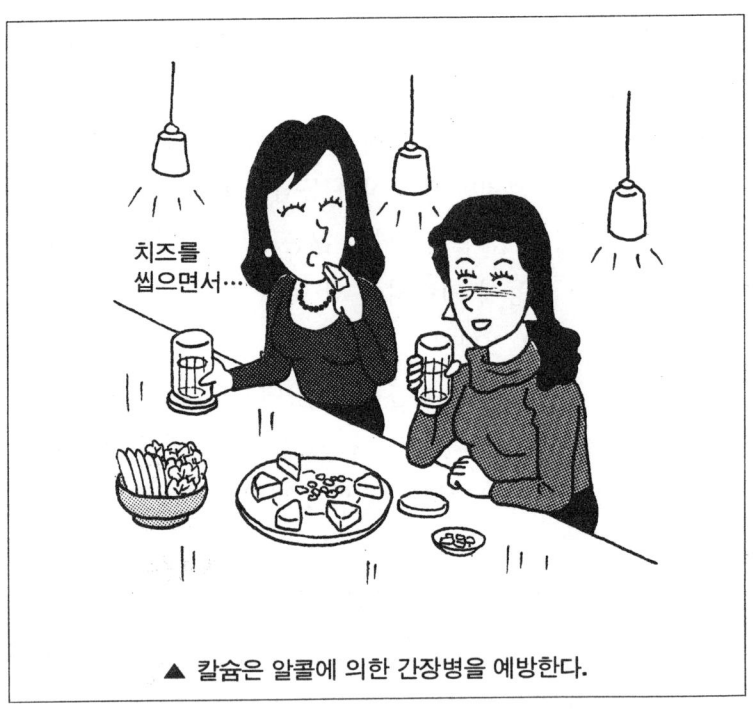

▲ 칼슘은 알콜에 의한 간장병을 예방한다.

이 경우처럼 세포가 손상되었을 때 칼슘이 부족해 있으면 세포 밖에서 칼슘이 안으로 흘러들어 온다.

칼슘을 음식물로부터 충분히 섭취하고 있으면 간장병의 진행을 막을 수 있을 것이다.

면역 작용에 있어서도 칼슘의 섭취가 부족하면 면역세포의 밖과 안에서 칼슘의 차이가 별로 크지 않아 충분히 작용하지 못해 면역세포 간의 컨트롤이 불가능해져서 자기면역 현상이 일어나는 것으로 생각되고 있다.

정상적인 간장의 경우 표면이 매끄럽지만 간경변에 걸리면 작고 큰 모양으로 혹이 나타난다. 지방간이 진행하면 이런 상태가 되었다가 간경변으로 이어진다.

간경변에 걸려도 특징적인 자각증상이 없기 때문에 깨달았을 때는 이미 때가 늦는 경우가 많다. 말기에는 복수(腹水)나 황달, 식도정맥류 파열에 의한 토혈, 간부전(肝不全)에 의한 의식장애 등이 일어난다.

간장으로 흘러들어가는 혈액을 보면 대동맥에서 오는 혈액량은 20퍼센트, 나머지 80퍼센트는 위나 장관의 혈관에서 직접 오는, 이른바 문맥혈(門脈血)이다.

간장이 굳어지면 문맥혈을 받아 들이지 못하게 되어 버리므로 문맥의 혈액은 어딘가에 길을 새로 만들어야만 한다. 그것이 식도를 따라 있는 식도정맥(食道靜脈)이다.

그런데 식도정맥은 대량의 혈액을 통과시키는 혈관이 아니기 때문에 약한 부분이 풍선처럼 부풀어서 결국에는 찢어져 버린다.

이것이 식도정맥류 파열이라는 것인데 이 파열에 의해 혈액이 식도 내에 가득차고 더 진행되면 기도를 막아 질식사의 원인이 된다.

□ 칼슘 부족에 의한 성인병④-당뇨병

당뇨병은 혈액 중에 당분(糖分)이 많이 함유되어 있어 그것이 소변에까지 넘쳐 흘러 나오기 때문에 붙여진 병명이다.

요즘에는 초·중학생 등의 젊은 사람한테도 이 병을 볼 수 있게 되었는데 중년 이후에 발생하 당뇨병의 원인으로서는 비만, 스트레스, 운동 부족 등을 들 수 있다.

당뇨병의 3대 병변은 당뇨병성 망막성(網膜性), 당뇨병성 신증(賢症), 당뇨병성 신경증으로 그 구체적인 증상으로는 실명(失明)을 하거나 요독증에 걸리거나 하지(下肢)가 제대로 말을 듣지 않게 되거나 하는 것이다.

요즘에는 당뇨병이 장기화되면 제4의 병변으로 불리는 당뇨병성 골증(骨症), 즉 뼈의 변성도 일어난다는 사실이 알려져서 주목을 받게 되었다.

당뇨병을 오랫동안 앓고 있으면 뼈에 쓸데없는 가시가 생기거나 뼈의 일부의 밀도가 진해지거나 하는 변화가 나타난다. 이 중 가장 많은 것이 뼈의 위축, 즉 뼈가 약해지는 것이다.

당뇨병에 걸리면 왜 뼈의 위축이 일어나는지는 아직 잘 모르고 있지만 의학계에서 제시하고 있는 다음 세 가지의 원인을 참고적으로 생각해 볼 수 있을 것이다.

① 장에서의 칼슘 흡수량 감소.
② 비타민 D의 작용이 나빠진다.
③ 당뇨병으로 뼈의 영양상태가 나빠진다.

뼈는 밤낮으로 파열과 재생을 거듭하면서 혈액 중의 칼슘 농도를 일정하게 유지하고 있다.

그래도 당뇨병에 걸린 사람의 뼈는 골량이 적을 뿐만 아니라 뼈의 세포가 들어가 있는 구멍이 좁거나 뼈를 만들고 파괴하는 속도가 느린 등의 장애가 나타난다.

어쨌든 당뇨병에서는 뼈를 만드는 세포 그 자체의 작용을 저하시키고 있을 가능성이 있다.

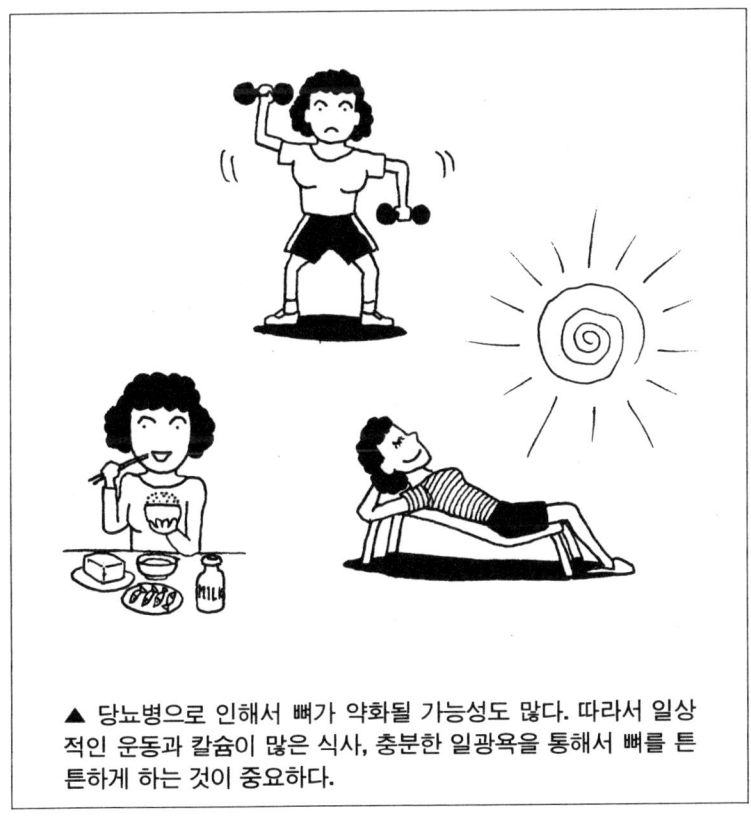

▲ 당뇨병으로 인해서 뼈가 약화될 가능성도 많다. 따라서 일상적인 운동과 칼슘이 많은 식사, 충분한 일광욕을 통해서 뼈를 튼튼하게 하는 것이 중요하다.

그럼, 어떻게 하면 뼈를 강하게 만들 수 있을까.

골다공증에 걸린 사람의 경우와 마찬가지로 뼈를 강하게 만드는 일상의 3원칙, 즉 운동을 한다, 칼슘이 많은 식사를 한다, 충분한 일광욕을 한다는 세 가지를 지켜야 할 것이다.

　가벼운 운동은 뼈를 만드는 세포에 자극을 주어서 뼈의 형성을 촉진하는데 도움이 될 뿐만 아니라 뼈 속의 산성혈액을 쫓아내서 뼈가 녹는 것을 막는 작용을 한다.

　또한 뼈에 부하(負荷)를 주면, 작은 전기가 발생해서 칼슘을 끌어모은다고도 한다. 게다가 당뇨병 환자에게는 일광욕도 중요하다.

　특히 이 병에 걸린 사람은 활성형 비타민 D가 신장에서 만들어지기 어렵기 때문에 재료인 비타민 D를 피하에서 많이 만들 필요가 있다.

　태양 속의 자외선이 피하지방에 있는 콜레스테롤류로 비타민 D를 만들어, 장관에서의 칼슘 흡수를 돕고 뼈를 강하게 해 준다.

　당뇨병에 걸리면 자칫 혈당치만 신경쓰게 되기 쉬운데, 때로는 뼈의 건강에도 신경쓰도록 하자.

　당뇨병 환자처럼 칼슘이 부족하기 쉬운 사람의 경우, 하루에 평균적으로 칼슘을 1,000밀리그램은 섭취하기 바란다.

□ 칼슘이 결석(結石)이 된다는데

　앞에서도 잠깐 언급했지만 신장 결석(結石)은 칼슘을 과잉 섭취하면 생긴다는 속설이 있다.

　분명, 드물게는 있을지도 모르지만 그 성인(成因)에 대해서는 불분명한 점이 많기 때문에 완전히 확신할 수는 없다. 확실하게 말할 수 있는 사실은 병적으로 혈중 칼슘 농도가 항상 높을 때에 생기는 것 같다.

혈중 칼슘 농도가 이상하게 높아지는 점으로 미루어 생각할 수 있는 것은 어떠한 이유로 부갑상선의 기능이 항진해서 부갑상선 호르몬의 분비가 활발해지거나 그 외에 경구 칼슘의 섭취가 많을 때에 일어나는 것 같다.

그래도 결국은 뼈에서 자꾸만 녹아 나오는 것과 관련지어 가다 보면, 거기에 원인이 되는 일정한 병이 있다고 생각된다.

신장결석(腎臟結石)의 대부분은 칼슘을 포함하고 있기 때문에 칼슘의 과잉섭취가 문제시되고 있는 것 같다.

그러나 칼슘만으로 이뤄진 결석이라는 것은 없다. 결석의 성분은 인산칼슘이나 수산칼슘으로 이루어진 것, 혹은 수산칼슘과 인산칼슘이 혼합된 것 등이 있다.

신장결석 중 90퍼센트는 칼슘을 포함하고 있고, 또 그 중의 90퍼센트는 수산칼슘을 포함하고 있으며 그 대부분은 인산칼슘을 동시에 포함하고 있다.

한편, 칼슘을 포함하지 않은 결석도 있다. 즉, 인산마그네슘, 암모니아, 요산, 시스틴 등의 성분으로 이루어진 것도 있다.

또한 콜레스테롤과 합치거나 칼슘이 핵이 되어 빌리루빈이 굳어진 것도 있다.

그럼 어떤 원인으로 결석이 생기느냐 하는 문제인데, 우선적으로 생각할 수 있는 것은 병적인 고칼슘뇨증을 들 수 있다.

고칼슘뇨증을 초래하는 질환은 부갑상선 기능항진증이나 특발성 고칼슘뇨증 등이다. 특히 특발성 고칼슘뇨증은 결석 원인의 대부분을 차지하고 있다.

고칼슘뇨라는 것은 1일 칼슘 섭취량 400밀리그램에 1일 소변 중에 칼슘 배설량이 200밀리그램 이상인 것을 말한다.

이 고칼슘뇨는 다음의 세 가지다. 즉, 장관(腸管) 흡수성, 골(骨) 흡수성, 신성(腎性)으로 분류할 수가 있다.

장관 흡수성 고칼슘뇨증은 비타민 D의 대사 이상이나 어떤 종류의 호르몬 이상 등이 원인으로 보여지며 장관으로부터의 칼슘 흡수가 항진하는 것인데 이 증상의 대부분은 여기에 속하고 있다. 장관으로부터의 칼슘 흡수 항진이 있으면 부갑상선 호르몬의 분비가 억제된다.

이것은 신장으로부터의 칼슘 배설을 촉진시키기 위해서다.

골 흡수성 고칼슘뇨증은 부갑상선 비대 등의 병변 때문에 부갑상선 기능이 항진해서 뼈로부터 칼슘이 대량으로 녹아 나오기 때문이다. 부갑상선 기능 항진은 종종 장관 흡수 증가를 수반하기 때문에 더욱 소변 중의 칼슘 배설이 증대한다.

신성 고칼슘뇨증은 신장 그 자체의 결함에 의한 것이다. 신장결석은 담석과 달리 전혀 통증이 없는 것이 특징으로 '사일런트 스톤'이라고 불린다.

☐ 칼슘 농도가 높으면 아들을 낳기 쉽다?

남성이 알칼리성 식품을 섭취하면 아들이 태어나고 산성 식품을 섭취하면 딸이 태어난다고 한다.

이 방법을 이용하면 산·알칼리로 남녀를 가려서 출산할 수 있다고 전해져 왔지만 의학적으로는 별 근거가 없다.

흔히 산성 식품이라든가 알칼리성 식품이라고 말하는데, 남성 자체가 알칼리성이라는 뜻이므로 체액이라는 것에는 그다지 영향을 받지 않는다고 생각한다.

수정은 1개의 여성 난자와 1개의 남성 정자의 결합으로 이루어지는데 결합하는 시점에서 성별을 비롯하여 그 아이의 여러 가지 자질이 결정되는 것이다.

이것은 정자가 여성 염색체(X)를 갖고 있느냐, 남성 염색체(Y)를 갖고 있느냐에 의해 결정된다. 난자에는 항상 X염색체 1개가 포함되어 있다.

한 번의 사정으로 방출되는 정자의 수는 2억에서 5억개에 이르지만, 그 중 반수는 X염색체를 갖고 있기 때문에 이것이 난자와 결합하면 딸이 태어나게 되고, 나머지 반수에는 Y염색체가 포함되어 있기 때문에 Y염색체와 난자가 결합하면 아들이 태어나게 된다는 것이 정설이다.

이것과는 달리, 남녀를 결정짓는 것은 칼슘이라는 이론도 있다.

즉, 남성의 경우 칼슘 농도가 높을 때 아들의 출생률이 높아진다는 보고도 있다.

정자와 난자가 결합할 때, 난자는 1개이므로 문제가 없다고 해도 많은 정자가 도킹하는 중에서 단 1개의 정자만이 난막(卵膜)을 뚫고 들어가는 것이 신비하다.

난자가 특정 정자 한 개를 골라서 그 정자에만 입구를 열어주는 것인지 아니면 우연히, 뛰어나서 빠르게 가장 먼저 난자에 도착한 정자만이 들어가는 것인지는 정확히 알려지지 않았다.

그래도 정자가 난막을 돌파할 때, 거기에 칼슘이 몰려 나와서 정자의 입장을 도와주고 있는 것은 확실하다.

그렇게 되면 그 후에는 난자에는 이미 칼슘이 없기 때문에 나머지 정자는 들어올 수가 없게 된다는 것이다.

난자 중의 좋은 칼슘이 도킹할 때, 거기에 모여들지도 모르고, 아니면 칼슘이 모여 있는 곳을 운 좋게 만난 정자가 도킹하는 것일지도 모른다.

어쨌든 수정할 때에는 어떤 이유인지 거기에 칼슘이 결집해 있는 장소가 있다는 사실이 알려졌다.

수정한 난자는 세포 분열을 거듭하면서 성장해 가는데 수정 3주일 후에는 일찌감치 척추뼈의 규칙적인 배열을 볼 수 있을 정도가 된다.

그 후, 모체로부터는 태아의 성장에 따라서 필요량의 칼슘이 임신기간 중 내내 공급되는 것이다. 태아는 임신 말기까지는 30그램에서 40그램의 칼슘이 모체로부터 공급되고 있다.

제5장

인체에 꼭 필요한 칼슘과 그 역할

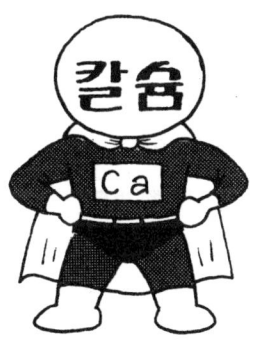

뼈는 칼슘의 중요한 저장고

□ 인간에게 있어서 뼈란 무엇인가

여기서 우리들의 몸을 지탱하고 있는 뼈 그 자체에 대해서 생각해 보자.

뼈가 없는 동물이라고 하면 가장 먼저 머리에 떠오르는 것이 오징어나 문어와 같은 연체동물이나 새우, 게와 같은 갑각류 및 곤충정도일 것이다.

참고삼아 패류(貝類)는 연체동물 및 의연체동물 완족류(腕足類)라고 한다. 갑각류는 바깥쪽의 단단한 껍질이 뼈의 역할을 하거나 보호 역할을 하고 있다.

인간의 몸은 60조에서 100조개의 세포로 이루어져 있어, 이 세포가 각 조직이나 장기라고 하는 집합체를 형성해서 복잡한 기능을 발휘하면서 생명현상을 영위하고 있다.

이 조직이나 장기의 집합체인 인간의 몸을 뼈라고 하는 단단한 조직의 존재로 어떤 부분은 보호받고, 또는 체내 조직과 공동작업의 형태로 활동을 위한 가동성을 유지하고 있다.

인간의 몸에는 약 200개의 뼈가 있는데, 그 중의 두개골은 뇌를 보호하고, 늑골은 폐나 심장을 보호하고 있다. 그리고 각 관절은 뼈와 근육으로 가동성을 유지하면서 복잡 미묘한 운동 등을 가능케 하고 있다.

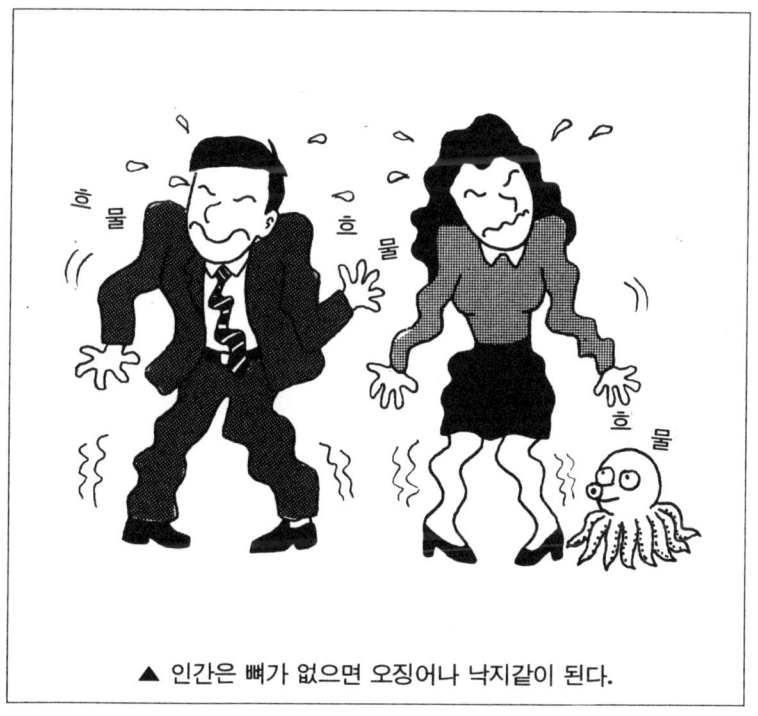

▲ 인간은 뼈가 없으면 오징어나 낙지같이 된다.

뼈의 조직은 정상적인 뼈의 경우 굵은 철골에 충분한 양의 콘크리트가 꽉 차 있는 것과 마찬가지로 단단하기 때문인지 상당한 중량에도 견딜 수가 있다.

이와는 반대로 내부의 콘크리트가 충분히 골고루 퍼지지 않고 더구나 철골이 부식하면 속이 퍼석퍼석해져 버려서 외관은 멀쩡한 것 같아도 과중량을 못 견디게 되어 휘거나 쉽게 무너져 버리는 경우조차 있다.
 뼈는 그 모양이나 크기에 따라서 각각이 그 역할을 하고 있다.
 뼈를 기능별로 크게 나누면 첫째는 인체를 지탱하는 기둥이고, 둘째는 중요한 뇌나 내장을 보호하고, 셋째는 칼슘의 저장고이며, 넷째는 혈액을 만드는 조혈(造血)공장이라고 하겠다.
 또한 뼈에는 근육이 더해져서 관절을 매개로 하여 가동하는 운동기능도 갖고 있다.
 몸을 지탱하는 큰 뼈는 상체를 지탱하고 있는 좌우의 다리뼈와 경부(頸部;목)부터 등의 중심을 가로지르고 있는 척추다. 내부를 보호하는 뼈에는 뇌를 감싸고 있는 것이 두개골, 폐·심장을 보호하고 있는 늑골, 비뇨기·생식기를 보호하고 있는 골반뼈 등이 있다.
 칼슘의 저장은 크고 작은 차이는 있을지언정, 모든 뼈가 하고 있으며 그 중에서도 장골(長骨)과 같이 큰 뼈가 주축이 되고 있다.
 혈액을 만들어내는 뼈는 장골에 있는 적색골수(赤色骨髓)인데, 성인이 된 후의 장골의 골수는 황색골수로 변화해서 지방조직이 되어 조혈 기능을 상실하고 그 후는 한결같이 편평골(扁平骨)의 골수가 조혈작용을 한다.
 뼈는 형태상으로 장골, 단골(短骨), 편평골, 불규칙형골로 크게 나눈다. 장골은 말 그대로 긴 뼈인데 상지(上肢)의 상완골(上腕骨), 요골(橈骨), 척골(尺骨), 하지(下肢), 대퇴골, 경골(脛骨), 비골, 흉부의 늑골 등이 포함된다.

단골(短骨)은 수근골(手根骨)을 포함하는 수골(手骨)이나 족근골(足根骨)을 포함하는 족골(足骨) 등이다. 편평골은 두정골(頭頂骨)이나 견갑골(肩甲骨), 흉골(胸骨), 불규칙형골은 추골(椎骨)이나 두개골(頭蓋骨) 등이다

□ 뼈가 없으면 인간은 어떻게 될까

영국의 소설가 H.G. 웰즈는 지구의 바로 바깥쪽에 궤도를 가진 화성에 생물이 있다는 공상과학 소설을 썼다.

화성은 알다시피, 직경은 지구의 약 절반, 질량은 약 10분의 1밖에 안 되는 혹성이다.

따라서 웰즈는 화성에 사는 생물은 지구의 생물에 비하면 하중부담이 10분의 1밖에 안 돼, 몸을 지탱하는 튼튼한 골격은 불필요하게 되고 문어와 같은 부드러운 몸으로도 충분히 견딜 수 있으며 더구나 공중에 뜨지 않도록 흡판으로 대지에 달라붙으면서 걷는다고 하는 생물을 그리고 있다.

오징어나 문어를 떠올려도 알 수 있듯이 뼈가 없는 생물은 물 속에서의 운동은 자유롭지만 일단 육지로 올라와 버리면 자신의 몸을 지탱할 수가 없다.

육상에 사는 생물은 모두 대기압(기압) 아래에 살고 있기 때문에 일부의 예외를 제외하고는 이것을 견딜 수 있는 골격, 혹은 갑각(甲殼)을 갖추고 있어야만 한다.

가령, 웰즈가 말하는 화성인을 지구로 데려온다 해도 골격이 없다는 딱한 이유로 순식간에 문어처럼 흐늘흐늘해져 버릴 것이다.

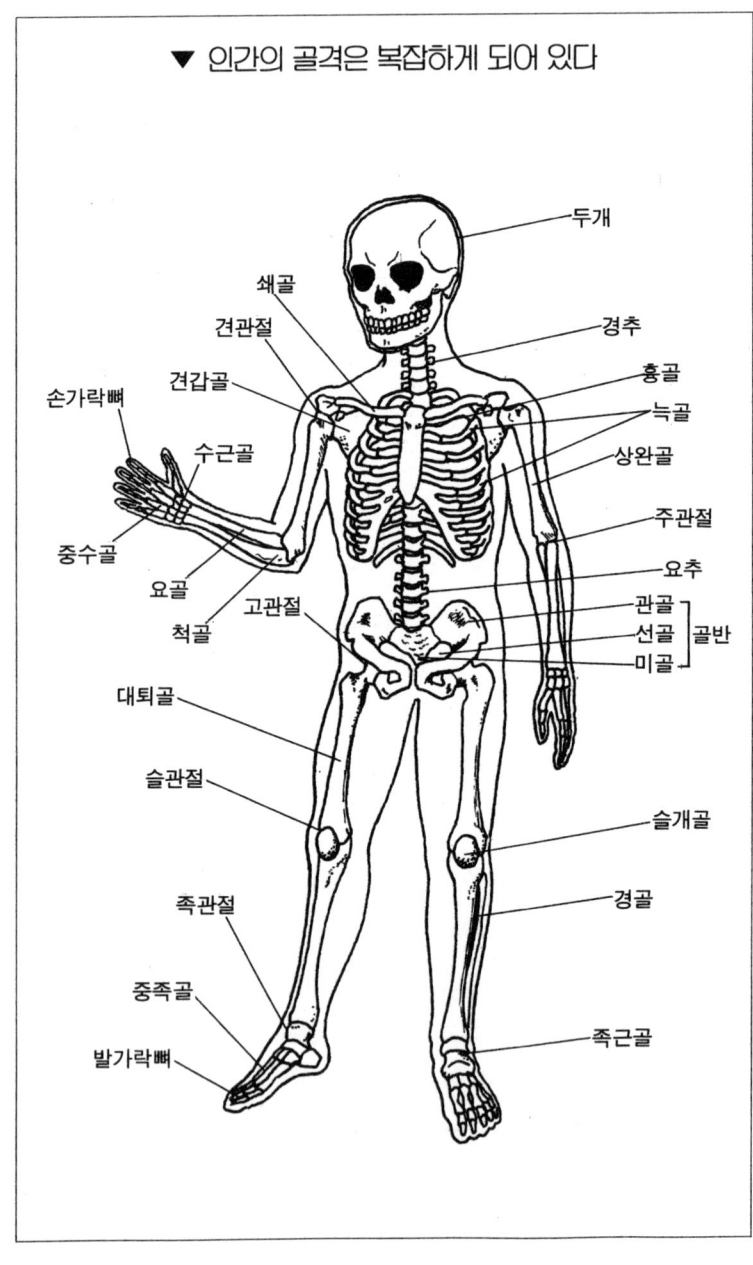

인간에게 있어서의 뼈는 앞에서 말했듯이, 가장 먼저 몸을 지탱하는 기둥이다.

만일 이 뼈가 없다면 몸을 지탱하는 것은 물론 뼈에 달라붙는 골격근도 없어져서 인간 특유의 복잡한 운동기능을 발휘할 수도 없게 된다.

그렇게 되면 아마 인간도 활유나 지렁이처럼 혹은 아메바처럼 땅 위를 기어다니는 생물이 되었을지도 모른다.

따라서 동물계에서 가장 큰 비율을 가진 중요한 뇌는 물론 내장의 여러 기관을 보호하는 기능을 수행할 수 없게 될 뿐만 아니라 당연히 뼈에 의한 조혈(造血)기능도 생각할 수가 없게 된다.

그리고 무엇보다도 중요한 점은 이 책의 주안점인 칼슘의 저장고가 없어진다는 사실이다.

칼슘은 말할 필요도 없이 인간의 생명활동이 계속되는 한 끊임없이 보강해야 하는 영양소의 하나다.

그럼에도 불구하고 우리나라 사람들의 칼슘 섭취량은 여전히 부족한 것이 현상태다.

지방질이나 당질은 과잉섭취하면 비만이라는 큰 적이 기다리고 있지만 칼슘은 과잉섭취해도 필요한 분량만 뼈에 받아들여져서 축적되며 골량을 충실히 보존함으로써 튼튼한 뼈를 유지할 수가 있는 것이다.

뼈는 항상 이런 상태로 칼슘이 빠짐없이 골고루 미치고 있는 것이 이상적이다.

가령 인간에게 뼈가 없다고 한다면 이 귀중한 칼슘을 섭취했다고 해도 99퍼센트는 거의 소용없게 되어 버린다.

□ 단단한 뼈가 잘 부러지는 이유

뼈가 처음 형성되는 것은 모체로부터 나눠 받은 칼슘에 의해 태아기부터 이미 시작되고 있다. 뼈가 가장 뼈다운 성분을 유지할 수 있는 것은 칼슘 때문이다.

뼈 그 자체의 실체를 골질(骨質)이라고 하는데 이는 치밀질(緻密質)과 해면질로 이루어져 있다.

치밀질은 뼈 바깥쪽을 감싸고 있는 층으로 골질이 빈틈없이 굳어져 있는 곳이다.

해면질은 마치 스폰지처럼 골질에 많은 작은 틈이 있는 곳으로, 심부의 골질이나 장골 양 끝부분에 볼 수 있다.

더구나 장골 중앙부는 강도를 유지하기 위해 치밀질로만 이루어져 있다.

그리고 뼈의 표면은 관절면 이외는 모두 골막으로 감싸여 있다. 골막에는 신경이나 혈관이 많이 있어서 뼈끓호함과 동시에 특히 치밀질에 영양을 공급하고 있다.

이 밖에 골막도 치밀질과 단단히 결합해서 골격근을 확실하게 부착시킨다. 더욱이 골절했을 경우에 회복을 촉진하는 작용도 한다.

뼈의 주요 성분 중 하나인 콜라겐은 탄성이 있는 단백질로, 콜라겐 선유(線維)라고 불리는 교원섬유(膠原纖維)이다.

이것이 그물의 눈처럼 되어 있어 뼈가 단단한데도 불구하고 탄성이 있는 것은 이 콜라겐 덕분이다.

콜라겐에는 물에 잘 녹는 것과 그렇지 않은 것이 있는데, 뼈의 콜라겐은 물에 녹으면 곤란하므로 녹지 않는 쪽의 아미노산의 섬유가 결합해서 실을 꼰 듯이 되어 있다.

빌딩에 비유하자면 이 콜라겐이 철근이나 철골에 해당해서 빌딩을 튼튼하게 지탱하고 있기 때문에 뼈의 콜라겐을 기질(基質)이라고 한다.

이 그물눈과 같은 콜라겐의 틈에 들어가 있는 것이 탄산칼슘이나 인산칼슘, 그 밖의 염기다.

칼슘과 인의 비율은 대개 칼슘이 3분의 2, 인이 3분의 1이다.

앞서 요즘 아이들한테 골절사고가 많다는 사실에 대해서 언급했는데, 문제는 어린이들이 의외로 너무나 쉽게 골절한다는 점이다.

그것도 보통 같으면 아무것도 아닌 듯한 일이 골절의 원인이 되고 있다.

예를 들면 넘어졌을 때에 손뼈가 부러졌다든가, 얼마 높지 않은 계단에서 뛰어내린 순간 다리가 부러졌다고 하는 등이다.

매년 실시되고 있는 국민영양 조사에서도 칼슘의 섭취부족이 지적되고 있는데 이 사실만 봐도 뼈가 약해져 있는 것은 틀림없다. 상식적으로 뼈는 단단하고 강한 것으로 생각되기 쉽지만 뼈 자체는 그다지 튼튼하지가 않다.

충격의 여하에 따라서는 쉽게 부러져 버리는 것이다. 이 부러지기 쉬운 뼈를 보호하고 있는 것이 근육이다.

따라서 단순하게 뼈가 잘 부러지는 것이라는 생각은 속단이다. 잘 부러지는 것은 근육이 약해서 뼈를 충분히 보호할 수가 없기 때문이다.

따라서 운동부족과 과식으로 인한 비만, 그리고 칼슘이 부족한 뼈를 가진 도시의 어린이한테 이런 경향이 강하게 나타나고 있는 것도 당연하다고 할 수 있을 것이다.

정상적인 뼈가 잘 부러지지 않는 것은 뼈의 밀도 때문이기도 하지만 뼈는 근육과 항상 긴밀하게 협동해서 작동하여 골절의 위험으로부터 방어작용을 하고 있기 때문이다.

예를 들어 자동차의 충돌사고나 스키장에서의 충돌 때 등에도 부딪쳐지는 쪽은 무방비로 대응할 틈도 없이 쉽게 골절하는데 부딪치는 쪽은 그 순간에 자세를 가다듬어서 방비하기 때문에 가벼운 부상으로 끝나는 경우가 많은 것은 이 때문이다.

그러나 결국에는 뼈가 강한 사람쪽이 약한 사람보다 뛰어난 것은 말할 필요도 없다.

일반적으로 뼈가 강하다는 것은 무엇을 가리키고 있느냐 하면, 그것은 콜라겐과 골염의 밀도차에 의해 정해진다.

밀도는 뼈가 굵다든가 가늘다든가와는 관계가 없다. 단위용적에 대한 질량, 즉 골량(骨量)이 뼈의 강약을 결정한다.

일반적으로 뼈가 굵은 사람은 뼈가 강하다고 믿겨지고 있는데 단순한 비교론에서 보면 옳을지도 모르지만 본질은 역시 골량, 즉 골밀도(골농도)에 의해 결정된다.

☐ 보이지 않는 곳에서 뼈는 움직이고 있다

생물이 영양소를 섭취해서 생물 자체를 구성함과 동시에 에너지원으로 삼고 불필요해진 물질을 배출하는 것을 신진대사라고 한다.

인간도 뇌와 이(치아)를 제외한 부분은 모두 신진대사가 이루어져서 분해, 합성이 빠짐없이 반복되고 있다.

물론 뼈도 항상 오래된 것이 새 것으로 교체되고 있다.

몸 속에서의 대사 기능의 중심은 간장이다. 폐장을 제외하고는 보통, 조정된 신선한 혈액이 장기나 조직으로 보내지는데 간장으로만은 먹은 음식의 영양분이 장에서 흡수되어 그대로 직접 운반된다.

그 중에는 상당히 독기가 있는 것도 있지만 간장은 그것을 분해, 합성해서 유해한 것을 배제해 버리기 때문에 간장이야말로 신진대사 기능의 원점이라고도 할 수 있다.

이미 설명한 사실이지만 여기서 뼈에 관해 다시 한번 정리해 두기로 하자.

신진대사의 사이클은 조직에 따라서 각각 차이가 있다.

예를 들어 적혈구는 120일, 뼈는 좀더 빨라서 약 3개월만에 교체되고 있다. 대사의 대상이 되는 노후화는 생명현상을 영위하고 있는 한 필연적으로 일어난다. 노후한 곳에 새 것이 생기지 않으면 그것은 곧 죽음이다.

뼈의 대사에 관해서는 뼈 조직 속에 파골세포라는 것이 있어서 이것이 노후화한 부분의 뼈 조직을 파괴해서 흡수한다.

이른바 뼈 흡수라고 불리는 것으로 파괴된 뼈의 성분은 혈액 중에 흡수되어 간다. 노후화해서 파괴된 흔적을 메우는 것이 뼈 형성이다.

뼈 형성은 음식물로부터 섭취된 기질(基質)이나 골염(骨鹽)이 거기에 들어가서 기능을 유지한다. 뼈에서는 이런 반복이 항상 이루어지고 있다.

뼈 흡수가 시작되면 거기에 길항(拮抗)하듯이, 콜라겐 즉 섬유세포가 분화해서 골아세포가 생긴다. 골아(骨芽)세포는 새로운 뼈의 원천이 되는 것으로 자신 주위에 칼슘이나 인 등의 골염을 침착시켜서 뼈세포가 되어, 새로운 뼈를 형성해 나간다.

이와 같이 뼈는 흡수와 형성을 반복해서 항상 새로운 뼈를 만들어 내고 있다.

이것이 보통의 사이클인데 곤란한 것은 흡수, 형성의 균형이 무너졌을 때이다.

즉, 파괴되는 뼈의 양보다도 새롭게 생기는 뼈의 양이 더욱 적어졌을 경우이다.

이 상태가 계속되면 뼈의 양이 감소하고 뼈가 약해져서 골절이 쉽게 일어나게 된다. 골다공증도 그 중 하나다.

골량이 감소하는 대표적인 예로서는 대사는 활발히 이루어지고 있음에도 불구하고 파괴하는 쪽이 많아서 뼈가 감소해 가는 경우와 대사가 별로 활발하지 않아 역시 흡수가 형성을 웃도는 경우를 들 수 있다.

하지만 보통은 뼈의 생성과 파괴는 적당히 균형이 잡히듯이, 여러 가지 호르몬이나 성장인자가 서로 영향을 주고 받아서 잘 조절되고 있다.

그 중에서도 칼슘 조절 호르몬(부갑상선 호르몬, 카르티토닌,

활성형 비타민 D)은 뼈에 있어서 가장 중요한 작용을 하고 있다.

□ 남성의 뼈와 여성의 뼈의 차이점

동종의 생물로 더구나 생육기간이 같다면 일반적으로는 수컷쪽이 크고, 늠름하고, 아름다운 것이 상식이다.

그렇지만 이 상식으로부터 크게 벗어나 있는 것도 있다.

예를 들면 아귀라는 생선의 수컷은 그 존재조차 잊혀지고 있을 정도다. 아마도 아귀의 수컷을 본 사람은 그다지 없을 것이다.

그 수컷은 암컷의 몇십분의 1, 아니 몇백분의 1인지 모를 만큼 작아서 혼자서는 생존할 수 없지 않을까 싶다. 그 수컷은 암컷의 체표(體表)에 둘러싸여서 거기에 유착한 채 속박당한 일생을 보내고 있는데 이것은 예외 중의 예외라고 할 수 있다.

동물의 수컷의 모습이 웅대한 것은 본능적인 종족 보존에서 우위를 유지하는 것과 암컷과 새끼들을 보호하고 생활권을 지킨다는 주권이 의무화되어 있기 때문이다.

인간도 이 야생시대를 살아온 본능이 흔적으로 남아 있다. 그 흔적이 남성은 강하고, 늠름한 존재로 되어 있지만 근래는 그런 남성이 줄어들고 있는 듯하다.

하지만 남성의 본질이라는 것은 그런 것이다. 여성은 비호받고 사랑받는 존재이기 때문에 연약하고 온화해야 했던 것이다. 인류사에 있어서도 남성쪽은 튼튼한 몸이 필요했던 것이다. 뼈를 봐도 남녀의 본질을 잘 나타내고 있다.

남성의 뼈는 여성의 뼈에 비해 굵고 밀도가 높게 되어 있다. 이것은 외적을 막거나 근육노동을 해야 하는 등의 이유 때문이다.

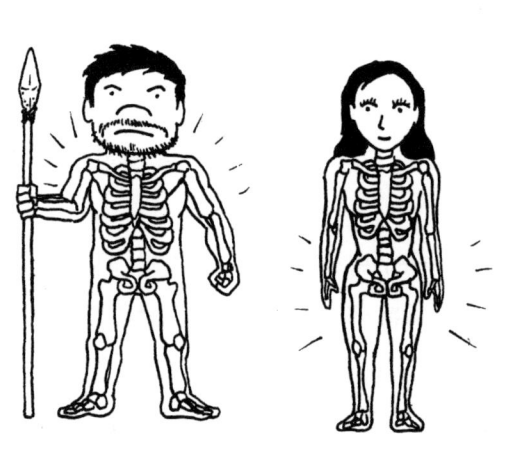

▲ 남자의 뼈는 본능적인 종족 보존에서 우위를 차지함은 물론 아내와 자식들을 보호하고 생활권을 지킨다는 본질에 바탕을 두고 여성들보다 굵고 튼튼하게 되어 있다.

남성의 경우의 뼈대가 굵은 것과는 의미가 조금 다를지도 모르지만 골반은 남성보다도 여성쪽이 크고 또한 벌어져 있다. 이것은 출산 때 태아를 통과시키기 쉽게 하기 위해서다. 허리 둘레가 큰 여성이 안산형(安産型)이라고 하는 이유가 바로 거기에 있다.

그렇게 확대 해석해 보면 여성도 **뼈**대가 굵다고 할 수 있을지도 모른다. 얘기가 나온 김에 여성은 원래 지방이 많은데 이 지방은 임신과 수유기의 에너지 공급이나 영양의 저장이라는 의미에서 중요한 것이다.

극언하자면 입덧을 위한 지방이라고 말하는 사람도 있다. 입덧 때에 식사를 할 수 없어도 체내에 저장된 지방이 대체 에너지가 되는 것이다.

뼈의 밀도인 골량의 면에서 봐도 남녀의 차는 크게 다른데, 이것이 바로 성차(性差)로 호르몬과 깊은 관계가 있기 때문이다.

앞서 말했듯이, 남성의 경우의 골량의 감소 추세는 나이와 함께 거의 직선적으로 서서히 줄어드는데 반해, 여성의 경우는 50세 무렵부터의 폐경을 경계로 급격한 감소를 나타내고 있다.

그때까지는 여성 호르몬(난포 호르몬)이 카르티토닌의 분비를 활발하게 하거나 활성형 비타민 D를 만들어서 장으로부터의 칼슘 흡수를 활발히 해서 **뼈**가 손실되는 것을 막는 역할을 하고 있었지만 이 호르몬이 멈춤으로써 칼슘의 흡수가 나빠졌기 때문이다.

요컨대 폐경 후의 여성이 골절을 일으킬 위험도는 남성 노인보다 훨씬 많다고 할 수 있다.

칼슘의 흡수를 돕는 조정(調整) 호르몬

□ 비만을 방지하는 카르티토닌의 작용

 부갑상선은 갑상선(인두의 前下部에 있다)의 후면 좌우에 있는 두 쌍의 작은 내분비선으로, 여기에서는 칼슘의 대사를 조절하는 호르몬이 분비되고 있다.
 혈액 중의 칼슘이 항상 일정 농도로 유지되고 있음은 여러 번 말한 바와 같지만 이것이 어떠한 장애로 농도에 이변이 생겨서 균형이 무너지면 뼈에서 칼슘을 녹여내 이것이 동맥경화의 유발 원인이 된다.
 카르티토닌은 혈액 중의 칼슘 대사를 조절하는 호르몬으로, 갑상선에서 분비된다. 이 호르몬은 앞서 나온 부갑상선 호르몬과는 반대의 작용, 즉 뼈 흡수 억제작용을 하는 물질이다.
 나이를 먹으면서 혈중 칼슘이 저하 추세에 있지만 이 감소 경향은 특히 여성에게서 급격하게 일어나기 쉬운 요소를 갖고 있다.
 칼슘의 섭취가 부족하면 혈액 중의 칼슘량이 저하하기 때문에 부갑상선 호르몬이 분비되어 혈액 중의 칼슘 농도를 올린다.

제2부 칼슘으로 골다공증을 이긴다 · 393

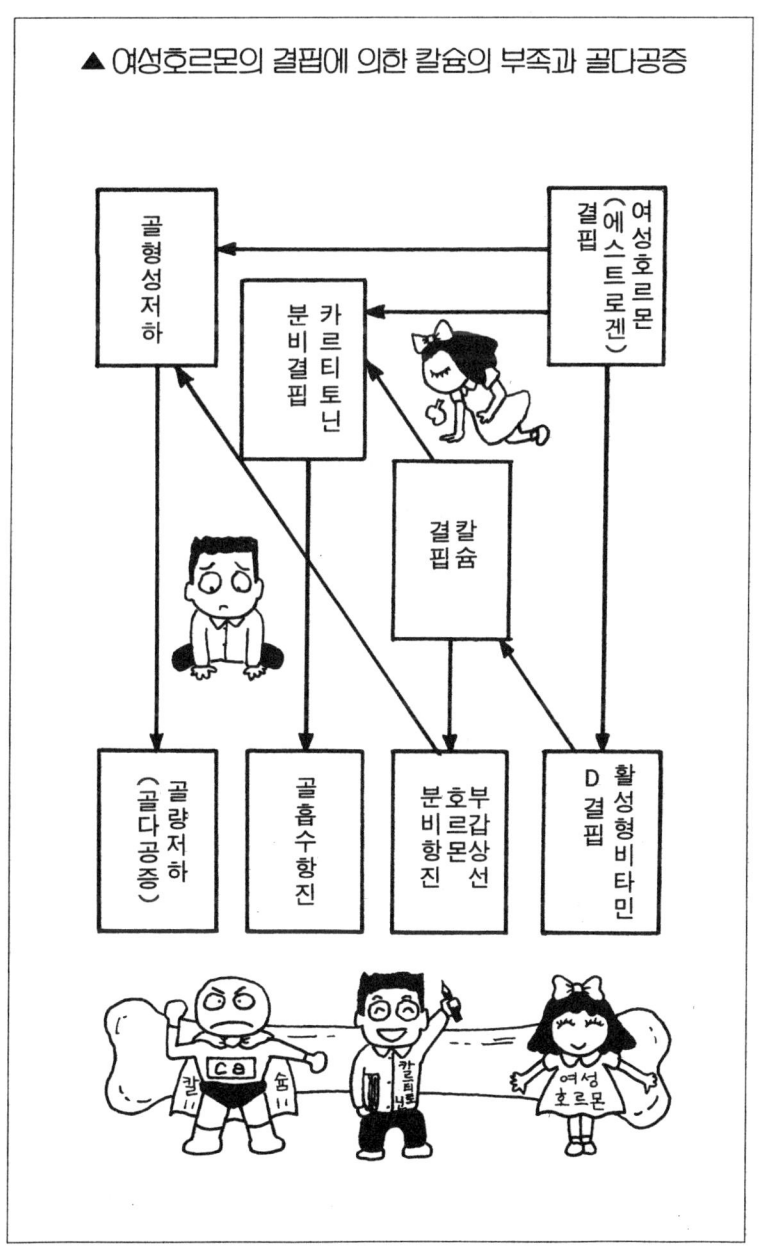

▲ 여성호르몬의 결핍에 의한 칼슘의 부족과 골다공증

반대로 혈액 중의 칼슘 농도가 높은 경우에는 갑상선에서 카르티토닌이라는 호르몬이 분비되어 칼슘을 소변 중에 배설시키거나 해서 혈액 중의 칼슘 농도를 일정하게 유지한다.

이와 같이 카르티토닌은 부갑상선 호르몬과는 길항(拮抗)적으로 작용하고 있다.

원래 칼슘은 활성형 비타민 D가 없으면 제대로 흡수되지 않는데, 그것보다도 생체의 교묘한 작용에 의해 필요한 양만을 흡수하고 나머지는 배설되어 버리는 구조로 되어 있다.

이 때도 부갑상선 호르몬과는 반대 작용을 가진 카르티토닌이 분비되어 뼈 흡수를 억제하는 작용을 한다.

뼈 흡수를 억제하는 카르티토닌은 연령과 함께 혈액 중에서의 농도가 저하해 간다. 노년기가 되면 같은 연령의 남녀 비교상, 여성쪽이 남성보다도 일반적으로 낮아지고 있다. 그 이유는 여성 호르몬 관계다.

여성 호르몬(난포 호르몬)은 카르티토닌의 분비를 활발히 하고 장관에서의 칼슘의 흡수를 활발히 해서 뼈의 강도를 유지하는데 중요한 작용을 한다. 그러나 폐경기 이후는 이 작용이 저하하기 때문에 경구(經口) 칼슘의 흡수가 나빠진다.

항상 칼슘이 부족하기 쉬운 사람의 경우는 카르티토닌의 활동무대가 없기 때문에 나이와 더불어 점점 적어져 간다. 남성에 비해 여성이 항상 카르티토닌이 적은 것은 여성쪽이 더욱 칼슘이 부족하기 쉽기 때문이다.

카르티토닌은 또한 식욕을 억제시키는 작용을 갖고 있기 때문에 여성의 경우는 나이를 먹어 카르티토닌의 분비가 적어짐에 따라서 식욕을 억제할 수가 없게 되어 과식으로 인해 살이 찌거나 뼈로부터의 칼슘 용출(溶出)을 막을 수가 없게 되어 마침내는 골다공증이 되거나 한다.

□ 칼슘의 양을 조정하는 활성형 비타민 D

비타민류는 생물의 영양소의 활성화를 유지함과 동시에 생명현상을 유지하기 위해서 없어서는 안 될 미량의 유기물이다.

비타민이라고 해도 워낙 종류가 많지만 그 중의 비타민 D는 혈액 중의 칼슘의 양 조절과 관계가 있는 비타민이다. 비타민의 대부분은 인간의 몸 속에서는 합성할 수가 없기 때문에 경구적(經口的)으로 섭취해야 한다.

비타민 D는 유지(油脂)에 녹는 비타민이라는 점에서 지방을 많이 함유한 식품, 예를 들면 어류라든가 버터, 생선의 간, 달걀 노른자 등에 많이 함유되어 있다.

그러나 비타민 D는 그대로는 활용되지 않기 때문에 장관(腸管)으로부터 칼슘을 흡수시키기 위해서는 활성화시켜야 한다.

활성화시키기 위해서는 간장과 신장의 작용이 필요하게 되는데 이것은 보통의 비타민 D제를 복용해도 마찬가지다.

활성형 비타민 D는 장점막(腸粘膜)으로부터의 칼슘의 흡수를 활발히 해서 칼슘 부족을 해소시키는 작용을 하고 있다.

따라서 활성형 비타민 D가 저하하면 아무리 칼슘을 섭취해도 흡수되지 않게 된다.

간장이나 신장의 기능은 술을 마시든 마시지 않든간에 나이와 더불어 차츰 쇠약해져 가기 때문에 나이를 먹으면서 비타민

D를 활성형으로 만든다는 활력이 부족해진다.

그런 때의 골다공증 치료에는 약제로서의 활성형 비타민 D가 유효하게 된다.

약제로서의 활성형 비타민 D와 보통 비타민 D의 차이는 활성형 비타민 D가 대단히 강력하다는 점이다. 그래서 잘못 복용하면 위험하므로 반드시 의사의 처방이 필요하다.

보통의 비타민 D라도 다량으로 복용하면 위험하기는 마찬가지다. 둘 다 자기 판단으로 복용하는 일이 없도록 주의가 필요하다.

비타민 D는 음식물 속이나 약제 외에 일광욕에 의해서도 체내에서 합성되고 있다. 피부 아래에는 비타민 D의 전구물질(前驅物質)이 있어서 이것이 태양의 자외선을 받아 비타민 D로 합성되는 것이다.

이 비타민 D가 활성형이 되기 위해서는 다른 비타민 D의 경우와 마찬가지로 간장이나 신장의 작용이 필요하게 된다.

□ 권장할 만한 일광욕의 효과

골다공증에 칼슘이 깊은 관계를 갖고 있음은 이제 의심의 여지가 없다. 하지만 칼슘만 많이 섭취하고 있으면 골다공증에 걸리지 않는다는 생각은 큰 잘못이다.

지금까지 말해 왔듯이 칼슘은 다른 영양소와 달라서 섭취한 양 전부가 흡수되는 것이 아니기 때문이다.

칼슘이 장관으로부터 흡수되기 위해서는 비타민 D의 작용이 필요하다고 한다.

그 비타민 D는 식품 중의 성분으로서 섭취하는 경우와 앞의 제1부에서 밝혔듯이 일광의 자외선이 피부에 닿아서 생기는 경우가 있어 일광이 적은 지역의 사람은 칼슘의 흡수가 적어진다.

여름에 해수욕을 하면 겨울에도 감기에 걸리지 않는다는 얘기는 일광을 충분히 쪼여서 피부에 저항력이 생김과 동시에 비타민 D가 많이 축적되는 사실과 관계가 있기 때문이다.

태양 광선 중의 자외선은 화학작용이 매우 강하고 살균력도 있기 때문에 이불을 말리는 의미도 여기에 있다.

피부에 닿으면 멜라닌 색소에 작용해서 비타민 D를 합성하는 작용도 있다.

칼슘의 흡수에는 이 비타민 D가 중요한 작용을 하고 있다. 노인이 겨울의 햇빛 쬐기를 즐기고 있는 것은 몸을 녹이기 위해서 뿐만 아니라 무의식 중에 자외선을 받아서 골다공증을 예방하려는 생활의 지혜가 담겨 있기도 하다.

그만큼 자외선과 비타민 D와는 뗄래야 뗄 수 없는 관계다.

비타민 D는 비타민 D 전구물질로서 지방과 함께 여러 가지 음식물 중에 함유되어 있지만 이것이 비타민 D가 되기 위해서는 피부에 태양의 자외선이 닿아서 화학변화를 일으켜야 한다.

이렇게 해서 생성된 비타민 D는 다시 간장과 신장에 의해 활성형 비타민 D가 된다.

옛부터 햇빛이 건강에 좋다는 말은 한편으로는 이 비타민 D를 만드는 데에 있었던 것이 아닐까 싶다. 비타민 D는 장으로부터의 칼슘의 흡수를 활발히 하는 것 외에 면역의 작용을 강화하는 작용도 있다.

　일광욕은 또한 구루병 치료에도 응용되고 있다. 구루병이란 뼈에 칼슘 등의 석회화(石灰化)물질이 침착해서 골연화(骨軟化)를 일으켜 뼈가 구부러져 버리는 병으로 비타민 D의 결핍이 원인이라고 한다.

□ 일광이 적은 지역의 사람은 골다공증에 잘 걸린다

　일본의 의학 관련 잡지의 한 보고에 따르면 전국의 당뇨병 환자의 골량을 측정한 결과 홋카이도, 도호쿠, 호쿠리쿠, 야마가케 지방과 같이 일조시간이 적은 동해쪽에서는 골량이 적은 반면 도카이, 규슈, 시코쿠 등 남쪽 및 태평양쪽의 일조시간이 긴 지역에서는 감소 경향을 볼 수 없었다고 한다.

　일조시간이 짧은 지역에서는 피부에서의 비타민 D의 합성이 적기 때문에 장관으로부터의 칼슘 흡수가 불충분한 것이 아닌가 하고 여겨지고 있다.

　또한 지구적 시야에서 보면 태양 광선이 약한 북쪽 나라의 사람은 자외선에 의한 피부에서의 비타민 D의 합성이 어려우므로 장으로부터의 흡수율이 좋지 않아 음식 등을 통해서 칼슘을 많이 섭취하여 필요량을 확보하고 있다.

　핀란드에서는 짧은 여름철 3개월을 쉬며 모두 야외로 나가서 충분히 일광욕을 하거나 태양을 찾아서 해외로 나가서 자외선을 쪼이려고 열심이다.

　핀란드뿐만 아니라 제1부에서 한 번 언급한 것처럼 다른 북쪽 나라의 사람들도 마찬가지로 여름철 태양을 즐기고 있다.

이와 같이 북구인이 짧은 여름철에 앞다투어 알몸으로 햇볕을 쪼이고 있는 것은 비타민 D를 저장하는 생활의 지혜다.

이에 반해 풍부한 태양 광선의 혜택을 받고 있는 남쪽 사람들이 햇빛을 피해 그늘을 찾아다니고 있는 것도 서늘함 외에 강한 자외선을 조절하고 있는 의미도 있기 때문일 것이다.

일상생활 속에서도 충분히 피부에서의 비타민 D 합성이 가능하므로 장으로부터의 칼슘 흡수에 큰 역할을 하고 있다. 따라서 남쪽 나라에서는 경구 칼슘의 섭취가 그리 많지 않다.

그만큼 이들 나라에서는 칼슘의 섭취가 적은 편인데 우리나라나 일본 등 동남아계의 식생활도 이 점에서 보면 남방형에 속한다고 할 수 있다.

영국에는 인도나 파키스탄 등의 동남아계 사람들이 돈을 벌러 많이 나가 있는데, 그들이 영국에 정착해서 충분히 햇빛을 못 받게 되면 비타민 D의 부족이 두드러져서 골연화증에 잘 걸리게 된다고 한다.

미국의 예를 들면 골다공증은 같은 지역에 살며, 같은 식생활을 하고 있어도 백인과 흑인 사
있다.

백인 여성은 골다공증에 걸리기 쉬운데 반해, 흑인 여성에게는 거의 골다공증이 발생하지 않는다는 인종 간의 차이도 보고되고 있다. 그 이유는 잘 모르겠지만 아마도 영양이나 운동 등도 다소 영향이 있지 않을까 싶다.

인종에 따른 비타민 D의 합성 능력은 북방형과 남방형에 따라 다르다.

북방형에 많은 금발이나 흰 피부는 자외선을 잘 통과시켜서 적은 일광이라도 능률적으로 비타민 D를 합성할 수가 있는데 반해, 남방형에서는 남아돌 정도의 일광의 혜택을 입고 있기 때문에 그늘에서 햇빛을 피하고 있어도 비타민 D의 합성에는 여유가 있다고 한다.

만성적으로 칼슘이 부족한 편인 우리나라(특히 노년 여성층) 사람들은 자외선을 유효하게 이용해서 비타민 D를 합성하여 칼슘의 흡수율을 높이도록 해야 할 것이다.

□ 여성 호르몬과 골다공증의 관계

부갑상선 호르몬, 카르티토닌, 활성형 비타민 D, 이 세 가지 호르몬의 혈중 농도를 같은 연령의 골다공증 환자와 건상자 (健常者) 노인에서 비교해 보면 환자의 경우 부갑상선 호르몬의 농도는 건상자에 비해 높은 수치를 나타내고 있다. 이에 반해 카르티토닌, 활성형 비타민 D 농도는 반대로 낮아져 있다.

이 결과는 전혀 자각증상이 없더라도 혈액 분석에 의해 골다공증의 경향이나 진행상태를 진단할 수 있음을 말해주고 있다.

에스트로겐이 분비되고 있는 동안은 카르티토닌과 마찬가지로 뼈 흡수를 억제하는 방향으로 진행되어 가지만 이 호르몬의 분비가 멈추면 뼈 흡수를 촉진하는 부갑상선 호르몬의 분비가 진행된다.

에스트로겐의 분비가 멈추는 것은 폐경기 이후로, 여성의 경우는 폐경기 이전이라도 난소 적출수술을 받은 후에 골다공

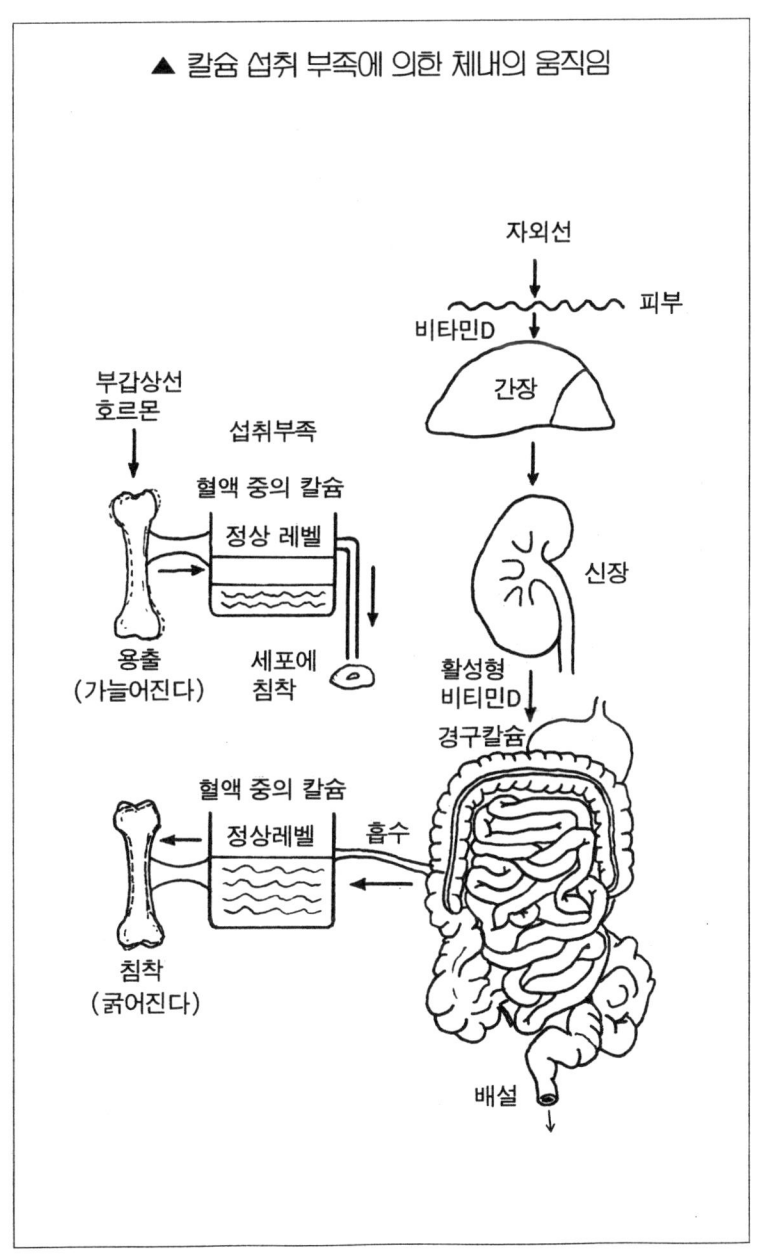

증에 걸리는 경우도 있다. 이 경우도 에스트로겐의 정지가 원인이 된다.

에스트로겐의 혈중 농도는 폐경기 이후의 여성보다도 같은 연령의 남성쪽이 높은 수치를 나타내고 있다는 사실이 알려져 있다.

이와 같은 혈중 호르몬의 농도 차가 남성 골다공증의 발증 (發症)을 지연시키고 있는 이유라고 생각된다. 이런 기능을 가진 에스트로겐은 주로 성숙한 여성의 난소에서 분비되는 난포호르몬류다.

따라서 여성 호르몬의 분비가 왕성한 성숙기 여성은 뼈 대사에 관해서는 유리한 방향으로 작용하고 있는 것을 알 수 있다.

이 사실로부터 골다공증에 대한 예방 혹은 치료의 목적으로 여성 호르몬을 투여하는 방법을 취하는 경우가 있다. 이것을 에스트로겐 요법이라고 하는데 이 에스트로겐 요법에 대해서는 골다공증에 대한 유효성이나 투여에 의한 골염량의 증가 등의 보고가 많이 있다.

약 그 자체의 가격은 대단히 저렴하다. 만일 골다공증으로 몇십년 동안이나 자리보전하고 있는 노인이 있거나 하면 가족도 큰 일이고 의료비 지출도 만만치 않을 것이다.

호르몬이라고 하면 먼저 산부인과를 떠올리는데 내과의도 치료나 예방에 있어서 이 에스트로겐 요법을 하나의 선택지로 고려해 봐야 하지 않을까 싶다.

원래 이 요법은 60년대에 구미에서는 상당히 일찍부터 도입

되고 있었다. 이웃 일본의 경우는 요근래에 도입되어 이용되고 있다는데 그 후 자궁체암(子宮體癌) 유발의 위험이 있다는 발표 등으로 그 인기가 시들해졌다는 얘기를 들었다. 하지만 지금은 복용방법의 연구로 그 위험도 없어져서 다시 확산되고 있다고 한다.

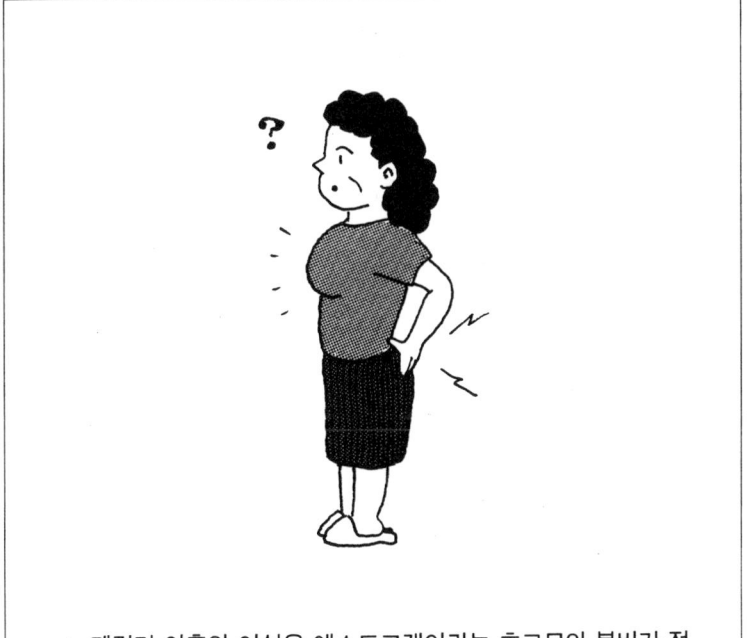

▲ 폐경기 이후의 여성은 에스트로겐이라는 호르몬의 분비가 정지됨으로써 골다공증에 걸릴 확률이 높아진다.

미국에서는 50세 이상의 여성의 15~20퍼센트가 이 요법을 받고 있다고 한다. 그래도 유효성의 보고와 더불어 부작용의 보고도 간과할 수가 없는 부분이므로 주의할 필요성은 있다.

주요 부작용으로서는 유방 비대나 대하의 증가를 들 수 있고 그 밖에도 여성기(女性器) 암의 발증에도 관여할 가능성도 있으므로 새로운 유효 약제의 개발이 요구된다.

골다공증은 호르몬 관계 이외에도 다른 질환의 치료를 위해서 이용되는 스테로이드제에 의해서도 발증한다는 사실이 알려져 있다.

그리고 당뇨병의 진행에 따라 발증하는 경우와 성염색체의 이상으로 인한 크라인펠터 증후군(외성기는 남성으로 무정자의 경우가 많다) 및 터너 증후군(여성의 성선〈난소〉의 발생·발육 장애를 갖는다) 등도 볼 수 있다.

어쨌든 우선은 자신의 노화가 어느 정도 진행해 있는지를 아는 것이 중요하다. 폐경 후는 호르몬 균형이 흐트러져서 체력이나 면역력도 저하하고 또한 정신적인 면에서도 어려움이 생긴다.

그러나 적극적인 예방이나 치료를 통해 생활을 즐기려고 하는 적극적인 자세도 중요하다.

폐경을 경계로 여성 호르몬이 감소해 가는 것은 자연의 섭리라면 섭리다.

하지만 이 여성 호르몬의 분비 저하는 폐경 전후의 갱년기 증상, 60대에 많이 표면화되는 골다공증, 심근경색, 고지혈증 등 노년기의 활동에 큰 영향을 끼치는 증상의 원인이 된다.

폐경 전부터 식사, 운동, 기분전환, 무리없는 생활 스타일을 유의하도록 하면 가벼운 치료로 예방할 수 있다. 그러기 위해서도 일찍부터 칼슘 섭취를 유의해야 할 것이다.

주의해야 할 임신, 수유기

□ 임신, 수유로 여성의 뼈는 물러진다

임신 기간 및 수유기의 칼슘 영양은 아이의 뼈 형성을 위해서는 매우 중요한 것이다.

임신·출산은 종족 번영을 위해 부여된 여성의 큰 역할이지만 칼슘의 공급은 특히 임신 후기에 증대해서 태아의 뼈 형성을 진행하며 태아에게 공급되는 칼슘의 총량은 30그램 전후가 된다.

이것은 모체의 영양상태와는 관계없이 이루어진다. 또한 수유기에는 평균적으로 1일 약 220밀리그램의 칼슘이 모유를 통해서 유아에게 공급되고 있다.

이 양은 모체의 영양상태와 관계없이 이루어지기 때문에 우리나라와 같이 칼슘을 함유한 식품이 한정되어 있는 나라에서는 특히 의식적으로 섭취하지 않으면 칼슘이 부족해질 가능성이 대단히 높아진다.

이와 같이 여성은 임신과 수유기를 통해서 모체에서 다량의 칼슘이 뼈에서 소비되므로 골밀도가 저하해 버린다.

이 중요한 시기에 모체의 등·허리통증이나 골다공증, 골절 등의 예가 수없이 보고되고 있다.

흔히 아이를 여러 명 낳으면 이가 약해진다고 한다. 서양보다 동양인들은 비교적 칼슘 부족상태에 있는데다가 모친의 칼슘이 이렇게 아이를 위해 쓰이기 때문에 칼슘의 보급이 그 소모량을 따라가지 못하면 이는 물론 뼈까지 망가지는 것은 당연한 일이다.

아마도 임신과 수유기에 칼슘의 섭취가 충분하지 않으면 파골 즉 보통의 뼈 흡수와 비슷한 현상이 발생해서 뼈 흡수가 뼈 형성을 웃돌고 있는 것일지도 모른다.

모친 내의 칼슘이 부족하기 때문에 이것을 보급할 필요에서 뼈에 축적되어 있는 칼슘을 혈중에 녹여내 버리는 것이다.

하지만 일반적으로 임신 중이라든가 수유기의 모친은 기본적으로는 장관으로부터의 칼슘 흡수율이 매우 좋아지는 것이 보통이기 때문에 그것에 따라 충분히 섭취해서 이것을 보충해야 한다.

이 기간의 모친의 칼슘 섭취 필요량은 임신 중에는 하루에 모친 자신의 몫으로 600밀리그램, 태아의 몫 400밀리그램으로 총 1000밀리그램이다.

수유기는 모유 때문에 500밀리그램, 거기에 모친 자신의 몫 600밀리그램을 더해서 총 1100밀리그램이 필요하다.

이만큼의 양을 보충하지 않으면 아기에게도 칼슘이 미치지 않고 자신의 칼슘도 사용되어 버릴지도 모른다.

일본의 오사카대학병원 의학 연구팀에서 실시한 분만 1개월

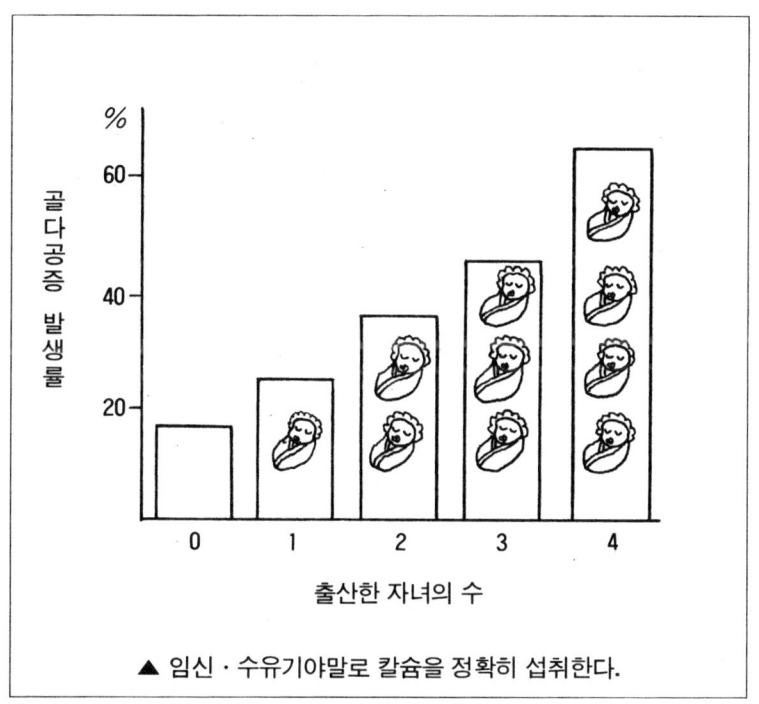
▲ 임신·수유기야말로 칼슘을 정확히 섭취한다.

후의 임신부에 대한 조사에 따르면, 정상 분만을 한 평균 연령 29.7세의 임산부 54명의 골량을 측정한 결과, 약 30퍼센트의 임산부에게서 골량의 저하를 볼 수 있었다고 한다.

또한 임신 횟수가 증가함에 따라서 골다공증의 발생 빈도가 높아지고 있었다는 것이다.

이것을 뒷받침하듯이 이 시기의 모친에게 등허리 통증, 골다공증, 골절 등의 보고가 있지만 이들 대부분은 칼슘의 섭취 부족으로 인한 경우가 많은 것으로 보인다. 따라서 그 연구팀들은 칼슘 섭취를 위해서 우유·유제품을 권장하고 있다.

우리나라 일본, 중국 등의 동남아계 사람들의 칼슘 섭취량은 구미인에 비해 상당히 적지만 이것은 평소부터 우유나 유제품을 별로 먹지 않기 때문인 것 같다.

우유를 마시고 설사를 하는 것을 유당불내증(乳糖不耐症)이라고 하는데 한국, 중국, 일본과 같이 전통적으로 농사를 짓고 살아온 농경민족은 거의 대부분이 유당 분해 효소를 갖고 있지 않기 때문에 우유불내증(牛乳不耐症)이라고도 한다. 칼슘을 많이 함유하고 있다는 우유를 마시지 않는 이유의 대부분이 이 때문인 것 같다.

이와 아울러서 우유·유제품으로부터의 1일 평균 칼슘 섭취량은 임신 전이 219밀리그램인데 반해 임신 중에는 378밀리그램으로 증대하고 있다.

이것이 수유기가 되면 약간 감소해서 321밀리그램이 된다.

임신 중은 임신 전에 비해 159밀리그램이나 증가하고 있음에도 불구하고 수유 중에는 불과 105밀리그램의 증가에 그쳐서 임신 중에 비해 57밀리그램이나 감소하고 있다.

이 조사에서도 알 수 있듯이 임신·수유기에는 칼슘이 대단히 많이 소비되기 때문에 그때까지 뼈 밀도가 충분치 않았던 사람이라든가 칼슘의 섭취량이 불충분했을 경우에 골다공증을 일으키는 것으로 생각된다.

□ 운동과 영양보급으로 뼈를 튼튼하게

'인간의 일생은 무거운 짐을 지고 먼 길을 가는 것과 같다'는 말처럼 우리 몸에 있어서의 일생은 발육·성장기와 성숙·노화기 둘로 나눠진다.

발육·성장기는 사춘기부터 성인에 이르는 이른바 오르막 길에 해당한다. 성숙·노화기는 한동안 성숙기가 계속된 후 이윽고 노화현상이라는 인생의 내리막길로 변해가는 시기다.

뼈도 마찬가지다. 성인에 이르기까지는 차츰 크고 강해져 가지만 그 후는 서서히 약해져 간다.

이 뼈를 조금이라도 오래 건강하게 유지하기 위해서는 두 가지의 요소가 있는데 운동과 영양의 보급이 그것이다. 운동으로 근육이 강해지면 그 자극을 받아서 뼈도 강해져 간다.

반대로 자리보전까지는 아니더라도 근육을 별로 사용하지 않고 있으면 뼈도 이에 비례해서 약해져 가기 마련이다. 근육과 뼈는 상부상조하는 밀접한 관계에 있다.

운동선수가 골다공증에 잘 안 걸리는 것은 근육을 자주 사용해서 뼈에 충분한 자극을 주기 때문으로, 스포츠를 즐겨 하고 있는 사람도 이와 같은 효과를 얻을 수가 있다.

영양의 면에서 뼈의 밀도=골량을 좌우하는 것은 주로 칼슘이지만 칼슘을 식품에서 섭취하는 일이 드문 보통 사람들은 끊임없이 뼈로부터의 칼슘 유출의 위험에 처해 있다고 해도 과언이 아니다.

어떤 조사에 따르면 영양학에 대한 전문교육을 받고 그 방면에 종사하고 있는 젊은이들조차 칼슘 섭취량은 불과 200밀리그램에도 이르지 못하고 있는 사람이 70퍼센트나 되었다고 한다.

이렇게까지 줄어든 데는 가장 먼저 잔 생선을 먹지 않았기 때문이다. 예전에는 부식에 잔 생선이 중요한 위치를 차지하고 있었다. 그것도 뼈째 먹고 있었던 것이다.

그리고 국물을 우려낸 멸치조차도 그냥 버리지 않고 먹고 있었을 정도다. 그래도 칼슘 흡수율은 30~35퍼센트 정도에 불과했다.

그런데 지금은 잔 생선이라고 하면 잔 뼈가 싫다느니, 뼈를 바르기가 성가시다느니 해서 입에 맞는 고급스런 토막으로 대체되어 버렸다. 먹지 않게 된 잔 생선의 몫만큼을 우유나 유제품에서 섭취하면 되는데 그것도 양이 적다고 하니 현대인의 칼슘 섭취량은 점점 줄어들기만 한다.

원래 칼슘은 흡수율이 낮은데다 인스턴트식품이나 레토르트 식품을 많이 먹기 때문에 첨가물로서 이용되고 있는 인의 작용으로 얼마 안 되지만 흡수한 칼슘이 뼈가 되는 것을 방해하고 만다. 이렇게 해서 젊은 여성들의 칼슘이 줄어들기 시작했을 뿐만 아니라 어린이의 뼈까지 약해지게 되었다.

□ 칼슘은 매일 섭취하는 것이 최고

이미 칼슘은 나이를 먹으면 먹을수록 많은 양을 섭취해야 한다는 사실은 알았을 것이다. 흔히 나이를 먹으면 성장은 하지 않고 몸을 움직이는 일도 적어지기 때문에 별로 필요가 없지 않을까 생각하는 사람이 있다.

하지만 젊을 때에는 장에서의 칼슘 흡수가 좋아 활성형 비타민 D도 체내에서 많이 생성되고 있기 때문에 그다지 심각하게 생각할 필요는 없지만 나이를 먹으면서 장에서의 칼슘 흡수가 나빠져서 그만큼 신장에서의 활성형 비타민 D의 제조력은 떨어진다.

따라서 칼슘을 흡수하는 힘이 절반이 되므로 그 2배의 칼슘을 섭취하지 않으면 젊을 때와 같은 양의 칼슘을 몸 속에 받아들일 수가 없게 된다.

뼈는 성장이 절정에 달한 후는 더 이상 크고 강해지지는 않지만, 언제까지나 건강과 젊음을 유지하려면 역시 골량의 감소를 막아 강한 **뼈**를 계속해서 유지하는 것이 필요하다.

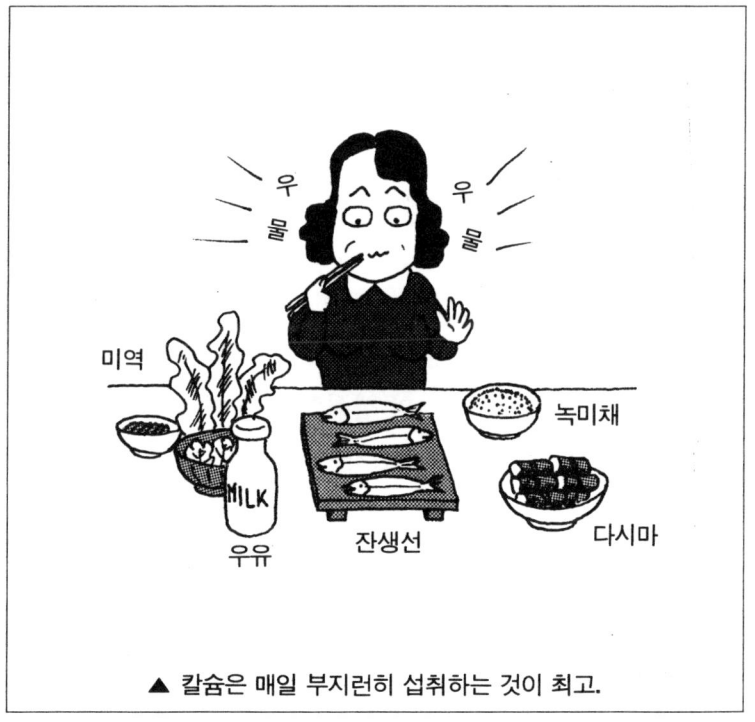

▲ 칼슘은 매일 부지런히 섭취하는 것이 최고.

칼슘을 가장 효과적으로 섭취하기 위해서는 매일 세 번 부지런히 칼슘을 풍부하게 함유한 식품을 먹는 것이다.

더구나 40대, 50대, 60대 점점 나이를 먹으면서 영양의 섭취 방법을 바꿔갈 필요가 있다. 물론 나이를 먹어서 줄어들어 가는 뼈를 다시 불러들이려면 대단한 노력이 필요하다.

그 요령은 충분한 칼슘 섭취와 적당한 운동이다. 특히 식사 후에 적당한 운동을 하면 장에서의 칼슘 흡수가 좋아져서 뼈도 계속해서 칼슘을 받아들일 준비를 하게 된다.

반대로 근육의 힘이 점점 약해지고 운동이 부족하고 밖에서 햇빛을 쪼이지 않게 되면 비타민 D가 피부에서 생성될 기회가 없어진다.

그리고 더욱 나이를 먹어서 신장에서 활성형 비타민 D를 만드는 힘이 떨어지면 장의 칼슘을 흡수하는 힘도 약해진다.

뼈에 있어서도 어렵게 장에서 흡수한 칼슘의 이용을 방해하는 작용을 물리치기 위해서는 나이를 먹으면서 칼슘의 섭취량을 늘려나가는 수밖에 없다.

특히 50대 이상의 여성은 에스트로겐의 감소로 남성보다도 불리해진다. 그런 만큼 칼슘의 섭취량을 더욱 늘려야 한다. 하루에 2000밀리그램 정도는 섭취하는 편이 좋다고 하는 사람도 있다.

물론 가능한 한 열심히 운동하고 햇빛도 쪼이며, 비타민 D의 원료가 되는 지방성 식품도 어느 정도 섭취하는 편이 바람직함은 말할 필요도 없다.

제6장

재평가되는 해조류의 칼슘 파워

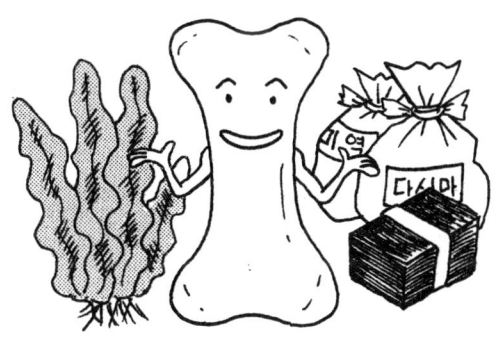

골다공증이나 성인병에 대한 예방법

□ 젊을 때부터 골밀도(骨密度)를 늘리는 칼슘을 충분히 섭취해 둔다

노년기가 되어서 허리가 굽거나 등허리 통증이 오거나 골절을 쉽게 일으키게 되는 것은 노화현상의 일종으로서 반은 포기한 채, 당연한 일로 여겨 왔었다.

그런데 골밀도가 가장 높은 20~30대에 그다지 유익해 보이지 않는 다이어트 등으로 체중을 줄이는 행위는 골밀도의 저하를 초래하게 되어 장래 골다공증의 예비군으로서 새우등이나 허리가 굽는 원인이 될지도 모른다. 이런 전철을 밟지 않기 위해서는 성장기에 확실하게 칼슘을 섭취해야 한다.

특히 젊은층 여성은 여성 호르몬의 분비가 왕성해서 이것이 카르티토닌의 분비를 촉진하여 장관에서의 경구 칼슘의 흡수를 도와 골밀도를 유지하고 더욱이는 골량을 충실하게 한다.

나이를 먹어서 뼈 흡수가 뼈 형성을 웃돌게 되고 나서는 아무리 경구(經口) 칼슘을 섭취해도 골밀도를 높이기는 대단히 어려워진다.

제2부 칼슘으로 골다공증을 이긴다 · 415

한때, 한창 나이의 사람이 돌연사로 죽어서 화제가 된 적이 있는데 이른바 급사병이다. 대부분은 밤에 자고 있는 동안에 아내도 모른 채, 아침에 깨어 보니 죽어 있었다는 식이었다.

그 중에는 죽기 직전에 '으-음'하고 고통스러운 듯이 신음해서 옆에서 자고 있던 사람이 흔들어 깨워도 소용없이 숨이 끊어졌다는 예도 있다.

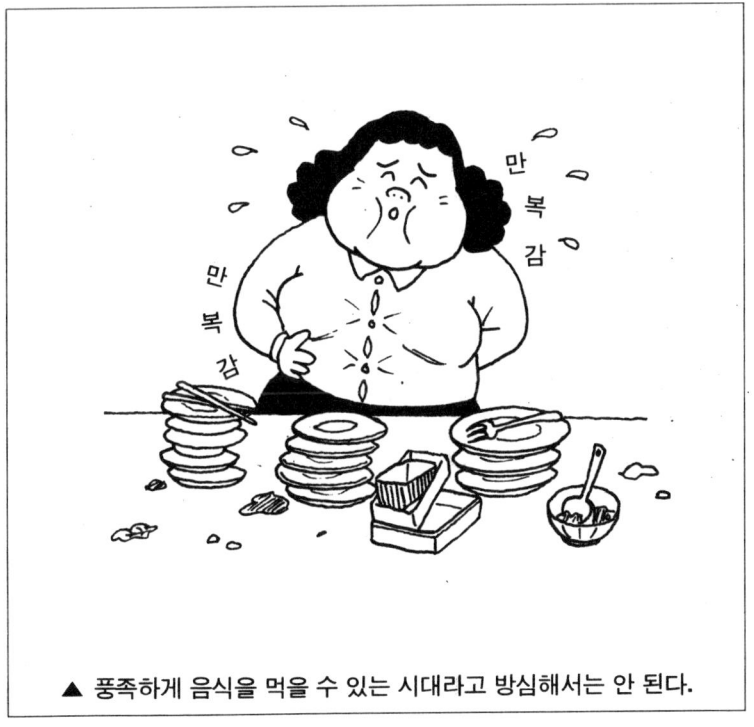
▲ 풍족하게 음식을 먹을 수 있는 시대라고 방심해서는 안 된다.

흔히 말하는 급사병은 뇌혈관 장애로 인한 것도 있지만 대부분은 급성 심장질환이 원인이다.

그것도 심장 근육의 염증, 즉 심근염(心筋炎)과 같은 것이었기 때문에 심근경색과 같은 육안적인 병변이 좀체로 발견되기 어렵다. 그래서 진단이 거의 불가능했다.

급사병은 발육과 성장기에 영양면에서 매우 가난했던 시절을 보낸 사람의 폐해의 전형적인 예이다. 영양면에서 무엇이 부족했다기보다는 절대량이 부족했다는 것이다.

반대로 현대는 뭐든지 풍부하게 먹을 수는 있지만 필요한 영양소를 모두 충족하고 있느냐 하면, 반드시 그렇지도 않다.

특히 칼슘 부족은 평소부터 부족분을 보충해 가는 것이 현명하다.

예를 들면 골밀도를 늘려 준다는 건강식품도 나와 있으니까 그런 것을 계속해서 섭취하여 노령기에 대비해 둬야 한다.

아니면 활성 흡수형 칼슘제를 사용하는 방법도 있다. 이것으로 골밀도가 조금이라도 상승하든가 혹은 감소하지 않는 것만으로도 유효하다고 생각한다.

젊을 때에 괜히 고집을 부려서 살찌고 싶지 않다고 다이어트만 하고 있으면 오히려 죽음을 앞당기는 꼴이 된다. 동물성 지방도 꼭 나쁘지만은 않다는 연구도 있다. 새로운 지식과 올바른 식생활을 배워서 자신의 생활습관을 바꿔 나가는 자세가 필요하다.

가장 좋지 않은 방법은 체중을 하나의 목표로 삼고 일상생활을 조절하는 것이다.

먹고 싶을 때에 먹고 싶은 만큼 먹으면 누구나 살이 찐다. 살이 찐다, 안 찐다고 하기 전에 자신의 몸의 균형을 인식한 후에 살을 뺄 것인가 찌울 것인가 하는 판단이 필요하다.

□ 마른 사람은 골다공증에 걸리기 쉽다

 언뜻 똑같아 보이지만 병에 걸리기 쉬운 사람, 추위나 더위에 민감한 사람, 땀을 많이 흘리는 사람, 뚱뚱한 사람, 마른 사람 등, 인간의 체질은 천차만별이다.

 하지만 뚱뚱하냐 말랐느냐에 의해서 골다공증에 걸리느냐 아니냐가 결정되는 경우가 있기 때문에 여윔, 비만에 대해서는 좀더 깊은 성찰이 필요하다.

 골다공증에 걸리기 쉬운 사람의 가장 큰 특징은 일반적으로 말라 있고 영양소의 섭취가 부족해 있는 점을 들 수 있다.

 말라 있다는 것은 근육뿐만 아니라 뼈도 말라 있다는 뜻으로 즉 이 경우는 뼈가 약하다는 얘기가 된다. 따라서 말라 있는 사람은 골다공증에 대해서는 요주의다.

 반대로 뚱뚱한 사람의 몸은 에너지의 과잉섭취, 즉 영양의 과잉이 원인이다. 비만형의 사람은 고혈압, 동맥경화, 뇌혈관장애에 걸리기 쉬운 요인을 갖고 있어서 성인병의 위험인자로 생각되고 있지만 골다공증에 있어서는 반대로 비만이 안전인자가 되고 있다.

 그 이유는 뚱뚱한 사람은 항상 무거운 짐을 운반하고 있는 것과 마찬가지로 항상 뼈에 대한 물리적 자극이 강하게 작용하고 있어 뼈가 단련되어 있다는 설도 있다.

 또한 뚱뚱한 사람에게 많은 지방은 남성 호르몬을 여성 호르몬인 에스트로겐으로 바꾸는 작용을 하기 때문에 지방조직이 많은 사람은 이른바 몸 속에 에스트로겐을 많이 갖고 있는 것과 마찬가지여서 골다공증이 일어나기 어렵다는 설도 있다.

이와 같이 비만은 뼈를 보호해서 골다공증에 잘 걸리지 않게 한다고 생각되고 있지만 다른 면에서 말하자면 에스트로겐이 많아서 유방암에 걸리기 쉽다는 위험인자도 포함하고 있다.

옛부터 '근골(筋骨)이 우람하다'라는 말이 있는데 이것은 바로 늠름함을 형용한 표현으로 얼마나 근육과 뼈와의 관계가 긴밀한지를 잘 알 수 있다.

강한 근육과 강한 뼈가 서로 어울려서 보다 강한 육체를 형성하고 있다. 강한 근육에 약한 뼈는 있을 수 없고 그 반대의 경우도 성립하지 않는다. 그만큼 근육과 뼈의 관계는 상부상조의 관계다.

균형잡힌 근육과 뼈는 근육을 잘 움직여서 뼈에 자극을 줌으로써 유지되고 있다.

부상 등으로 장기간의 침대 생활을 하고 있는 사람이나 골다공증 때문에 자리보전하고 있는 노인 등은 근육 운동이 부족하기 때문에 근육이 쇠약해짐과 동시에 골밀도도 비례해서 저하해 간다. 특히 영양학적으로 균형을 무시한, 단백질이 적은 다이어트는 확실히 골밀도를 저하시킨다.

그 결과, 겉모습은 말라서 아름다워져도 중요한 뼈는 20세에 이미 50세와 같은 골밀도를 나타내고 있을지도 모른다.

사실, 이 나이대의 여성의 18퍼센트가 여기에 해당한다는 보고도 있다. 하지만 아직 이 무렵은 골다공증의 초기증상 단계다.

골밀도의 저하를 막는 방법 중 하나로서는 평소부터 30~60분 정도 걷는 것이다. 그 정도만으로도 골밀도의 저하를 막을 수가 있다.

뼈의 강도는 골밀도로 나타낼 수가 있는데 이는 해외의 어느 보고서에도 나타나 있다.

그 연구는 칼슘 결핍상태의 닭과 칼슘을 충분히 준 닭의 뼈를 이용해서 뼈의 강도와 골밀도의 관계를 조사하는 실험으로 이루어졌다. 이때 실험에서는 두 닭의 똑같은 부분의 뼈에 하중을 가하는 방법이 취해졌다.

결과적으로는 칼슘 결핍 상태의 뼈는 3킬로그램의 하중으로 삐걱하고 부러진데 반해, 칼슘이 충분한 뼈는 15킬로그램, 즉 5배의 하중을 가해야 겨우 뚝 부러졌다. 부러졌을 때의 소리도 전자는 '삐걱' 후자는 '뚝' 하고 부러지는 느낌으로 그 소리에 의해서도 그 단단함이 구별되었다.

이 실험을 통해서 뼈가 강하다는 것은 골밀도가 높다는 뜻이며 골밀도가 높다는 것은 뼈의 중량이 무거운 것과 같다는 사실을 추정할 수 있었다고 한다.

바꿔 말하자면 체중감소는 지방의 감소뿐만 아니라 골밀도의 저하이기도 한 것이다. 또한 골밀도의 차이로 부하중량도 완전히 다르다는 사실을 알았다. 인간의 뼈도 무리한 감량을 하면 이와 유사한 현상이 나타날 것이다.

끝으로 골다공증에 잘 걸리게 하는 인자와 잘 안 걸리게 하는 인자를 각각 ①, ②로 나누어 순서적으로 정리하면 다음과 같다.

① 칼슘 섭취 부족, 인과 단백질 섭취 과잉, 흡연·음주, 여윔, 운동 부족.

② 칼슘 보급, 적당한 인과 단백질 섭취, 금주·금연, 비만, 운동 습관.

□ 칼슘을 섭취하면 지방 흡수도 억제된다

가까운 일본의 경우 처음으로 유럽의 문명을 접한 것은 1543년 포르투칼 배 한 척이 다네가시마(種子島)에 떠내려 온 이후라고 한다. 그 이후, 남만무역이라는 이름 아래에 여러 가지 유럽문화가 일본에 들어 왔다고 하는데 그 중 하나가 비누라고 한다.

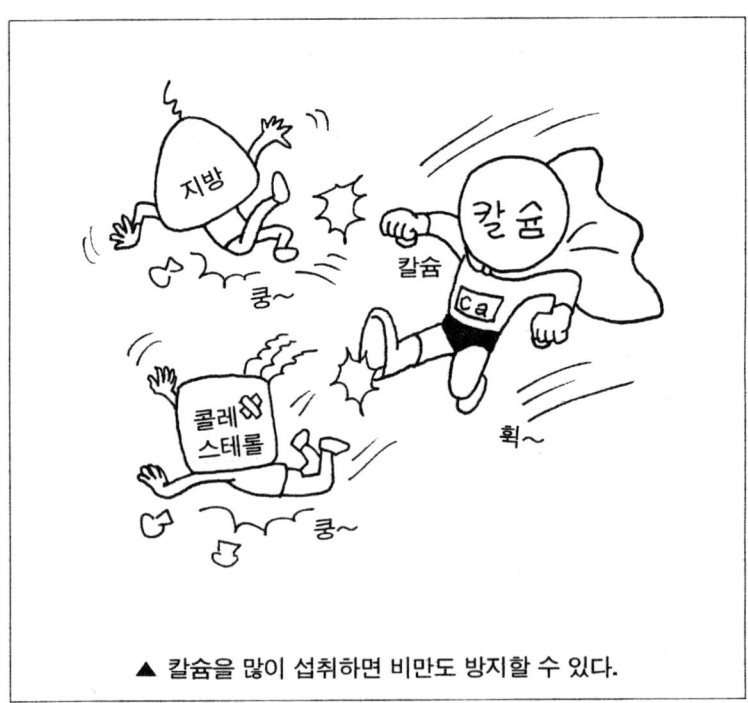

▲ 칼슘을 많이 섭취하면 비만도 방지할 수 있다.

그때까지 일본인은 찬물이나 기껏해야 뜨거운 물에 수건으로 문질러서 때를 벗기고 몸을 씻고 있었는데, 그 작은 흰 돌과 같은 비누로 씻으면 몸의 때나 기름이 마법처럼 떨어져 버리니, 당시의 일본인이 깜짝 놀랐으리라는 것은 쉽게 상상할 수가 있다.

이 비누는 사실 칼슘과 지방산(脂肪酸)을 화합시킨 것으로 지방은 칼슘과 결합하기 쉽다는 성질을 이용한 것이다. 이런 반응을 감화라고 한다.

이런 지방의 성질은 음식물 중에 칼슘이 많이 함유되어 있는 경우에 충분히 발휘된다.

예를 들어 지방이나 콜레스테롤이 풍부한 음식을 많이 먹고 그 후에 곧 칼슘을 섭취하면 장 속에서도 화학반응으로서의 감화가 일어난다.

콜레스테롤이나 중성지방도 장관에서 잘 흡수되지 않아서 혈액 중의 콜레스테롤이나 중성지방의 수치가 올라가지 않아 혈관 속에서 동맥경화를 일으키는 경우도 적어진다.

따라서 칼슘을 충분히 섭취하고 있으면 콜레스테롤치가 높은 음식을 먹어도 혈액 중의 콜레스테롤치는 별로 올라가지 않는다는 사실을 알 수 있다.

비만이란 지방을 과잉 섭취해서 피하(皮下)를 비롯해 복부나 근육 속에까지 지방분을 쌓아 가는 것이다.

따라서 칼슘을 많이 섭취함으로써 장의 콜레스테롤이나 지방과 결합해서 흡수되지 않도록 해버리면 비만도 쉽게 일어나지 않게 된다.

칼슘을 충분히 섭취하고 있으면 뼈에서 칼슘이 별로 흘러나오지 않아 혈관은 항상 부드럽고 탄력이 있으며 혈압도 높아지지 않는다.

또한 칼슘을 충분히 섭취하고 있으면 식욕도 어느 정도는 억제된다고 한다.

미국의 한 진료센타에서 발표한 보고서에 따르면 칼슘은 위산과다인 사람의 위산을 중화시켜서 위궤양에 걸리지 않도록 할 뿐만 아니라 공복이 되면 나타나는 속쓰림과 같은 불쾌한 증상도 개선해 준다고 한다.

그리고 공복이 되면 기분이 나빠지는 증상이 있는 사람은 항상 위 속에 음식물을 넣어 두기 위해 결과적으로는 늘 먹고만 있기 때문에 살이 쪄 버린다. 그러나 칼슘을 충분히 섭취하면 이것도 해소된다.

우리들의 식욕은 뇌의 식욕중추에 있는 세포에서 컨트롤되고 있다. 따라서 뭔가 먹었을 때, 이 신경세포가 정상적으로 작용하고 있으면 만복감을 느끼고 더 이상 먹고 싶지 않게 된다.

가령 세포의 바깥에 1만개의 칼슘이 있다고 한다면, 세포 속에는 1개의 칼슘밖에 없게 되어 이 큰 칼슘의 농도차를 유지함으로써 비로소 신경세포는 정보를 전달할 수 있다는 것이다.

만일 칼슘의 섭취가 부족해서 뼈에서 칼슘이 튀어나와 세포 속으로 들어가면 세포의 안팎의 1만배의 농도차가 무너진다.

만일 1만분의 2라든가 3이 되면 큰 사고가 터진 격이 되며 신경세포는 만복과 공복을 구별할 수도 없게 된다.

□ 생활습관의 개선이 건강의 지름길

비만의 원인은 유전이나 체질, 호르몬의 변동, 과식, 운동 부족 등 여러 가지 요인이 미묘하게 서로 얽혀 있는 경우에 많이 볼 수 있다.

또한 심리적인 면에서는 스트레스가 과식이나 운동 부족을 유발해서 비만으로 이어지는 경우도 있다. 사회가 문명화됨에 따라서 비만이 증가하는 것은 식생활의 풍요로움에 따르는 과식이나 미식(美食)과 밀접한 관계를 갖고 있음은 이해할 수가 있다.

하지만 문명이 진보한 후에는 식생활에 있어서의 빈부의 차는 볼 수 없게 된다.

반대로 사회적·경제적으로 윤택한 사람들보다도 낮은 사람들에게서 비만을 많이 볼 수 있는 경향이 있다. 미국의 대도시에서는 전자의 여성보다도 후자의 여성들쪽이 6배나 비만이 많다고 한다.

스트레스가 쌓여 있음에도 불구하고 이것을 해소하는 방법을 갖고 있지 않은 사람이 먹는 것이나 술로써 스트레스를 발산하고 있기 때문이다.

그래서 비만을 해소하는 수단으로써 생활습관을 바꾸는 행동요법과 식생활을 재검토해서 살이 찌지 않기 위한 식생활을 확실히 익힐 필요가 있다.

살찐 사람의 식생활을 재검토하면 그때까지의 경과 속에서 몇 가지의 공통적인 특징을 볼 수 있다.

급하게 먹거나 한꺼번에 몰아 먹거나 아침은 거르고 점심은 약간, 밤에는 술과 같이 오랫동안 실컷 먹거나 다른 일을 하면서 먹거나 …… 등이다.

그리고 미식 지향으로 기름진 음식을 즐겨 먹는다는 경향도 있다.

비만을 개선하기 위한 한 가지 방법으로써 행동요법이라는 것이 있다.

이것은 오랫동안의 생활습관으로서 심신에 배어 버린 잘못된 반응, 잘못된 행동양식을 개선하기 위해 조건반사 등의 학습이론을 도입해서 악순환을 교정하는 새로운 치료법이다.

예를 들면 비만은 보기 흉하고 건강을 위해서는 좋을 것이 하나도 없다는 것을 굳게 믿고 자기혐오에 빠져서 살을 빼는 데 대한 욕망을 불어 넣거나 한다.

행동요법의 목적은 자발적인 비만 해소와 자기 관리를 갖게 하기 위해서이므로 반드시 비만자 본인이 쓴 생활기록이 필요하게 된다.

우선, 생활기록의 첫번째는 체중일기다. 체중 측정은 아침에 일어난 직후와 아침 식사 직후 및 저녁 식사 직후와 취침 직전의 체중을 그래프에 기입한다.

두번째는 식사 일기다.

식사 기록은 개시와 종료 시각, 섭취내용, 섭취용량, 섭취장소, 섭취상황 등 5항목을 기록해서 식사 패턴의 잘못을 찾아내어 올바른 방향으로 수정한다.

이 때의 목표는 정해진 시간 이외에는 식사를 하지 않는다. 또한 1회의 식사 시간은 충분히 잡고 반드시 1회에 20회 이상은 잘 씹는다. 그리고 정해진 장소 이외에서는 먹지 않고 다른 일을 하면서 먹지도 않는다.

이 규칙을 반드시 지키고 음식물의 내용은 세세한 것까지 반드시 기록한다.

따라서 음식물을 기록할 때에는 간식이나 과일은 물론 차나 물, 복용한 약 등 먹은 것은 모두 기입한다.

그리고 세번째는 주간 행동평가표다.

여기서는 비만의 원인이 되고 있는 것 3~5항목을 주간 목표로 삼고 자기 채점해서 표로 만든다. 이것들은 반드시 매일 기록하도록 한다.

이런 기록을 계속하고 있으면 도대체 자신이 어느 정도의 양을 먹고 어떤 음식을 즐겨 먹고 있는지를 알게 된다.

의사는 그것을 근거로 여러 가지 치료를 시험해 본다. 하지만 가장 중요한 점은 어디까지나 본인의 의사다.

의사한테 다니지 않더라도, 이 정도의 식사 일기라면 스스로 작성할 수 있을 것이다.

매일 쓰다 보면 자신의 식생활의 어느 부분이 비만의 원인인지가 분명해진다. 스스로 자신을 교정하기 위해서도 비만 경향이 있는 사람은 꼭 시험해 보기 바란다.

음식을 통해서 칼슘의 흡수율을 증가

□ 장에서 흡수하기 쉬운 식품, 그렇지 않은 식품

요즘 미국에서는 다이어트나 건강면에서 일식(日食)이 붐이 되고 있다고 한다.

하긴 여기서 말하는 일식은 구미화(歐美化)된 현재의 일식이 아니고 본래의 일식을 가리키고 있다.

정작 일본에서는 바야흐로 일식이라고 해도 일본식 스테이크라든가 일본식 프랑스 요리와 같은 것까지, 그 범위에 포함시키고 있다는데 일본인과는 비만의 정도도 차이가 큰 구미인들에게는 지방분이 적은 식사가 대환영을 받는 것은 당연하다.

일본 후생성이 정리한 1990년도의 국민영양조사에 따르면 비만의 원인이 되는 에너지의 섭취량은 이상량인 2019Kcal에 육박하고 있다.

이것은 곡물류(탄수화물)를 별로 먹지 않게 된 대신에, 유제품이나 육류의 섭취가 구미형이 되었기 때문이다. 단, 지방 에너지는 계속해서 상승하고 있다.

이 조사를 봐도 알 수 있듯이 칼슘 섭취량만이 필요량인 600

밀리그램을 크게 밑돌아서 531밀리그램으로, 전년에 비해 약간이지만 감소해서 아직 부족상태가 이어지고 있다.

고령화 사회를 맞아서 점점 더 골다공증이 증가해 가는 양상이 뚜렷해지고 있다. 그리고 비타민 C는 소요량을 큰 폭으로 웃돌고 있지만 실제로 혈중 농도를 측정한 데이타에 따르면 반드시 충분하다고는 할 수 없어 칼슘과 같이 섭취에 유의해야 할 것 중 하나일 것이다.

특히 담배를 피우는 사람은 피우지 않는 사람의 1.5배는 많이 섭취해야 한다. 비타민 C는 야채나 과일, 녹차 등에 많이 함유되어 있기 때문에 가능한 한 이런 자연식품에서 섭취할 것을 권한다.

그리고 식품의 구미화에 따른 과영양과 운동 부족에 의한 비만화는 특히 어린이들에게 현저한 것 같다.

영양과다와 운동량이 적은 근육은 야무지지 못하고 물렁물렁하게 되어 이른바 근력이 없는 것이 되고 만다. 그 결과 뼈를 보호해야 할 근육이 약해지면 그 역할을 제대로 해낼 수조차 없게 된다.

게다가 앞서 말했듯이 영양과다에 비해서는 뼈가 약해, 충격 여하에 따라서는 쉽게 골절하는 경우가 있다.

섭취량이 적은 원인으로서는 요즘 식생활의 경향을 들 수 있다. 입에 맞는 음식만 찾아 먹고 옛날처럼 칼슘원인 잔 생선이나 건물류(乾物類)와 같이 까끌까끌하게 씹히는 감촉이 있는 음식이 소외당해 왔기 때문이다.

문제는 섭취의 절대량이 부족한데다가 더욱이 첨가물에 의

• 식품 중에 함유된 칼슘과 인의 비율

품 명	Ca:p	Ca 함유량 (mg)	품 명	Ca:p	Ca 함유량 (mg)	품 명	Ca:p	Ca 함유량 (mg)
녹미채	1:0.07	1,400	납두	1:2.1	90	식빵	1:1.9	36
구약나물	1:0.1	43	사과	1:2.7	3	청어	1:2.6	100
파세리	1:0.3	190	콩나물	1:2.8	17	맥주	1:7.0	2
매실장아찌	1:0.9	24	어묵	1:2.4	25	삶은메밀	1:8.9	9
무	1:0.7	30	콩	1:2.4	240	감자	1:11	5
양배추	1:0.6	43	피망	1:2.3	10	꽁치	1:7.3	30
시금치	1:1.1	55	왕게	1:1.2	130	참돔	1:5.8	36
레몬	1:0.2	60	마요네즈	1:3.5	23	죽순	1:2.8	18
양파	1:2.0	15	달걀	1:3.5	65	로스햄	1:50.0	5
가막조개	1:0.3	320	토란	1:1.9	22	전갱이	1:2.9	65
두부	1:0.7	120	군밤	1:3.7	30	오징어	1:9.4	18
말린정어리	1:0.7	2,200	대하	1:3.6	70	정백미	1:23.3	6
귤	1:0.8	22	마늘	1:13.5	15	옥수수	1:26.7	3
우유	1:0.9	100	은어	1:1.1	270	고등어	1:7.3	22
아이스크림	1:0.9	140	연근	1:3.3	18	가다랭이	1:27.0	10
당근	1:0.9	39	복숭아	1:3.5	4	베이컨	1:36.0	5
파	1:0.4	47	바나나	1:5.5	4	쇠고기	1:32.5	4
레터스	1:1.1	21	표고	1:6.5	4	돼지고기	1:32.0	5
고구마	1:1.4	32	우동	1:3.7	15	참다랑어	1:56.0	5
버터	1:1.0	15	토마토	1:2.0	9	닭고기	1:70.0	3

※ Ca는 칼슘, p는 인(칼슘 수치는 可食部 100g당).

해 흡수를 저해받고 있는 것이다.
 이른바 '어머니의 맛'이나 '명절 음식'에는 지혜로운 우리 조상들이 칼슘을 많이 함유한 식품을 여러가지 사용하고 있어서

절로 고개가 숙여진다.

　일상의 식품에서 칼슘을 많이 함유한 식품은 해조류(특히 다시마, 김, 미역 등), 구약나물, 파세리, 매실장아찌, 무, 양배추, 시금치, 레몬, 양파, 가막조개, 두부, 귤, 우유, 아이스크림, 당근, 파, 레터스, 고구마 등이다.

　흡수가 좋은 식품이자 칼슘을 많이 함유하고 있는 식품으로서는 두부가 있다.

　두부는 '한국의 치즈'라고 불릴 만큼 칼슘을 많이 함유하고 있으며 다른 대두제품도 그 점에서는 마찬가지일 것이다.

　또한 잔 생선의 뼈에도 칼슘이 많이 있다. 더욱이 간유(肝油)는 대량의 비타민 D를 함유하고 있기 때문에 칼슘의 장 흡수를 돕는다.

　또한 흡수율로 말하자면 칼슘과 인의 비율이 1대 1이 이상적이다.

　아무리 인이 들어가 있다는 경우라도 칼슘의 3배 이하로 억제해야 한다. 원래 인과 칼슘과는 결합하기 쉬운 성질을 갖고 있다.

　그런 점에서 칼슘이 많은 우유는 흡수도 좋고 인과의 비율도 1대 1로 이상적인 식품이다.

　반대로 정백미는 칼슘 1에 인이 약 25배, 닭고기는 70배로 균형이 크게 무너지고 있다.

　이런 식품으로부터는 칼슘의 흡수를 기대할 수 없다.

　인과 칼슘의 균형을 생각할 식품으로는 쌀과 녹미채가 있다. 쌀은 인이 많고 녹미채는 칼슘이 굉장히 많기 때문에 쌀과 녹미채를 조합하면 효율이 좋아진다.

또한 빵과 치즈를 같이 먹으면 단백질이 더해져서 더욱 보충효과가 나타난다.

단, 단백질도 과잉이 되면 인과 마찬가지로 칼슘과 결합하기 쉬우므로 가령 장에서 흡수되어도 소변 속으로 배설되어 버린다.

그리고 그 밖에도 삼각형의 치즈 1개(약 30그램), 요구르트 2개라도 각각 200밀리그램, 말린 정어리 두릅이나 미역, 녹미채의 경우는 각각 15그램 정도로 같은 칼슘을 섭취할 수 있으므로, 이것들을 잘 조합해서 능숙하게 섭취하기 바란다.

더구나 스트레스를 담배나 술, 커피로 해소하는 방법은 별로 바람직하지 않다. 담배는 칼슘의 흡수를 방해하고, 술과 커피는 칼슘을 자주 소변으로 배설시켜 칼슘 부족을 조장한다.

술을 마실 때도 반드시 치즈나 아이스크림을 먹어 칼슘을 보충하도록 하자.

□ 인의 과잉섭취는 칼슘 부족을 부른다

그렇다면 어째서 인의 과잉섭취를 걱정할 필요가 있는 것일까.

인은 몸 속에서는 칼슘 다음으로 많은 무기질(미네랄)로써 성인의 경우는 약 80퍼센트가 뼈나 이 등의 조직에 함유되어 있고 10퍼센트가 근육 내에 함유되어 있다. 그 밖에 미량이지만 신경조직이나 뇌세포, 세포막 등에도 함유되어 있어서 원래 인간에게는 불가결한 영양소다.

따라서 인의 결핍은 골량을 감소시킬 가능성도 있지만 우리들의 식품 중에는 항상 지나치게 충분한 만큼 들어 있어서 결핍으로 인한 폐해는 도저히 생각할 수 없다.

오히려 인의 과잉으로 인한 폐해가 더욱 문제가 되고 있다.

원래 인은 곡류나 육류 등 많은 식품에 함유되어 있다. 그러나 식품에 다량으로 함유되어 있는 인은 조리 때, 그 대부분이 녹아 나와 버리기 때문에 걱정할 만큼 많이 섭취하고 있다고는 할 수 없다.

그런데 지금은 잇달아 새로운 가공식품이나 인스턴트식품이 판매되어 이들 식품에 여러 가지 목적으로 인공 첨가되어 있는 인이 다시 문제가 되고 있는 것이다.

인을 섭취하는 경우에 생각해야 할 것은 칼슘과의 비율이다. 이미 말했듯이 일반적으로 식사 중의 칼슘과 인의 비율은 칼슘 섭취량이 적당한 경우는 1대 2, 혹은 1대 1 정도라면 별로 문제가 되지 않는다.

이 비율이 현저하게 치우칠 경우는 칼슘의 이용이 장애를 받는다. 또한 인의 섭취량이 2그램을 넘으면 비율에 관계없이 몸에 악영향을 끼친다.

우리나라 사람들의 인 섭취량은 평균 930밀리그램 정도가 아닐까 싶은데 여기에 가공식품에서 섭취하는 인을 더하면 하루 평균 1.2~1.3그램은 되는 것 같다.

이미 말했듯이 칼슘의 섭취량은 요즘 약 530~550 밀리그램 정도로, 비율만으로 보자면 약 1대 2 남짓으로 이 정도라면 우선 무난한 비율이라고 할 수 있다.

하지만 비율만 지키고 있다고 얼마든지 섭취해도 되는 것은 아니다. 그것은 다음과 같은 사실로부터 알 수 있다.

예를 들면 하루 550밀리그램의 인을 섭취하고 있던 건강한 성인한테 그 양을 1000밀리그램으로 증가시켜 봐도 칼슘 흡수에는 거의 변화가 없지만 인의 양이 2000밀리그램(2그램)을 넘으면 칼슘 대사에 차질이 생기고 그것이 계속될 것 같으면 뼈에 대한 영향이 크게 우려되게 된다.

그뿐만이 아니다. 인을 매일같이 과잉섭취하면 신장에 칼슘이 축적되어서 신(腎) 기능의 부담을 높이게 될지도 모른다.

요즘 아파트나 하숙생활을 하고 있는 사람 중에는 냉장고나 전자렌지의 보급으로 아침부터 밤까지 가공식품이나 인스턴트 식품을 먹는 사람이 있는데 이런 사람은 당연히 인의 과잉섭취 상태라고 볼 수 있다.

범람하고 있는 캔쥬스나 통조림, 스낵과자, 인스턴트식품, 레토르트식품 등의 가공식품에는 염분이나 당분, 지방질 외에 여러 가지 첨가물이 이용되고 있다.

인(燐)도 식품의 신선도를 유지하기 위해서나 혹은 변색이나 변질 방지, 또는 기호성을 높이는 등의 목적으로 다량으로 이용되고 있다.

그 양은 소세지나 어묵 제품의 경우 100그램당 0.1~0.3퍼센트, 치즈는 2퍼센트, 아이스크림은 0.03퍼센트다.

가공식품은 입에 잘 맞고, 언제나 쉽게 구입할 수 있다는 점에서 좋지 않은 줄 알면서도 그만 손이 나가 버린다. 이미 알고 있듯이 이들 제품의 대부분은 씻거나 조리거나 할 필요가 없다. 그 때문에 조리에 의한 유실이 거의 없어서 함유되어 있는 인은 모두 섭취하게 되는 것이다.

그 덕분에 요 30년 동안, 인의 섭취량은 50배~100배의 배율로 증가하고 있다.

인의 과잉섭취가 문제가 되는 것은 주로 칼슘과의 관계 때문이다. 인을 과잉섭취하면 장 속에서 칼슘과 결합하여 물에 잘 안 녹는 인산칼슘이 생기기 때문에 칼슘의 흡수가 방해받고 동시에 신장에서의 활성형 비타민 D의 합성을 저하시켜 버린다.

이 면에서도 장에서의 칼슘 흡수가 줄어들어 간다. 또한 다량의 인 섭취는 뼈 속의 칼슘을 녹여내 버린다는 폐해도 알려져 있다. 게다가 인은 배설될 때에 칼슘을 함께 데려가 버린다는 성질이 있다.

이 인과 칼슘의 관계는 지금까지 여러 번 말한 바와 같다. 따라서 아무리 칼슘을 섭취해도 인이 더 많으면 모처럼 흡수된 칼슘도 인의 배설과 더불어 몸 밖으로 나가 버린다는 것이다.

따라서 뼈 밀도를 유지하기 위해서나 골다공증을 예방하기 위해서도 칼슘을 충분히 섭취하는 것은 물론이지만 인을 과잉 섭취하지 않도록 하는 주의 또한 필요하다.

일반식품 중에서 인을 많이 함유한 식품은 앞의 도표에서 소개한 것처럼 고기나 생선, 우유, 달걀 등인데 이들 식품은 또한 단백질이나 지방도 많이 함유하고 있다.

따라서 이들 식품은 풍부한 에너지원이기도 하므로 과잉섭취가 되지 않도록 주의해야 한다. 또한 신장에 대해서도 부담이 되므로 주의가 필요하다.

식생활에서는 칼슘의 중요성을 의식하고 이해한 후에 영양면을 우선하도록 배려한 식단을 연구해야 한다.

그러기 위해서는 가공식품이나 인스턴트식품에만 의존하지 말고 단백질이나 미네랄 등의 보급에 필요한 고기나 생선, 대두 등을 직접 사다가(시장 등에서) 조리해서 먹도록 유의하고 또한 칼슘이 많은 우유나 요구르트 등의 유제품, 잔 생선이나 해조류 등을 적극적으로 섭취하는 것이 중요하다.

□ 칼슘은 식사를 통해 섭취하는 것이 이상적

원래 우리 한식(韓食)의 특징은 대부분 칼슘의 함유량이 적은데다가 흡수율이 좋지 않은 야채류로부터 섭취하고 있기 때문에 과연 이것으로 필요량을 보충할 수 있을까 하면서 불안해하는 견해도 있다.

더구나 섭취량조차 600밀리그램에도 미치지 못하는 현상태에서는 종래의 한식(韓食)으로부터 필요량의 칼슘을 섭취하는 일은 거의 어렵다고 해야 할 것이다.

게다가 앞서와 같이 현재 한국인의 평균적 식사 내용에는 가공식품이 상당한 비율로 증가하고 있는 것이 특징이다.

식사의 형태 그 자체도 이전과 같이 밥에 된장국, 김치라는 고정된 식사습관도 줄어들고 있다.

식사의 구성도 유럽식이니 미국식이니 해서 상당히 국제화되고 있어서 아무래도 젊은 사람과 중년 이후의 사람과는 상당히 내용이 달라지고 있다.

그래도 한식 위주의 식단이라면 아무래도 국내에서 생산된 식재(食材)를 사용하고 있기 때문에 재료 그 자체의 칼슘이 부족해 있는 것은 부정할 수가 없다.

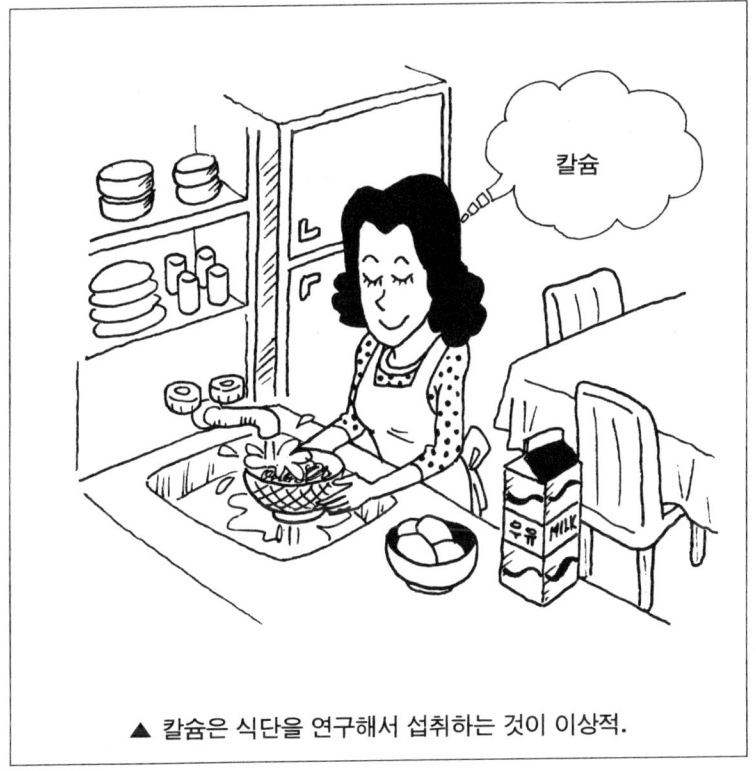

▲ 칼슘은 식단을 연구해서 섭취하는 것이 이상적.

따라서 한국식의 식사에 칼슘을 보충한는 식(食), 이른바 아침은 김치찌개에 달걀을 넣는다든가 두부를 넣거나 하면 효과적일 것이다. 나머지는 초무침에 미역이나 파래(김) 등을 넣는 것도 좋을 것이다.

점심이 면이나 칼국수 종류라면 꽃새우가 들어간 튀김 등을 넣으면 좋을 것이다.

여기에 간식을 먹는다면 우유를 마시거나 바나나에 요구르트를 뿌린 것 등을 오전과 오후 2회 정도 먹으면 칼슘이 대개 1200밀리그램, 인이 1400밀리그램 정도가 되므로 장관에서 흡수하기 쉬운 칼슘과 인의 비율이 적당해진다.

하지만 이 정도의 식단을 매일 연구하기란 여간 힘든 일이 아닐 것이다.

그 정도까지는 어렵다고 하는 사람을 위해 간단한 방법으로서 매일 우유를 2개(1개당 180ml로 계산할 경우) 마시면 이것만으로도 칼슘을 800밀리그램 정도 섭취한 것이 되므로 목적은 약간 달성할 수 있을 것이다.

칼슘에는 일상식품에 함유된 것, 건강식품(기능성 식품)에 함유된 것, 약국에서 구입할 수 있는 약으로서의 칼슘제, 의사가 처방해 주는 칼슘제와 같이 4종류가 있다.

물론 우유나 잔 생선 등의 칼슘은 식품으로서 자유롭게 구입할 수 있는 것으로 어느 식품에 어느 정도의 칼슘이 함유되어 있는지는 도표로 정리된 식품 성분표(앞의 428쪽 참조)를 확인하기 바란다.

그리고 건강식품은 인체에 해가 없는지를 확인한 후에 보건당국에서 허가한 것으로 사용하는 게 그나마 안심할 수 있을 듯하나 그 효과는 아직 불분명하다.

건강식품의 특수한 형태로 흡수가 좋다는 것에 구연산 칼슘, 사과산 칼슘이나 인산 카제인 칼슘이 있다. 굴껍질을 소성(燒成 ; 가열 또는 열풍시키는 것)한 것을 미국에서는 오스칼, 한

방에서는 모려말(牡蠣末)이라고 부른다.

또한 특수한 전기분해로 굴껍질을 처리한 것은 AA칼슘이라고 하는데, 이것은 잘 녹는 결정형을 하고 있어서 흡수는 탄산칼슘보다 우수하다.

건강식품으로서 최근 주목받고 있는 것은 해조(海藻)에서 추출한 활성 아미노산칼슘이다.

각종 동물실험을 통해서 그 유효성이 확인되고 있어, 칼슘 보급에는 앞으로 중요한 요소가 될 것이다.

하지만 도저히 일상 식품에서는 칼슘을 섭취하기 어렵다는 사람도 있을 것이다. 그런 사람에게는 칼슘제를 권한다.

칼슘제로서 해외의 의약계에서 권하고 있는 것은 유산칼슘, 침강(沈降)탄산칼슘, 글루크론산 칼슘 등이지만 유산칼슘이나 글루크론산 칼슘과 같은 유기산(산의 성질을 가진 유기화합물)의 칼슘염(이온화하고 있는 칼슘)은 1그램의 칼슘을 섭취하는데 72그램이나 먹어야 한다.

그러나 탄산칼슘은 1그램을 섭취하는데 2그램으로 충분하므로 효율이 좋아 외국에서도 흔히 이용되며 구연산칼슘도 또한 흔히 이용되고 있다.

예를 들면 재일교포로서 동경에서 의학계에 종사하는 P박사의 스승이자 M대학의 명예교수인 K박사는 1985년부터 침강 탄산칼슘을 매일 아침 식사 후에 약 2그램씩 계속 마셔 왔다는데 처음 마시기 시작했을 때의 혈압이 145~190밀리였는데 요즘은 125~175로 정상치라고 한다.

82세인 현재도 혈청 콜레스테롤치, 간장, 신장, 안저동맥(眼

低動脈) 등이 정상이고 골다공증에도 걸리지 않아 건강상태에는 아무런 문제도 없다는 보고를 건강 잡지에 싣고 있다.

또한 K박사는 가족이나 친구한테 침강 탄산칼슘을 권하며 입덧이 심해 괴로워하고 있던 임산부가 이것을 복용하고 식욕이 왕성해져서 입덧이 사라지고 매우 건강한 아이를 낳았다고 한다.

또한 과음으로 인한 고혈압·고콜레스테롤·비만의 중증으로 입원해 있던 건축가가 이것(침강 탄산칼슘)을 복용한 후 한 달만에 의사도 깜짝 놀랄 정도의 개선을 보였다는 등으로 좋은 결과가 여러 차례 보고되어졌다.

해외의 의약품을 보면 칼슘제 중에 소(牛)뼈가루 등을 가공한 것도 있다.

확실히 뼈 속에는 특수한 성분이 있지만 뼈의 주요 성분은 인산칼슘으로 별로 많이 섭취하고 싶지 않은 인이 많기 때문에 뼈가루를 사용하는 쪽이 좋다고 하는 경우도 있다.

어쨌든 칼슘의 흡수를 좋게 하기 위해서는 식사와 함께 섭취하는 것이 효과적이다.

칼슘과 관련된 건강식품이나 칼슘제는 단독으로 먹거나 마시는 것보다 뼈에 좋은 음식물과 같이 먹는 편이 보다 잘 흡수된다.

흡수율이 탁월한 칼슘 발견

□ 해조에서 추출한 활성 아미노산 칼슘의 효과

어린이 발육이나 고령자의 뼈 노화방지에 빼 놓을 수 없는 칼슘은 이미 위에서 살펴본 바와 같이 동물이나 생선, 우유 그리고 해조류에 많이 함유되어 있어 식사법의 지도도 이런 식재(食材)를 중심으로 이루어지고 있다.

분명히 우유는 인과의 비율도 좋아 흡수가 양호하다고는 하지만 우유에는 동시에 단백질, 지방도 함유되어 있어서 우유만으로 칼슘의 필요량을 충족시킨다면 다른 영양소의 과잉을 초래해서 비만의 원인이 될지도 모른다.

또한 우리나라 사람들은 특히 유당불내증(乳糖不耐症)이 많아서 꼭 흡수가 양호하다고는 할 수 없다.

그런데 식물, 특히 해양식물인 다시마 등의 해조에는 소량이라도 인간에게 매우 흡수율이 좋은 칼슘 화합물이 함유되어 있다는 사실이 최근의 연구 결과 밝혀졌다.

그 발견의 계기는 육상의 초식동물(소 등)은 풀을 먹고 있는데도 불구하고 튼튼한 뼈를 갖고 있고 바다 속의 물고기, 조개

등도 식물 플랑크톤, 해조 등을 섭취하는데 훌륭한 뼈를 갖고 있다는 점에서 착안을 하게 됐다.

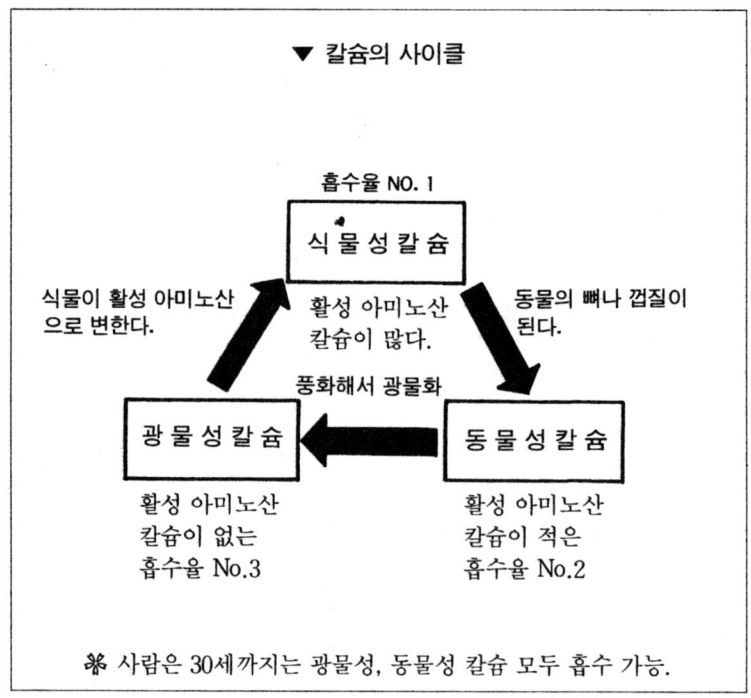

그리고 동양인과 유럽 각국의 칼슘 섭취량을 비교해 보면 유럽인들은 동양인의 배 이상을 섭취하는데도 불구하고, 특히 노인의 골절률은 동양인의 배 이상이라는 사실을 알았다.

그래서 양자의 섭취 칼슘의 내용을 살펴 보면, 식물에서 유래된 칼슘에 큰 차이가 있어서 우리나라 사람들의 경우 칼슘 자체의 섭취량은 적지만 절반 분량이 식물에서 유래하고 있고 유럽인들은 압도적으로 동물에서 유래한 칼슘을 섭취하고 있다.

 그래서 식물체에 그 비밀이 존재한다고 보고, 육상의 식물체, 해양의 식물체에 대해서 각각 분석을 시도해 보았다.

 그 결과, 특히 해양식물인 해조류에는 칼슘과 동시에 단백질의 일종인 펩타이드(아미노산이 10개 정도 결합한 것)가 결합되어 있어, 이 펩타이드가 칼슘의 흡수를 대단히 좋게 한다는 사실을 알았다.

 육상의 식물체에도 펩타이드는 함유되어 있지만, 그 양은 해조류에 비해 대단히 적고 물고기의 뼈나 육상 동물의 뼈·알껍데기 등에는 더욱 적고 광물성 칼슘에는 전혀 함유되어 있

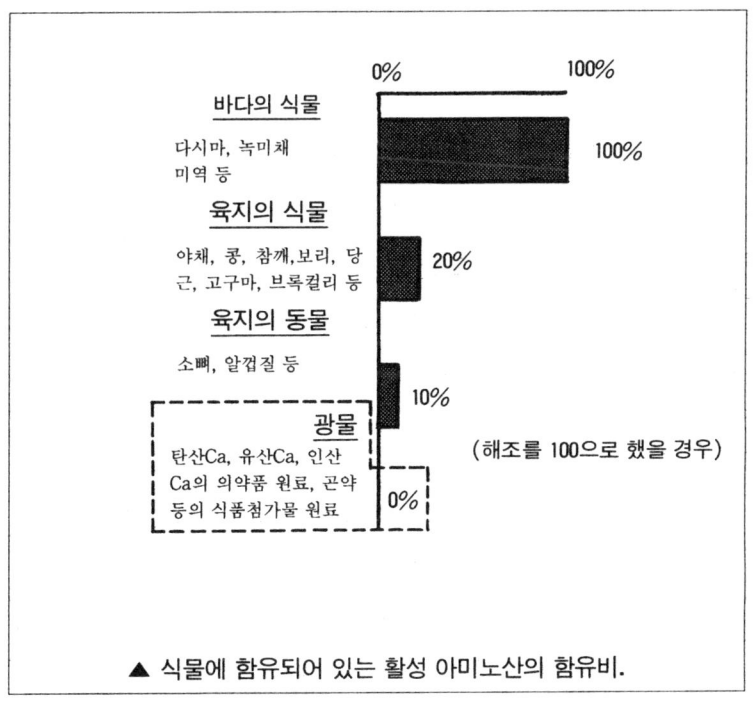

▲ 식물에 함유되어 있는 활성 아미노산의 함유비.

지 않았다.

　이 비율은 식물연쇄에 따라서 칼슘의 원료가 되는 광물 칼슘을 식물이 받아들이고 이것을 동물(소, 물고기 등)이 섭취해서 뼈로 변하고 있다는 '칼슘 사이클'의 존재를 확인하고 동물의 뼈가 되는 식물성 칼슘(해조 등)이 가장 인간한테 유효하다는 사실을 알았다.

　그 유효성을 확인하기 위해서 녹미채, 미역 등의 해조로부터 활성 아미노산 칼슘이라고 명명된 해조 칼슘을 추출해서 쥐를 이용한 실험을 해 보았다.

　그 실험의 하나로서 장관에서 혈액으로의 칼슘 흡수율을 조사한 결과, 이 해조 칼슘은 흡수가 좋다고 하는 굴껍질의 칼슘 화합물보다 1.5배, 의료용 탄산칼슘보다 3배나 흡수율이 높다는 것을 알았다.

　또한 난소를 적출해서 폐경 후의 여성과 같은 상태로 만든 쥐를 이용해서 3개월간 사료에 섞어서 주고 뼈의 강도(强度)를 조사한 결과, 난소를 가진 쥐와 거의 같은 강도를 유지하고 있어서 주지 않았던 그룹에 비해 뼈의 노화가 확실히 억제되고 있었다.

　더욱이 개를 이용한 실험에서는 뼈에서 칼슘이 녹아 나오는 것을 억제하고 새로운 뼈의 형성을 돕는 호르몬인 카르티토닌의 분비를 촉진한다는 사실도 확인되었다.

　이 사실로부터 활성 아미노산 칼슘은 칼슘에 결합한 아미노산의 흡수율을 높이는 역할을 하고 있음을 잘 알 수 있었다.

　활성 아미노산 칼슘은 김, 녹미채, 다시마 등의 해조류에 가장 많이 함유되어 있다는 것도 알았다.

활성 아미노산 칼슘은 육상의 식물체인 대두, 보리, 고구마 등의 야채와 곡물류에는 해조류의 약 5분의 1이 함유되어 있지만 칼슘 성분이 많다는 육·어류에는 극히 미량밖에 존재하지 않는다.

□ 전통 음식의 가치를 재평가하는 계기

수년 전부터 우유에 함유되어 있는 아미노산과 결합되는 인과 칼슘의 화합물이 흡수 효율을 촉진시킨다는 보고에 의해 흡수효율에 관심이 모아지고 있다. 현대 의학의 성과라면 이런

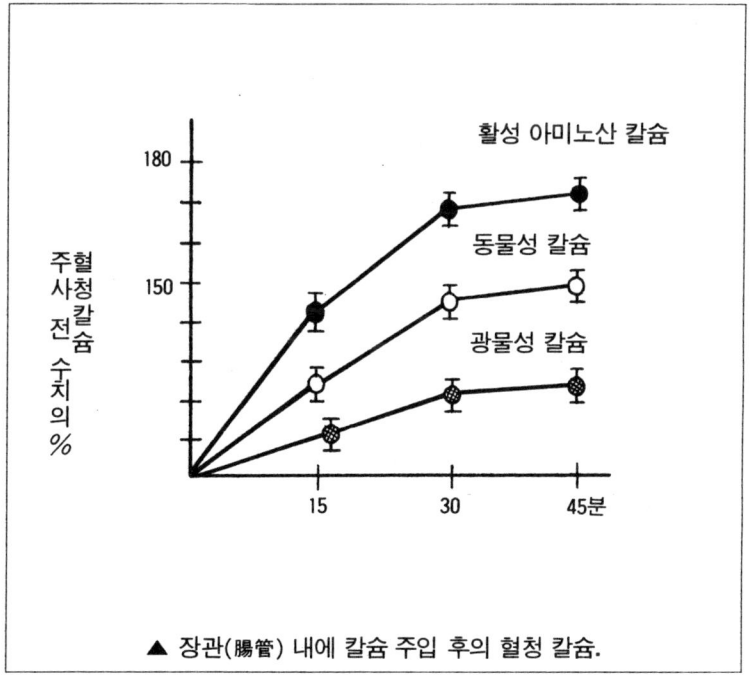

▲ 장관(腸管) 내에 칼슘 주입 후의 혈청 칼슘.

시점을 더욱 채식 분야에까지 확대시키고 있는 점이다.

광물의 칼슘을 식물이 섭취하기 쉽도록 변화시켜서, 그것을 물고기나 동물이 먹고 골격을 형성한다는 자연계의 시스템을 보면 인간도 해조류나 식물로부터 상당량의 칼슘을 섭취할 수 있을 것이다.

그런 의미에서는 이 화합물을 사용하면 골다공증 치료에도 유용할 것이다.

□ 칼슘의 흡수를 높이기 위한 지혜

골다공증이나 성인병에 걸리지 않기 위해서는 젊을 때부터 뼈에 칼슘을 충분히 축적해 두고 이 칼슘의 감소를 예방하는 꾸준한 생활과 식사 습관이 필요하다.

그러기 위해서 식사로부터의 칼슘 섭취는 물론 필요하지만 다른 한편으로는 근육을 잘 움직여서 뼈에 자극을 주는 것도 중요하다.

경구 칼슘의 섭취 부족이 계속되면 뼈가 약해지는 것은 물론이지만 또 하나의 원인에 운동 부족을 들 수 있다.

쓰지 않으면 약해지는 것은 근육이나 그 밖의 부분뿐만 아니라 뼈도 마찬가지다.

무중력 상태에서의 우주비행사의 뼈는 1주일쯤 지나면 눈에 띄게 약해져 버린다고 한다.

이것은 몸에 힘이 가해지지 않도록 하기 위해서 뼈나 근육 조직이 물러져서 지상에 있는 것보다도 노화가 빠르게 진행된다는 것이다.

▼ 골다공증 환자를 위한 요통(腰痛) 체조

| 1 | 엎드려 배근운동 | 엎드려서 손을 얼굴 앞에 짚고 등을 젖힌다. |

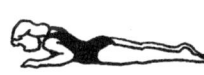 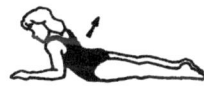

| 2 | 네 발 배근운동 | 네 발 자세가 되어 둔부를 뒷쪽으로 밀어 올린다. |

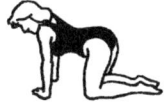 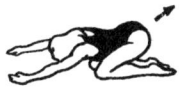

| 3 | 다리올려 복근운동 | 똑바로 누워서 양 다리를 조금 올린다. |

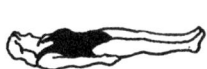 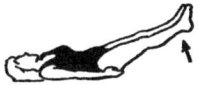

| 4 | 허리올려 복근운동 | 똑바로 누워서 무릎을 구부리고 둔부를 올린다. |

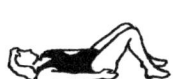 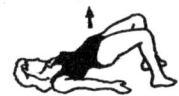

우주비행사는 그 대책으로서 지구의 중력을 대신하는 저항을 인공적으로 만들어서 하루도 빠짐없이 운동을 해서 뼈가 약해지는 것을 예방하고 있다.

그리고 부상이나 병으로 오랫동안 자리를 보전하고 있는 사람의 뼈가 약해져 버린다는 사실도 증명되고 있다. 보통 사람이라도 별로 운동을 하지 않는 사람이라든가 매일 빈둥거리며 가사를 별로 하지 않는 사람은 뼈가 약해져서 골다공증이나 성인병에 걸리기 쉽다고 생각된다.

다행히도 지상에는 중력이 있기 때문에, 하루 3시간 정도 그냥 서 있기만 해도 뼈에는 좋은 자극이 된다.

골다공증을 예방하기 위해서는 심장에 병이 없는 한, 가능한 한 운동을 해서 뼈에 자극을 주는 것이 좋다.

운동이라고 해서 특별히 격렬한 운동을 할 필요는 없고, 연령이나 체력에 맞는 운동을 하면 되는 것이다. 고령자가 하루에 30분에서 60분 천천히 걷기를 주2~3회 계속하기만 해도 골밀도(骨密度)의 감소를 막을 수 있었다고 하는 보고도 있을 정도다.

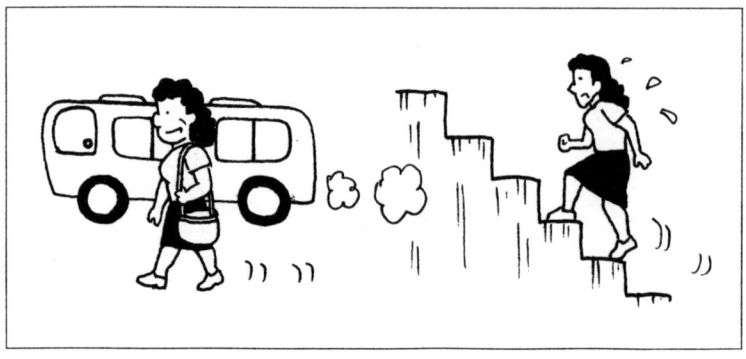

보통 사람이라도 특별한 프로그램이 필요없이 일상생활 속에서 운동량을 만족시키는 방법은 얼마든지 있다.

예를 들어 역까지 가는데 버스를 타지 않고 걷는다든가, 전철에서는 빈 자리가 있어도 서 있는다든가(이 경우는 기대거나 손잡이를 잡지 않고), 에스컬레이터는 타지 않고 계단을 오르내리는 등, 또 회사에서는 엘리베이터를 타지 않고 계단을 이용하는 등, 항상 운동량을 늘리는 데에 유의한다.

날씨가 좋은 날은 야외로 나가서 일광욕을 하고 조깅이나 테니스 혹은 게이트볼도 좋고, 산책만으로도 효과는 있다.

어쨌든 게으름 피우지 말고 뭐든지 좋으니까 부지런히 몸을 움직이는 것이 가장 좋은 예방법이다.

더구나 운동을 함으로써 내장도 튼튼해지고 배가 고프기 때문에 영양도 잘 흡수되게 된다.

그리고 야외에서 운동을 함으로써 자외선의 작용으로 피부에서의 비타민 D 합성이 촉진되어 칼슘의 흡수를 돕는다.

즉, 모든 점에 있어서 건강하고 적극적인 생활습관을 몸에 익히는 것은 물론 운동을 열심히 하고 균형잡힌 영양을 섭취하고 있으면 골다공증이나 성인병의 예방은 반드시 어려운 것만은 아니다.

앞에서 설명한 '요통 체조 프로그램'은 골다공증 환자를 위해서 고안된 체조이지만 물론 골다공증이 아닌 사람의 요통에도 유효하며 복근(腹筋), 배근(背筋)에도 유용한 체조이다. 지속적으로 장기간 실천해 보기 바란다.

깨닫고 나서도 늦지는 않다

최근에 60대 여성의 과반수가 콜레스테롤치가 상승하고 있다는 해외(일본)에서의 한 의학 연구, 결과가 화제를 모은 적이 있다.

그것에 따르면 심근경색 등 성인병 발병의 위험도를 나타내는 혈청 콜레스테롤치가 요 십년동안에 남녀 모두 전연령에서 상승하고 있어서 영양과다와 운동 부족이 중노년층의 건강을 해치고 있다고 인식하는 계기가 되었다.

이 조사결과 중에서도 주목할 만한 것은 연대별로 남성은 40대, 여성은 60대의 증가가 두드러지고 있다는 점인데 문제는 60대 여성의 평균치가 요주의선을 넘었다는 점이다.

또한 비만자의 비율은 남성이 18.4퍼센트로 전보다 2포인트나 증가했고, 여성은 33.9퍼센트로 반대로 1.8포인트가 줄어들었지만 특히 60대에서는 비만자가 증가하였다고 한다.

이런 결과를 분석한 일본의 후생성 조사위원회에서는 '식생활을 중심으로 일본인의 라이프 스타일이 근래 크게 변화하고 있으며, 혈청 총 콜레스테롤치의 상승도 확실하게 나타났다'고 말하고 있다.

또한 동경시내의 한 정형외과 원장이 '현재 여성의 65세 이상, 남성의 75세 이상의 사람이 경중의 차이는 있지만 대부분이 골다공증에 걸려 있다'라는 보고도 발표한 적이 있었다.

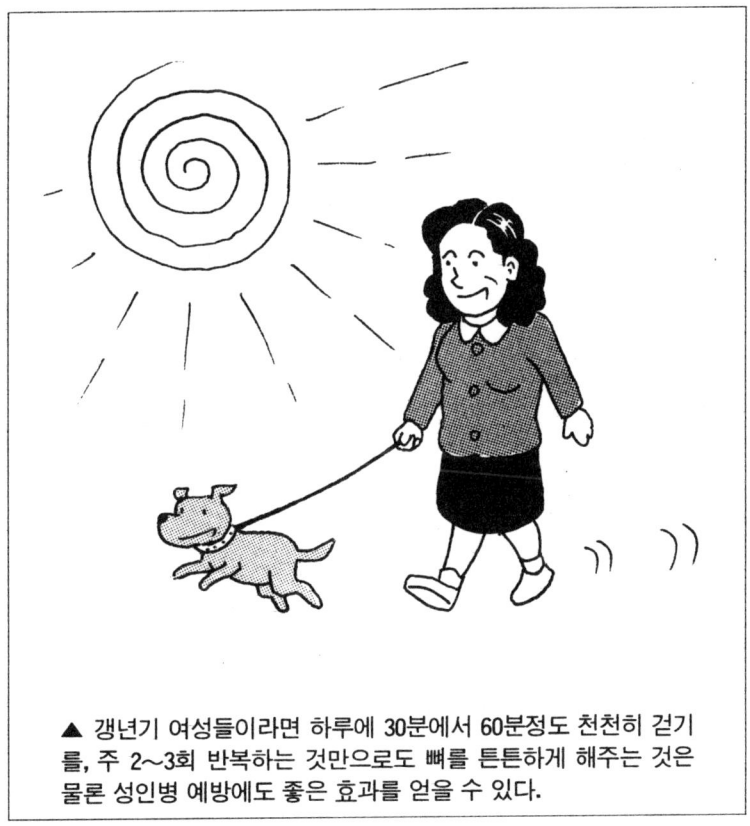

▲ 갱년기 여성들이라면 하루에 30분에서 60분정도 천천히 걷기를, 주 2~3회 반복하는 것만으로도 뼈를 튼튼하게 해주는 것은 물론 성인병 예방에도 좋은 효과를 얻을 수 있다.

실제로 동경시내의 S대학병원의 의료연구팀이 1992년말에 50~60대 여성 175명을 대상으로 조사한 결과, 그 중 37퍼센트가 연령에 맞는 골밀도의 90퍼센트 미만의 저골밀도군 진단을 받았으며 약간 위험한 경계선을 포함시키면 반수 가깝고, 정상 진단을 받은 것은 불과 29퍼센트였다고 한다.

이미 본문에서 거듭 설명했듯이 혈청 총 콜레스테롤치의 상승은 결국 골다공증뿐만 아니라 동맥경화나 고혈압증, 심근경색 등 성인병을 유발시킨다.

60대라고 하면 갱년기 시기다. 상기(上氣), 냉증, 발한, 동계(動悸) 등 갱년기에 발생하는 불쾌한 증상은 누구한테나 일어난다.

따라서 누구나 갱년기에 이르면 자신의 몸이 지금 어떤 변화를 겪고 있는지를 아는 것이 중요하다. 그러기 위해서도 정확히 정기검사를 받기를 권한다.

그렇게 하면 자신이 놓여 있는 몸의 증상을 알 수 있어서 그 개선뿐만 아니라 그 후의 치료, 예방대책이 분명해진다.

이런 정기검사에 의해 성인병의 예방 등 갱년기 이후 여성은 장기적인 건강관리를 꾀할 수 있다.

제2차 세계대전 전에 일본에서는 결핵이라고 하면 무서운 병으로 취급했었다고 한다.

이것은 쌀, 된장국, 채소절임과 같은 칼슘이 부족한 식사로 인해 늑골이 가늘고 짧아서 가슴이 좁은 체형이었기 때문에 결핵을 촉진시키게 된 것이라는 분석이다.

하지만 현대의 일본인들은 포식의 시대를 살면서도 전쟁 전의 빈곤과는 다른 형태로 칼슘이 부족한 편식의 길로 걸어가고 있어서 의학적 측면에서 우려가 제기되는 실정이라는 것인 바, 우리나라의 영양상태에 대해서도 시사하는 바가 크다.

현재 3대 성인병으로 불리고 있는 것은 뇌졸중, 심장병, 암이지만 모처럼의 경고도 계속 무시하면 뇌졸중이나 암 때문에 단명으로의 길로 치닫게 될 것이다.

이들 성인병에 칼슘 부족이 관계가 있음은 이미 명백한 사실이다.

깨닫고 나서도 늦지는 않다. 칼슘 외에 양질의 단백질이나 적당한 칼로리를 섭취할 뿐만 아니라 적당한 운동으로 근육을 단련시켜서 평소부터 뼈를 강화시켜 주는 것이 이들 성인병을 방지하는 훌륭한 대비책이다.

현재 당신의 생활이 장래의 당신의 건강을 결정한다. 건강을 유지하기 위해 기본적인 영양・운동・휴식・수면을 염두에 두고 다시 여러분의 생활습관을 재검토해 보기 바란다.

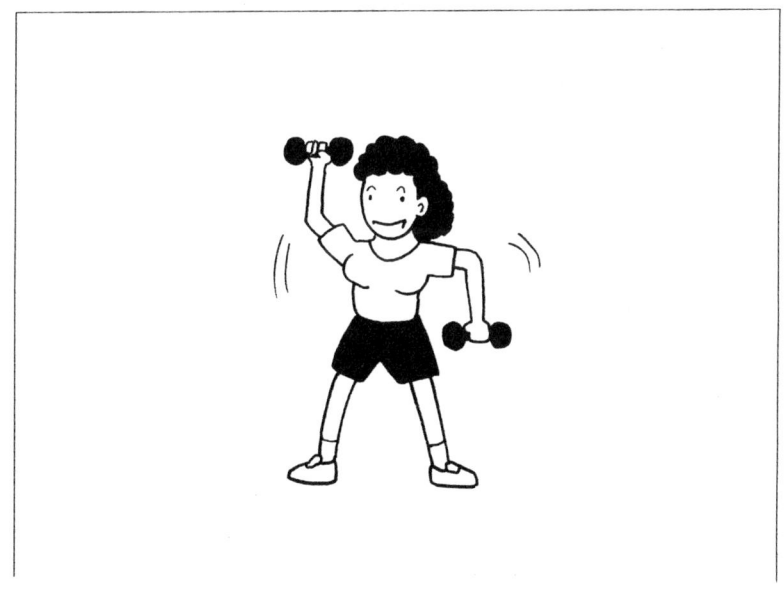

판권본사소유

골다공증 예방과 치료법

2019년 8월 25일 인쇄
2019년 8월 30일 발행

지은이 | 황 종 찬
펴낸이 | 최 원 준

펴낸곳 | 태 을 출 판 사
서울특별시 중구 다산로38길 59(동아빌딩내)
등 록 | 1973. 1. 10(제1-10호)

ⓒ2009, TAE-EUL publishing Co.,printed in Korea
※잘못된 책은 구입하신 곳에서 교환해 드립니다.

■ 주문 및 연락처
우편번호 04584
서울특별시 중구 다산로38길 59 (동아빌딩내)
전화 : (02)2237-5577   팩스 : (02)2233-6166

ISBN 978-89-493-0575-2   13510